Ulrich Schneeweiß

Allgemeine Mikrobiologie

Allgemeine Mikrobiologie

Leitsätze für Studierende und Ärzte

von

Professor Dr. med. habil. Ulrich Schneeweiß

unter Mitarbeit von

Eva-Maria Fabricius

Deutsche Akademie der Wissenschaften zu Berlin-Buch
Institut für Krebsforschung — Bereich Robert-Rössle-Klinik

Mit 111 Abbildungen und 46 Tabellen

Walter de Gruyter & Co.

vormals G. J. Göschen'sche Verlagshandlung · J. Guttentag, Verlagsbuchhandlung
Georg Reimer · Karl J. Trübner · Veit & Comp.

Berlin 1968

Satz und Druck: Franz Spiller, Berlin 36

Unseren lieben Eltern

in Dankbarkeit und Verehrung

gewidmet

Vorwort

Aufgaben und Inhalt der Medizinischen Mikrobiologie haben sich mit der Entwicklung der Naturwissenschaften in den letzten zwei Jahrzehnten gewandelt. Immer größer wird die Bedeutung allgemeinbiologischer Gesetze aus der Bakteriologie, Virologie und Immunologie für die Grundlagen der Medizin. Hierin sind wichtige Fragen der allgemeinen Seuchenkunde, die neuen Seuchengesetze und Impfverfahren, Fortschritte der Entkeimung und Chemotherapie mit einbegriffen. Durch die zunehmende Spezialisierung ist es kaum noch möglich, einen zusammenhängenden Überblick zu gewinnen.

Mit dem vorliegenden Buch wurde der Versuch unternommen, das Gebiet der Allgemeinen Mikrobiologie nach dem Vorbild der Lehrbücher von Professor Pschyrembel darzustellen. In den Kästen wird das Wichtige als Leitsatz hervorgehoben. Sie verbinden die einzelnen Kapitel untereinander und können vor allem das Verständnis für das Wesentliche erleichtern. Abbildungen sollen die Anschauung fördern, schematische Darstellungen komplizierte Zusammenhänge vereinfachen. Im Interesse einer einheitlichen straffen Gestaltung mußten Nachteile in Kauf genommen werden, die sich aus der Bearbeitung des großen Gebietes durch einen einzelnen ergeben. Wenn es aber gelungen ist, schwierige Fragen besser zugänglich und verständlich, übersichtlich und leichter einprägsam zu machen, fände der Leitgedanke dieses Buches eine Bestätigung. Ich bitte daher um regen Meinungsaustausch und fördernde Kritik.

Das Buch entstand auf Anregung von Herrn Professor Dr. Dr. W. Pschyrembel, wofür ich ihm aufrichtigen Dank schulde. Den Mitarbeitern des Verlages Walter de Gruyter & Co. danke ich für die verständnisvolle Beratung und Hilfe während der jahrelangen schwierigen Vorarbeit sowie für die gute drucktechnische Ausstattung.

Berlin, Herbst 1967

Ulrich Schneeweiß

Inhaltsübersicht

KAPITEL I

Allgemeine Epidemiologie

Epidemiologie ist die Lehre von der Erforschung epidemisch auftretender Krankheiten (Massenerkrankungen). Neben der Epidemiologie übertragbarer Krankheiten ist der Epidemiebegriff auch auf das gehäufte Vorkommen nichtinfektiöser Krankheiten wie Herz- und Gefäßerkrankungen, Krebs, Unfälle, Berufs- und Geisteskrankheiten anwendbar (Abb. I/1).

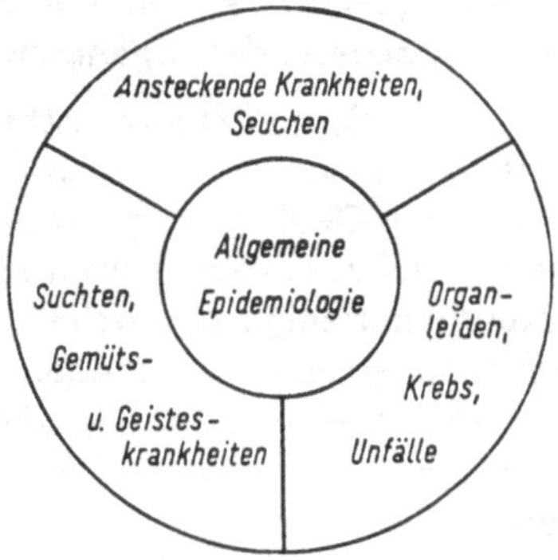

Abb. I/1. Anwendungsgebiete der allgemeinen Epidemiologie

> **Im engeren Sinn bedeutet Epidemiologie Seuchenkunde (Loimologie). Ihr Gegenstand ist die Erkennung, Bekämpfung und Verhütung übertragbarer Krankheiten.**
>
> **Seuchen sind schwere ansteckende Krankheiten, die in kurzer Zeit oder allmählich im Laufe der Zeit zahlreiche Menschen befallen.**

Auf Grund bestimmter Voraussetzungen der vermehrungsfähigen Krankheitserreger („Erregerdichte"), der Zahl infektionsfähiger Menschen („seuchenfähige Masse") und bestimmter Umweltfaktoren („Seuchenmilieu") entwickelt sich aus der Einzelerkrankung, dem Nosos, eine Massenerkrankung, der Loimos. In Abhängigkeit von örtlichen und zeitlichen Begrenzungen kann die Massenerkrankung als Epidemie, Endemie oder Pandemie auftreten.

Wir unterscheiden zwischen Seuchen
mit örtlicher und zeitlicher Begrenzung = Epidemien,
mit örtlicher, ohne zeitliche Begrenzung = Endemien
und ohne örtliche, mit zeitlicher Begrenzung = Pandemien.

Entsprechend bezeichnet man die Verbreitung von Tierseuchen als Epizootien, Enzootien und Panzootien, von Pflanzenseuchen als Epiphytien.

Historisch bediente sich die epidemiologische Forschung zunächst der deskriptiv-induktiven Methode: sie beschränkte sich auf die Beschreibung von Massenerkrankungen, deren örtliches, zeitliches, auch jahreszeitliches Vorkommen. Diesbezügliche Seuchenberichte besitzen wir aus ältesten Zeiten der Menschheitsgeschichte.

Erst nach Entdeckung der spezifischen Krankheitserreger entstand die ätiologisch-deduktive Methode: sie bemüht sich um die Aufklärung der von der Infektionsquelle über den Infektionsweg zum Ausbruch einer Epidemie führenden Kausalkette, der sogenannten Infektkette (DOERR).

Die Ganzheitsbetrachtung im modernen medizinischen Denken fordert darüber hinaus eine Analyse der epidemiologischen Umwelt, des „Seuchenmilieus", nach den **Gesetzen der Ökologie** (vgl. Kapitel „Allgemeine Bakteriologie", S. 231): Umwelt und Lebewesen verhalten sich zueinander wie Wirkung und Gegenwirkung; derjenige (biotische oder abiotische) Faktor, der lebensnotwendig, aber im Minimum vorhanden ist, bestimmt den Fortbestand des Seuchenerregers. Aus der Klärung dieses „Schlüsselfaktors" ergeben sich Einblicke in die komplexen, epidemiologisch bedeutsamen Erreger-Wirt-Beziehungen.

Die experimentelle Methode gestattet das Studium der Epidemiologie in künstlichen Tierkollektiven unter kontrollierten Versuchsbedingungen.

In der praktischen Epidemiologie finden induktive, deduktive, gegebenenfalls experimentelle Methoden Anwendung:

1. **zur Beschreibung des Seuchenablaufs in örtlicher und zeitlicher Gebundenheit,**
2. **zwecks Feststellung des Erregers und Ermittlung der Infektionsquelle,**
3. **zur Klärung der für epidemiologische Erreger-Wirt-Beziehungen entscheidenden Umweltfaktoren.**

Grundlage der epidemiologischen Forschung ist die **Seuchenstatistik.** Sie beruht auf der Erfassung der meldepflichtigen Verdachts-, Erkrankungs- und Todesfälle durch die Gesundheitsbehörde. Aus den Zahlen der Morbidität,

Mortalität und Letalität ergeben sich Hinweise auf Art, Schwere und Verlauf einer Seuche.

Morbidität	**ist die Zahl der Erkrankungen, bezogen auf 10 000 Einwohner in einem bestimmten Zeitraum,**
Mortalität	**die Zahl der Todesfälle, bezogen auf 10 000 Einwohner in einem bestimmten Zeitraum,**
Letalität	**die Zahl der Sterbefälle, bezogen auf 100 Erkrankungen.**

Während sich Morbidität und Mortalität auf die ärztlich festgestellten und gemeldeten Erkrankungen und Todesfälle beziehen, zeigt die Letalität oder Sterblichkeit die Gefährlichkeit einer Erkrankung für den einzelnen an.

Die Durchführung der in Seuchengesetzen erlassenen Vorschriften über Seuchenbekämpfung und -verhütung obliegt der Gesundheitsbehörde. Seuchenbekämpfung umfaßt alle Maßnahmen, die der Vermeidung von Weiterverbreitung, in erster Linie Unterbrechung der Infektketten dienen (Erregerfeststellung und Quellenermittlung; Quellensanierung durch Absonderung, Entseuchung und Entwesung). Seuchenverhütung bezweckt die Verhinderung der Entstehung übertragbarer Krankheiten, vor allem durch Schutzimpfung, Gesundheitserziehung, Lebensmittelkontrolle und hygienische Abfallbeseitigung.

Seuchenkunde

Die elementare Gewalt, mit der Seuchen die Menschen überfallen, hat die Menschheit seit je in den Bann von Furcht und Schrecken geschlagen. Den zerstörenden Naturgewalten verwandt, suchte man ihre Entstehung durch das Wirken übernatürlicher Mächte zu erklären. Aus den ältesten Überlieferungen Alt-Ägyptens und Babyloniens stammen Berichte über Seuchenzüge, mit denen die strafenden Götter dem Frevel der Menschen Einhalt geboten. Eins der schönsten Kunstwerke der klassisch-hellenischen Kunst, der Niobidenfries von SKOPAS, Sinnbild der zürnenden Gottheit über die Hybris des Menschen, ist ein bleibendes Zeugnis für jene Seuche, die von THUKYDIDES beschrieben wurde und als „attische Pest" in die Geschichte eingegangen ist.

Vom Aberglauben zum experimentell begründeten Beweis der Ursache einer Seuche führte ein weiter Weg.

Historie:

Um 1491 v. Chr.	Milzbrandausbruch in Alt-Ägypten (5. ägyptische Plage, 2. Mose IX).
Um 1070 v. Chr.	Biblische „Pest der Philister" (1. Samuel V).
429 v. Chr.	„Attische Pest" in Athen, Mischepidemie mit Fleckfieber und Pocken (v. HAGEN).
460—377 v. Chr.	HIPPOKRATES (Kos), „Vater der Heilkunde", begründet die erste naturwissenschaftliche Seuchenlehre (R. MÜLLER); genaue Angaben über Malaria, Fleckfieber, Pest, Pocken, Lungenschwindsucht und Wundrose in den sieben Büchern über Volkskrankheiten. Prägung des Begriffs „Miasma" (Luftverunreinigung) als Krankheitsursache.
129—201 n. Chr.	GALEN (Alt-Rom) unterscheidet verschiedene „Ansteckungsstoffe", Miasmen sowie das durch Berührung übertragbare Contagium.
1483—1533	FRACASTORO (Verona) vergleicht Ansteckungsstoffe mit lebenden „Samenkörnern" und unterscheidet Verbreitung derselben durch direkten Kontakt, über leblose Gegenstände und durch die Luft.
1839	Entdeckung des Favuspilzes durch SCHOENLEIN (Berlin/Zürich).
1840	J. HENLE (Göttingen) formuliert die drei Haupteigenschaften eines lebenden Krankheitserregers (Contagium animatum).
1849	Erster mikroskopischer Nachweis eines Seuchenerregers (Milzbrandbazillus) durch A. POLLENDER (Wipperfürth bei Köln).
1861	L. PASTEUR (Paris) klärt die mikrobielle (spezifische) Ursache von Fäulnis und Gärung und widerlegt experimentell die Lehre von der „Urzeugung" (Generatio spontanea, Entstehung der Lebewesen aus Leblosem).
1876	R. KOCH (Wollstein) beweist experimentell die Erregernatur des Milzbrandbazillus durch Erfüllung der drei Henle-Koch-Postulate, mikroskopischer Nachweis, Züchtung und Pathogenitätsbeweis.
1880	Entdeckung des Malaria-Erregers durch LAVERAN (Constantine/Algerien).
1897	Erste Darstellung eines filtrierbaren tier- und menschenpathogenen Virus (Erreger der Maul- und Klauenseuche) durch LOEFFLER und FROSCH (Berlin/Greifswald).

Ansteckung - Infektionswege

Erreger übertragbarer Krankheiten sind parasitische Mikroben (Viren, Bakterien, Protozoen, Pilze), ferner parasitische Metazoen (Arthropoden, Würmer).

Die Ansteckung mit dem Krankheitserreger setzt voraus, daß er von Wirt zu Wirt übertragbar ist und nach Berührung (Kontakt) mit dem Wirt im Wirtsgewebe „haftet". Die Ansteckungskraft eines Krankheitserregers (**Kontagiosität**) ist demnach Ausdruck für dessen Übertragbarkeit und Haftvermögen (Tenazität).

Ansteckung ist jedoch nicht gleichbedeutend mit Infektion (Eindringen und Vermehrung des Krankheitserregers), Infektion nicht stets gleichbedeutend mit dem Ausbruch der Infektionskrankheit (Störung des physiologischen Gleichgewichtes durch zellschädigende mikrobielle Stoffe). Hierzu bedarf es einerseits bestimmter krankmachender Eigenschaften des Erregers, die wir nach Quantität und Qualität mit Virulenz und Pathogenität bezeichnen, andererseits einer Krankheitsbereitschaft (Disposition) von seiten des Wirts.

Wir müssen sagen:
Ansteckung (Kontakt) ist Voraussetzung für Infektion, Infektion Voraussetzung für Infektionskrankheit, sofern empfängliche (krankheitsbereite) Individuen von virulenten Erregern befallen werden.

Anderenfalls bleibt es entweder beim kurzfristigen Erregerkontakt, oder die nachfolgende Infektion führt zu keiner Manifestation von Krankheitserscheinungen.

Die Wahrscheinlichkeit, mit der empfängliche Menschen beim ersten Erregerkontakt erkranken, berechnen wir nach GOTTSTEIN (1895) mit dem Kontagionsindex.

Der Kontagionsindex ist die Anzahl der Erkrankten unter 100 Personen, die erstmalig mit dem Erreger Kontakt haben.

Der Kontagionsindex ist bei den verschiedenen übertragbaren Infektionskrankheiten sehr unterschiedlich (Tab. 1).

Tab. I/1

Krankheit	Kontagionsindex
Masern	> 90 %
Pocken	90 %
Keuchhusten	70 %
Abdominaltyphus	50 %
Scharlach	30 %
Bakterienruhr	15 %
Diphtherie	10 %
übertragbare Hirnhautentzündung	< 1 %
übertragbare Kinderlähmung	< 1 %

Besonders große Gefahren für die Weiterverbreitung der Seuchen und schwierige Aufgaben für die Erkennung, Bekämpfung und Verhütung ergeben sich bei den **„Auslesekrankheiten"** mit niedrigem Kontagionsindex, da weit mehr Personen abortiv (atypisch leicht) erkranken als bei Infektionskrankheiten mit hohem Kontagionsindex und da außerdem sehr viele Angesteckte (Kontaktpersonen) infiziert sind und Erreger ausscheiden, ohne krank zu sein (gesunde Keimträger).

Die Sonderstellung der seuchengefährdenden Kontaktpersonen erfährt durch die Berücksichtigung der **Inkubationszeit** eine zeitgerechte Abgrenzung.

Die Inkubationszeit umfaßt die Zeit vom Infektionsbeginn bis zum Ausbruch der Infektionskrankheit.

Personen, die während der Inkubationszeit Krankheitserreger ausscheiden, ohne zu erkranken, bezeichnen wir als (gesunde) Keimträger, die nach dieser Zeit erkranken, als Inkubationskeimträger. Personen, die Keime noch 10 Wochen nach der ersten Erregerfeststellung ausscheiden, sind Dauerausscheider.

Die Länge der Inkubationszeit, genauer der **Reproduktionszeit** (sie rechnet vom Beginn der Ansteckung bis zur ersten Keimausscheidung; sie ist z. B. beim Typhus länger als die Inkubationszeit), hat für die Ausbreitungsgeschwindigkeit einer Seuche Bedeutung. So eilt bei einer „Komplexepidemie" (gleichzeitige Ansteckung) mit Typhus- und Ruhrbakterien unter sonst gleichen Ausbreitungsbedingungen die Ruhr einem Typhus voraus (Abb. I/2).

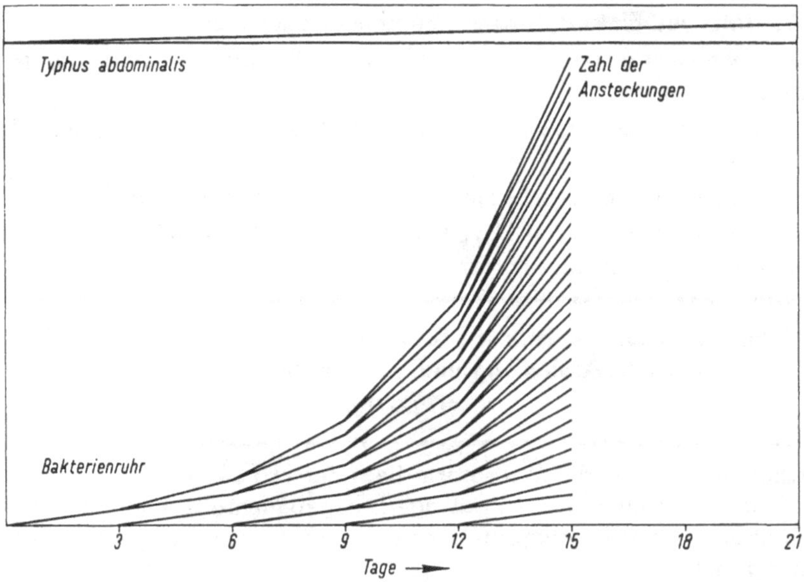

Abb. I/2. Reproduktionszeit und Schnelligkeit der Seuchenausbreitung

> **Jede Seuche hat eine natürliche (primäre) Infektionsquelle.**

In Betracht kommen:

1. der (infizierte oder erkrankte, ausscheidende) Mensch;
2. das (infizierte oder erkrankte, ausscheidende) Tier (Warmblüter-Erregerreservoir);
3. erregerübertragende Arthropoden (Vektoren, Erregerreservoire);

(4.) erregerbehaftete Gegenstände oder infizierte Lebensmittel.

Infektiös (ansteckend) sind je nach Art der Erreger und Stadium der Erkrankung

a) die Absonderungen des infizierten (erkrankten) Menschen (Tieres) wie Sputum, Stuhl, Urin, Eiter, ferner Galle, Blut und Liquor; die Ausatmungsluft (Sputum- und Speicheltröpfchen);

b) blutsaugendes oder schädliches Ungeziefer (z. B. Flöhe, Mücken, kotinfizierte Fliegen);

c) berührte Gegenstände und Lebensmittel.

Als **Austritts- und Eintrittspforte** für Seuchenerreger dienen

1. die Respirationsschleimhaut (Beispiel Tuberkelbakterien, Grippeviren),
2. die Magen-Darmschleimhaut (Beispiel Typhusbakterien, Hepatitisviren),
3. die Urogenitalschleimhaut (Beispiel Gonokokken),
4. die äußere (verletzte) Haut und (unverletzte) Schleimhaut (Beispiel Staphylokokken, Leptospiren).

Die Eintrittspforte ist ein „locus minoris resistentiae" für die bevorzugte Ansiedlung und Vermehrung von Krankheitserregern.

Zwischen Austritts- und Eintrittspforte liegt der Infektionsweg. Er läuft über Tier- und/oder Menschenpassagen, gegebenenfalls unter Einschaltung von Vektoren (Zwischenträgern) oder erregerbehafteten Gegenständen und Nahrungsmitteln.

Natürliche Tier- und/oder Menschenpassagen der Seuchenerreger bilden die „Infektkette" (DOERR).

Hierbei ist es unbedeutend, ob die einzelnen Glieder der Kette erkranken oder Keimträger (Ausscheider) sind.

Wir unterscheiden folgende **äußere Infektketten:**

1. Direkte Übertragung

   Mensch ⟶ Mensch

   a) Tröpfcheninfektion (Husten-Sprechen-Niesen)
      Beispiel: Lungentuberkulose, Virusgrippe.
   b) Kontakt(Schmier)infektion („After-Finger-Mund-Weg")
      Beispiel: Typhus, Hepatitis infectiosa.
      („Inniger Körperkontakt")
      Beispiel: Syphilis und Gonorrhoe.

2. Indirekte Übertragung

   Mensch ⟶ Gegenstand ⟶ Mensch

   a) Lebensmittelinfektion (auch Zwischenschaltung von Fliegen als passiven Überträgern)
      Beispiel: bakterielle Darmseuchen.
   b) Staub(Schmier)infektion (Wohnungsstaub)
      Beispiel: Lungentuberkulose.
      („Cross-infection", Hospitalismus)
      Beispiel: Staphylokokkose.

3. Direkte Übertragung

Warmblüter ———→ Mensch

a) Tröpfcheninfektion
Beispiel: Pneumozystose, Toxoplasmose.

b) Kontakt(Schmier)infektion
Beispiel: Tollwut und Milzbrand.

4. Indirekte Übertragung

Warmblüter ———→ Gegenstand ———→ Mensch

a) Lebensmittelinfektion
Beispiel: bovine Tuberkulose, Brucellose.

b) Staub(Schmier)infektion
Beispiel: Q-Fieber, Psittakose-Ornithose.

5. Einschaltung von Kaltblüter-Vektoren

Mensch ———→ Insekt ———→ Mensch

a) Übertragung durch Mücken
Beispiel: Malaria, Gelbfieber.

b) Übertragung durch Läuse
Beispiel: Fleckfieber, Rückfallfieber.

c) Übertragung durch Fliegen
Beispiel: Schlafkrankheit.

6. Breites Pathogenitätsspektrum des Seuchenerregers

Tier ———→ Vektor ———→ Tier ———→ Vektor ———→ Mensch

a) Nager — Floh — Ratte — Floh — Mensch
Beispiel: Bubonenpest.

b) Vogel — Milbe (Zecke, Mücke) — Pferd — Mücke — Mensch
Beispiel: Virusenzephalitis.

Infektketten der Zooanthroponosen Tier — Mensch („Zoonosen", auch „Anthropozoonosen") enden meist beim Menschen (Ausnahme zum Beispiel: Lungenpest).

Die äußeren Infektketten kennzeichnen den Übergang von einem Wirt zum anderen, die **innere Infektkette** die Passage des Erregers innerhalb eines Wirts in Abhängigkeit von dessen Immunitätslage. Hierbei werden die Begriffspaare

„krank-gesund" — „infiziert-nichtinfiziert" — „infektiös-nichtinfektiös"

berücksichtigt. Sie dürfen einander nicht gleichgesetzt werden. Ein Typhusbakterien-Dauerausscheider ist gesund, für die Umgebung jedoch infektiös. Der Mensch kann mit Tuberkelbakterien infiziert sein, ohne krank oder infektiös (Ausscheider) zu sein. Ein Fleckfieberkranker in läusefreier Umgebung ist nichtinfektiös.

Erst die Aufklärung der **Gesamtkausalkette,** sowohl der äußeren und inneren Infektkette als auch der Umweltverhältnisse führt zur richtigen Einschätzung eines Seuchengeschehens und zur Wahl der richtigen kausalen Bekämpfungs- und Verhütungsmaßnahmen. Die epidemiologische Umwelt (das „Seuchenmilieu") wird als Grenze symbolisiert, innerhalb derer die Entwicklung der Seuche zustandekommt. Beispiel (nach JUSATZ):

Gelbfieber [Affe ————→ Mücke t_1h_1 ····· > Mensch] t_2h_2

t = Lufttemperatur; h = relative Luftfeuchte.

Am Beispiel der Ruhr läßt sich zeigen, daß Seuchen durch das Zusammentreffen einer Vielzahl von Faktoren entstehen, inneren Gesetzmäßigkeiten der Erreger-Wirt-Beziehungen einerseits, äußeren Bedingungen des Klimas, der Geologie, Soziologie u. ä. andererseits:

1. Mindestzahl an Infektionsquellen, „Erregerdichte"
   (1 Ausscheider auf 1000 Personen).
2. Mindestzahl empfänglicher Personen, „seuchenfähige Masse"
   (besonders Kinder, die mit Ruhrbakterien noch keine Berührung hatten).
3. „Ruhrmilieu":
   a) schlechte sanitär-hygienische Bedingungen
      („Kriegsseuche", „Seuche der Unkultur)",
   b) Fliegenplage der warmen Jahreszeit
      (Sommer-Herbst-Gipfel der Erkrankungswellen),
   c) klimatische Faktoren
      (Anfälligkeit nach „Darmverkühlung" bei starken Tag-Nacht-Schwankungen der Temperatur).

Während die Bevölkerungsdichte (Wohn- und Verkehrsdichte) die Ansteckung durch Tröpfcheninfektion fördert („akute Zivilisationsseuchen" de RUDDERs: Diphtherie, Masern, Scharlach, Keuchhusten) begünstigen sanitär-hygienische Mißstände orale Kotinfektionen („Seuchen der Unkultur" KISSKALTs: Typhus, Ruhr, Cholera, Hepatitis infectiosa, Poliomyelitis), mangelnde Sexualethik die Ausbreitung der Geschlechtskrankheiten und schlechte Wohn-, Ernährungs- und Arbeitsbedingungen die Zunahme der „Volkskrankheit" Tuberkulose.

Aus den „Schlüsselfaktoren" ergeben sich Ansätze für eine **‚ätiologische' Seuchenverhütung** (Tab. I/2).

Tab. I/2

Übertragung	Art der Infektion	Verhütung
1. Mensch—Mensch		
a) Tröpfcheninfektion		
	Diphtherie, Masern, Keuchhusten, Pocken,	aktive Immunisierung[1])
	Tuberkulose	Verbesserung der Lebensbedingungen, aktive Immunisierung
b) Kontaktinfektion		
	Typhus, Ruhr, Cholera, Poliomyelitis, Hepatitis,	Sanitär-, Körper-, Lebensmittelhygiene
	Gonorrhoe, Syphilis	Sexualhygiene
2. Warmblüter—Mensch		
Kontaktinfektion		
	Brucellose, Milzbrand, Tularämie, Tollwut, Ornithose	Ausmerzung der Erregerreservoire
3. Mensch—Insekt—Mensch		
	Epidemisches Fleckfieber, epidemisches Rückfallfieber, Malaria, Gelbfieber	Vertilgung des Ungeziefers
4. Warmblüter—Insekt—Mensch		
	Endemisches Fleckfieber und Rückfallfieber, Beulenpest, Virusenzephalitis	Ausmerzung der Erregerreservoire, Entwesung

[1]) Nach epidemiologischen Erfahrungen müssen mindestens 70 % der Bevölkerung durch Immunisierung geschützt sein, um die Entstehung und Ausbreitung einer Seuche zu verhindern.

Seuchenverlauf - Seuchenwandel

Dauerverseuchungen eines bestimmten geographischen Gebietes sind Endemien.

Schon vor HIPPOKRATES wurden Endemien beobachtet. Sie sind an das ständige Vorhandensein empfänglicher Personen, z. B. der heranwachsenden ungeschützten Jahrgänge, sowie an gleichbleibende Ansteckungsbedingungen gebunden. In bestimmten Intervallen entstehen in Abhängigkeit von der Kontagiosität Verdichtungswellen der Endemien. So treten Masern häufiger als Scharlach, letzterer häufiger als Diphtherie auf. Die Verdichtungswellen können als „Saisonkrankheiten" erscheinen („Wintergipfel" der Diphtherie und „Erkältungskrankheiten", Sommer-Herbst-

Gipfel von Typhus, Ruhr und Poliomyelitis). In langen Zeiträumen bleiben die Erkrankungszahlen jedoch auf gleicher durchschnittlicher Höhe.

Je dichter die Wohnverhältnisse sind, um so früher im Leben erfolgt die Infektion. Die unterste Grenze ist durch die mütterliche „Leihimmunität" der ersten Lebensmonate gegeben.

Vorrücken der Seuche in jüngere Altersstufen als Funktion der Bevölkerungsdichte bezeichnet man als Präzession.

Endemisches Vorkommen, Durchseuchungspräzession und langdauernde Immunität führen zur Entstehung von **Kinderkrankheiten** (Beispiel: Masern, Scharlach, Keuchhusten). Durch Krankheit oder stille Feiung kommt es mit zunehmendem Alter zur Durchseuchungsimmunität der Erwachsenen. Sie setzt der weiteren Ausbreitung der Seuche natürliche Grenzen (Abb. I/3).

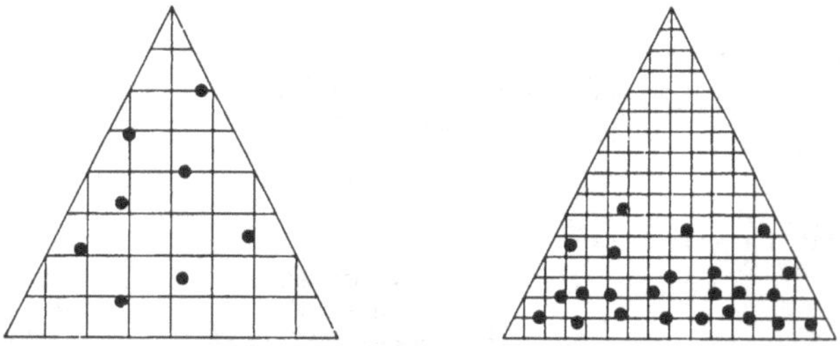

Abb. I/3. Verdichtung des Infektionsnetzes in Bevölkerungspyramiden; die Endemie wird zur Kinderkrankheit

Hyperendemisch wird ein Gebiet, wenn fast alle Personen immun sind und nur noch Kleinkinder oder Zugereiste erkranken (Beispiel: Malaria in dichtbesiedelten tropischen Ländern).

Jahrzehntelanges Fehlen von Infektionserregern der Kinderkrankheiten, z. B. auf abgelegenen Inseln, führt nach Einschleppung zum Befall der Gesamtbevölkerung (Beispiel: Masernepidemie auf den Faröer-Inseln 1846, Polioepidemie auf St. Helena 1946).

Durch natürliche oder künstliche Abnahme der Infektionsquellen werden zunehmend ältere Menschen befallen.

Retrozession ist das Zurückweichen der Erstinfektionen in höhere Altersklassen.

So bewirkt vorgerückte Zivilisation bei Erwachsenen die „Sauberkeitsseuche" Poliomyelitis infolge fehlender „Schmutzimmunisierung" in der Kindheit. Künstliche Immunisierung führt in jungen Jahren zum Schutz gegen Diphtherie, im jugendlichen Erwachsenen- und Erwachsenenalter, bedingt durch Nachlassen der Immunität, zum Ansteigen der Morbidität. Pocken, noch um die Mitte des vergangenen Jahrhunderts die häufigste und gefürchtetste Kinderkrankheit, werden durch Impfung, wie Einschleppungen immer wieder beweisen, ins Erwachsenenalter zurückgedrängt.

Hyperendemische Krankheiten werden durch seuchenhygienische Maßnahmen zunächst zu endemischen Kinderkrankheiten, um dann auch ältere Menschen zu befallen.

Retrozession erhöht Epidemiebereitschaft.

Man bezeichnet Epidemien, die von Endemien ausgehen, als Pfropfepidemien.

Epidemien sind Indikatoren für die zeitlich und örtlich begrenzte Vermehrung von Krankheitserregern.

Explosivepidemien sind schlagartig auftretende Erkrankungen in vorher unverseuchten Gebieten. Ursache ist häufig die Keimverschleppung durch Lebensmittel (Typhusepidemien durch verseuchtes Trinkwasser); auch auf aerogenem Wege können Seuchen mit hoher Kontagiosität und kurzer Inkubation ungeschützte Menschen explosiv überfallen (Beispiele: Lungenpest in früheren Jahrhunderten, Grippepandemien 1918 und 1957).

Tardivepidemien entstehen langsam, meist durch Kontaktinfektionen von Mensch zu Mensch; auch gemischte Epidemie-Typen sind möglich (Abb. I/4).

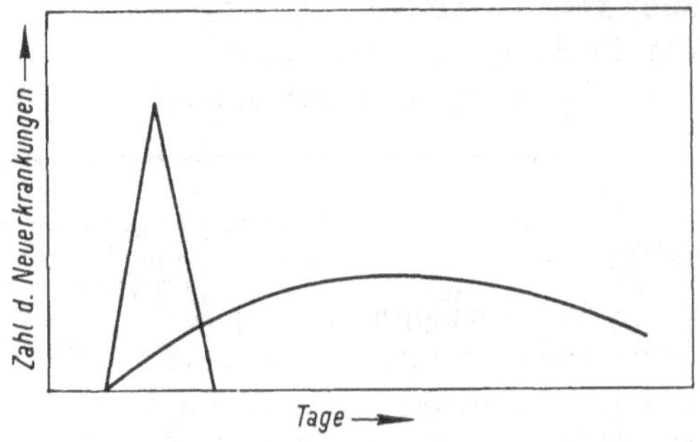

Abb. I/4. Explosiver und tardiver Epidemieverlauf

Die globale Ausbreitung einer Seuche mit explosivem, tardivem oder gemischtem Charakter über Länder und Kontinente nennt man Pandemie.

Beispiele sind die Verbreitung der Syphilis nach der Entdeckung Amerikas, die Cholerapandemie des 19. Jahrhunderts, die Grippeeinbrüche in den Jahren 1918 und 1957.

Durch die Tätigkeit des Menschen können Seuchenerreger aus endemischen Herdgebieten (sog. Nistseuchen) in entfernte Gebiete gelangen und ubiquitär verbreitet werden (sog. Wanderseuchen). Sie folgen meist den Verkehrswegen: Verschleppung der Pest durch Schiffsratten, der Cholera durch Pilgerzüge, der Pocken durch den Flugverkehr. Europäer brachten Tuberkulose, Gonorrhoe, Aussatz, Pest und Pocken nach Amerika, Syphilis von Amerika nach Europa.

Zunahme des internationalen Reiseverkehrs erhöht die Seuchengefahr.

Andere Nistseuchen sind an bestimmte Klimata „zonal" gebunden. Hierzu gehören die meisten **Tropenkrankheiten,** die durch tierische Überträger (Vektoren) Verbreitung finden: Gelbfieber, Dengue, Schlafkrankheit, Leishmaniasen, verschiedene Wurminfektionen.

Einschneidende Störungen der menschlichen Lebensordnung erhöhen die Seuchenbereitschaft. So haben seit je Krieg und Not der Entstehung und Ausbreitung der Seuchen den Weg gebahnt. In der mehr als 5000jährigen Geschichte des Menschengeschlechts blieben nur wenige 100 Jahre ohne kriegerische Auseinandersetzungen!

Die Geschichte der Kriege ist zugleich eine Geschichte der Seuchen. Viele Feldzüge wurden durch Seuchen, nicht durch Waffengewalt entschieden.

Das Heer des XERXES verlor bei Salamis (480 v. Chr.) eine halbe Million Krieger an „Dysenterie" (HERODOT). Deutsche Ritterheere wurden in Italien durch Malaria aufgerieben; fünf Kaiser starben an Malaria (R. MÜLLER): OTTO II., OTTO III., HEINRICH VI., KONRAD IV., HEINRICH VII. Fleckfieber dezimierte das Heer NAPOLEONs auf dem Rückzug nach dem Brand von Moskau (1812/1813).

Bakterienruhr war im ersten Weltkrieg die häufigste im Lazarett behandelte Erkrankung; „Epidemien" an Gasödem und Tetanus nach Verwundungen auf den Schlachtfeldern!

Unterernährung und Schlaflosigkeit, körperliche und seelische Strapazen, fehlende Körper- und Allgemeinhygiene, Zusammenpferchung und Massentransporte lassen Morbiditäts- und Letalitätsziffern in die Höhe schnellen. Im zweiten Weltkrieg kam es zu Seuchenausbrüchen von Typhus, Ruhr, Diphtherie, Tuberkulose, Hepatitis infectiosa und Geschlechtskrankheiten (Abb. I/5 und I/6) (nach Angaben des Landesgesundheitsamtes Berlin):

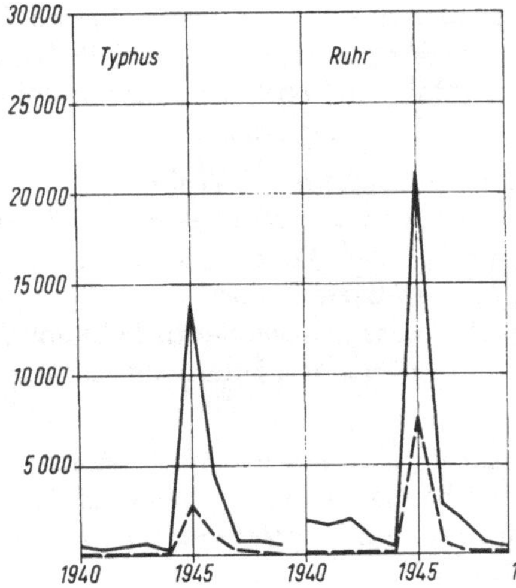

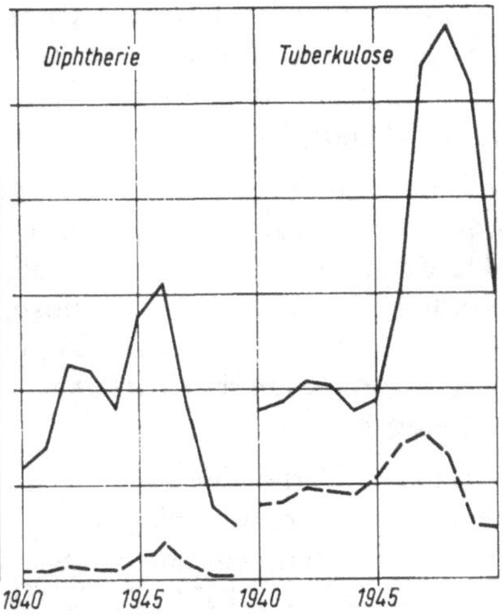

—— Morbidität – – – Letalität in Berlin

Abb. I/5 **Abb. I/6**

Im Lauf der Jahrhunderte änderten sich Ausbreitung, Verlauf und Prognose vieler Seuchen. Nur in einigen Fällen besitzen wir hinreichende Erklärungen. Syphilis verlor ihren schweren perakuten Charakter und führte zu chronisch fortschreitenden Krankheitsprozessen lebenswichtiger Organe. In Mitteleuropa erloschen weitverbreitete Seuchen wie Pest im 18. Jahrhundert, Aussatz, Cholera und Fleckfieber im 19. Jahrhundert.

Diphtherie trat in säkularen Ansteckungswellen auf und ist seit der Jahrhundertwende, ausgenommen die beiden Weltkriege, in stetem Rückgang.

Die Diphtherie läßt sich nur durch ihren Verlauf über Jahrhunderte verstehen (GOTTSTEIN).

Zahlreiche bakterielle Infektionen wie Tuberkulose, Typhus abdominalis, Erkrankungen durch Streptokokken und Pneumokokken (Scharlach, Lobärpneumonie) erfuhren in den hochindustrialisierten Ländern seit Beginn dieses Jahrhunderts, noch vor Einführung der spezifischen Impfprophylaxe und Chemotherapie, eine Abschwächung, Virosen der oberen Luftwege, des Magen-Darmkanals und Zentralnervensystems dagegen eine Zunahme.

Wir bezeichnen mit HELLPACH (1929) den Wandel im Erscheinungsbild und Verlauf einer Seuche („Genius epidemicus", SYDENHAM) als Pathomorphose.
Allgemein verlaufen Krankheiten in Endemiegebieten milder als dort, wo sie epidemisch auftreten.

Ausleseresistenz und Durchseuchungsimmunität einerseits, Mutation und Zunahme der Erregervirulenz nach häufigen Wirtpassagen andererseits bieten gewisse Erklärungen: hohe Tuberkuloseanfälligkeit und -sterblichkeit bei Indianern, Eskimos, Urwaldnegern und Bewohnern der Pazifik-Inseln.

Der Rückgang altbekannter Seuchen geht seit dem zweiten Weltkrieg parallel mit der Einwanderung „neuer" ansteckender Krankheiten: neuartige Virosen (Infekte der oberen Luftwege, „asiatische Grippe", Polio-, Coxsackie-, Echovirusinfektionen, Hepatitis infectiosa, Zecken-Enzephalitis), chemotherapieresistente Hospitalinfektionen (Staphylokokkosen, Kolienteritis-Infektionen), ferner Salmonellosen durch seltene Typen, Maltafieber, Tularämie, Ornithose und Q-Fieber.

Die kartographische Darstellung der wichtigsten Seuchen nach Morbidität, Mortalität und Letalität spiegelt das Seuchengeschehen im Weltmaßstab in einem bestimmten Beobachtungszeitraum wider (Weltseuchenatlas von RODENWALDT und JUSATZ 1952/1956/1961).

Seuchengesetze - Seuchenverhütung

Historie: Unter dem Eindruck verheerender Seucheneinbrüche suchten die Menschen schon früh nach durchgreifenden Abwehrmaßnahmen. So sind die Gesetze des MOSES in Anlehnung an altägyptische Vorstellungen Ausdruck für ein hygienisches Ritual, das auf menschheitsalten Erfahrungen beruht. Das Wort „Quarantäne", im Mittelalter die Absonderungsfrist für ansteckungsverdächtige Zugereiste, entstand aus dem altbiblischen Brauch der jüdischen Propheten, sich in der Wüste 40 Tage von der Allgemeinheit abzusondern. — Tatsächlich beträgt die Inkubationszeit fast aller akuten übertragbaren Krankheiten nie mehr als sechs Wochen. Ende des 18. Jahrhunderts verlieh Johann Peter FRANK in seinem „System einer vollständigen medicinischen Polizey" im Zusammenhang mit der Erläuterung der Seuchenabwehr dem Begriff der öffentlichen Gesundheitspflege (Medicina publica) erstmals das gebührende Gewicht. Kontrolle und Durchführung von Abwehrmaßnahmen oblagen der Polizei, zum Beispiel die preußischen Regulativs mit sanitätspolizeilichen Vorschriften über die am häufigsten vorkommenden ansteckenden Krankheiten vom 8. August 1835.

Hatten schon die Pockenausbrüche die Einsetzung des deutschen Impfgesetzes vom 8. April 1874 und die Cholerapandemie des 19. Jahrhunderts die Sanierung der großen Städte Europas durch Einführung der Schwemmkanalisation zur Folge, so gab die letzte große Choleraepidemie in Hamburg im Jahr 1892 den Anstoß zur Schaffung des einheitlichen Reichsseuchengesetzes vom 30. Juni 1900 zur Bekämpfung gemeingefährlicher Krankheiten. Es regelt die Bekämpfung der gelegentlich eingeschleppten Fremdseuchen Aussatz, Cholera, Fleckfieber, Gelbfieber, Pest und Pocken. Im Preußischen Seuchengesetz zur Bekämpfung übertragbarer Krankheiten vom 28. August 1905 wurden die Bekämpfungsmaßnahmen auf eine Reihe weiterer bei uns verbreiteter Heimseuchen ausgedehnt. Die Bekämpfung der Volkskrankheiten Tuberkulose und Syphilis erfuhr in Preußen im Gesetz zur Bekämpfung der Tuberkulose vom 4. 8. 1923, ferner im Reichsgesetz zur Bekämpfung der Geschlechtskrankheiten vom 18. Februar 1927 die erforderliche rechtliche Grundlage. Genannte seuchengesetzliche Vorschriften sowie deren Durchführungs-, Ergänzungs- und Änderungsbestimmungen entstanden unter dem Eindruck der revolutionierenden Fortschritte der medizinischen Bakteriologie am Ende des 19. und zu Beginn des 20. Jahrhunderts.

Nach dem bisherigen Recht dienten seuchengesetzliche Maßnahmen der Bekämpfung, das heißt Verhinderung der Verbreitung bereits aufgetretener ansteckender Krankheiten durch:

1. **Anknüpfung an den vorliegenden Verdachts-, Erkrankungs- oder Todesfall oder auch an die Ausscheidung von Krankheitserregern,**
2. **Unterbrechung der Infektionswege,**
3. **Einhaltung gezielter Schutzmaßnahmen.**

Fortschritte in Wissenschaft und Technik verlangten eine Reformierung und Vereinheitlichung des Rechtsstandes auf dem Gebiet der Bekämpfung übertragbarer Krankheiten. Einige früher einmal bedeutsame Seuchen sind zurückgegangen, andere in den Vordergrund getreten. Zunehmende internationale Beziehungen erhöhen die Gefahr, Fremdseuchen einzuschleppen. Ansteckende Krankheiten stehen im Weltmaßstab bei den aufstrebenden Nationen Asiens, Afrikas, Lateinamerikas in der Häufigkeit von Todesursachen noch an erster Stelle; in den hochindustrialisierten Ländern Europas, Nordamerikas, Australiens sind sie auf den vierten Platz hinter den Erkrankungen des Herz-Gefäßsystems, dem Krebs und den Unfällen zurückgegangen.

Hauptaufgabe der modernen Seuchengesetze ist die Verhütung, das heißt Verhinderung der Entstehung übertragbarer Krankheiten.

Max von PETTENKOFER prägte hierzu den Satz:

„Die Kunst zu heilen kann viele Leiden lindern,
doch schöner ist die Kunst, die es versteht,
die Krankheit am Entstehen schon zu hindern."

Gültige Seuchengesetze

Umfassende Maßnahmen zur Verhütung von Fremdseuchen und zur Eindämmung sowie Verhütung von Heimseuchen werden von den hygienischen, sozialen und wirtschaftlichen Bedingungen eines Landes mitbestimmt. Erfolgreiche Einhaltung und Durchführung seuchengesetzlicher Vorschriften setzen voraus, daß alle verantwortungsbewußten Menschen zur aktiven Mitarbeit gewonnen werden und eine Zusammenarbeit mit anderen Ländern und der Welt-Gesundheits-Organisation (WHO) gewährleistet ist.

In Deutschland wurden in den sechziger Jahren neue Seuchengesetze erlassen und bis dahin gültige Gesetze und Verordnungen abgelöst.

Das Gesetz zur Verhütung und Bekämpfung übertragbarer Krankheiten beim Menschen reformiert entsprechend den Fortschritten der medizinischen Wissenschaft überholte Seuchenvorschriften und berücksichtigt die bevorzugte Anwendung von Verhütungsmaßnahmen[1]).

Seuchenbekämpfung

Epidemiologie und Seuchenschutz sind eine Facharztdisziplin. Zu ihrer Ausübung genügt heute nicht mehr die medizinische Allgemeinausbildung. Die Aufgaben des Seuchenschutzes greifen in alle Bereiche des Gesundheitswesens; es sind daher spezielle Kenntnisse für Ärzte aller Fachrichtungen notwendig.

Grundlage der gesetzlichen Seuchenbekämpfung sind Meldepflicht, Isolierung (Absonderung) und Desinfektion (Desinsektion).

Hierher gehören auch allgemeine Schutzmaßnahmen wie Überwachung des Auslandsverkehrs, Versammlungsverbote, Schließung der Schwimmbäder und Schulen.

Meldepflicht

Nachfolgende Tabellen bringen eine Zusammenstellung über die meldepflichtigen Krankheiten, die (mit wenigen Ausnahmen) von Mensch zu Mensch oder vom Tier auf den Menschen übertragbar sind.

---

[1]) Die Gesetze der Bundesrepublik Deutschland (Bundesseuchengesetz vom 18. 7. 1961) und der Deutschen Demokratischen Republik (vom 20. 12. 1965) lauten gleich und gehen in den wesentlichen Gesichtspunkten der Seuchenverhütung und -bekämpfung gleiche Wege. Beide Gesetze gewähren ausreichenden Spielraum, um die in Betracht kommenden Maßnahmen den jeweiligen Umständen und der Vielgestaltigkeit der modernen Lebensverhältnisse anzupassen.

Tab. I/3

Übertragbare Krankheiten, Meldung von **Verdacht, Erkrankung** und **Todesfall**

a) Infektionen durch Bakterien[1])	b) Infektionen durch Viren[2])	c) Infektionen durch Pilze, Protozoen und Würmer[2])
Aussatz	Übertragbare Gehirnentzündung	Amöbenruhr
Bakterienruhr	Gelbfieber	Mikrosporie
Botulismus	Übertragbare Kinderlähmung	
Cholera	Ornithose — Psittakose	
Fleckfieber	Pocken	
Lebensmittelvergiftung (Salmonellose und übrige Formen)	Tollwut[3])	
Milzbrand		
Paratyphus A und B		
Pest		
Rückfallfieber		
Tuberkulose		
Tularämie		
Typhus abdominalis		

[1]) In der DDR sind
Fleckfieber und andere Rickettsiosen;
Erkrankung und Todesfall an Lebensmittelvergiftung (Salmonellose und übrige Formen);
Paratyphus A, B und C,
Rotz,
Tuberkulose und Erkrankungen durch andere Mykobakterien meldepflichtig.

Für Tuberkulose und Geschlechtskrankheiten gelten die Ergänzungen der DDR-Verordnungen zur Verhütung und Bekämpfung der Geschlechtskrankheiten sowie der Tuberkulose aus dem Jahre 1961 mit Durchführungsbestimmungen.

[2]) In der DDR sind
Erkrankung und Todesfall an virusbedingter Hirnhaut- und Hirnentzündung,
Erkrankung und Todesfall an Amöbenruhr,
Verdacht, Erkrankung und Todesfall an Trichinose meldepflichtig.

[3]) Als Krankheitsverdacht gilt die Verletzung durch tollwütige oder tollwutverdächtige Tiere, auch die Berührung eines solchen Tieres. Der Verdacht ist meldepflichtig.

Tab. I/4. Übertragbare Krankheiten, Meldung von **Erkrankung** und **Todesfall**

a) Infektionen durch Bakterien[1]	b) Infektionen durch Viren[2]	c) Infektionen durch Pilze, Protozoen, Würmer und andere Parasiten[3]
Brucellose (sämtliche Formen)	Körnerkrankheit (Trachom)	Malaria (Ersterkrankung und Rückfall)
Diphtherie	Übertragbare Leberentzündung	Toxoplasmose
Übertragbare Hirnhautentzündung (Meningokokken-Meningitis und übrige Formen)	Masern[5]	Trichinose
Keuchhusten[4]	Mumps[5]	
Kindbettfieber (nach Geburt und Fehlgeburt)	Röteln[5]	
Kolienteritis	Virusgrippe[5]	
Leptospirose (sämtliche Formen)	Windpocken[5]	
Q-Fieber		
Rotz		
Scharlach		
Wundrose[4]		
Wundstarrkrampf		

[1]) In der DDR sind
Gasödem,
Lebensmittelvergiftung (Salmonellose und übrige Formen),
Listeriose,
Verdacht, Erkrankung und Todesfall an Fleckfieber und anderen Rickettsiosen,
Verdacht, Erkrankung und Todesfall an Rotz meldepflichtig.
Keine Meldepflicht besteht für Kindbettfieber und Wundrose.

[2]) In der DDR sind
Adenovirusinfektion und übertragbare Keratokonjunktivitis,
Coxsackievirus- und Echovirusinfektion,
Arbovirusinfektion sowie virusbedingte Hirnhaut- und Hirnentzündung,
Pfeiffer'sches Drüsenfieber (infektiöse Mononukleose) und
Windpocken (Personen über 18 Jahre) zu melden.

[3]) In der DDR sind
Amöbenruhr,
Befall bzw. Erkrankung durch Bandwürmer,
Favus (Erbgrind),
Erkrankung und Todesfall an interstitieller Plasmazellen-Pneumonie,
Befall bzw. Erkrankung durch Skabies (Krätze),
Verdacht, Erkrankung und Todesfall an Trichinose,
Befall bzw. Erkrankung durch Trichophytie,
Verlausung (Kleiderläuse) zu melden.

[4]) In der BRD gilt die *„Erweiterte Meldepflicht"* bei gehäuftem Auftreten in Krankenanstalten, Entbindungsheimen usw. Ferner ist der Todesfall an Keuchhusten anzeigepflichtig.

[5]) In der BRD gilt die *„Erweiterte Meldepflicht"* bei gehäuftem Auftreten in Krankenanstalten, Entbindungsheimen usw. Todesfälle an Masern und Virusgrippe sind anzeigepflichtig.

Tab. I/5. Übertragbare Krankheiten, Meldung der **Ausscheider** von Krankheitserregern[1])

Salmonellen (Typhus, Paratyphus, Enteritis infectiosa)
Shigellen (Ruhrbakterien)

[1]) In der DDR sind außerdem Ausscheider von Kolienteritisbakterien und Diphtheriebakterien meldepflichtig.

Die Meldepflicht kann auf andere gehäuft oder seuchenhaft auftretende Krankheiten ausgedehnt werden. In der DDR sind außerdem die Wochenzahlen der Durchfallerkrankungen und fieberhaften Infekte der oberen Luftwege anzuzeigen.

Einhaltung der Meldepflicht ist Voraussetzung für

1. **sofortiges Eingreifen der Gesundheitsbehörde, Bedeutung der Dreiheit der Erregerfeststellung — Quellenermittlung — Quellensanierung,**
2. **Einleitung gegebenenfalls umfassender Bekämpfungs- und Schutzmaßnahmen,**
3. **lückenlose Aufstellung der Krankheits- und Seuchenstatistik.**

Die Meldung erfolgt umgehend, spätestens binnen 24 Stunden an die Gesundheitsbehörde, die für den Ereignisort der Erkrankung bzw. des Krankheitsverdachts zuständig ist.

Zur Meldung verpflichtet ist der Arzt, in Krankenhäusern der leitende Arzt, anderenfalls, wenn der Arzt nicht erreichbar ist oder die Meldepflicht versäumt, **jeder,** der vom Verdacht, der Erkrankung oder dem Sterbefall erfährt, z. B. die Hebamme, der Erziehungsberechtigte u. ä.

In medizinisch-diagnostischen Abteilungen (z. B. mikrobiologischen, pathologisch-anatomischen, röntgenologischen Instituten) werden positive Untersuchungsbefunde durch den Institutsleiter gemeldet.

Abgrenzung der seuchengesetzlich wichtigen Begriffe „Krankheit — Krankheitsverdacht — Ansteckungsverdacht — Ausscheider — Ausscheidungsverdacht" erfordert gründliche Überlegung und große Spezialerfahrung.

Nicht jede Infektion führt zur Erkrankung (Kontagionsindex!). Epidemiologisch bedeutsamer, aber problematischer als „klassisch" ausgeprägte Krankheitsbilder sind atypische oder abortive Verlaufsformen.

„Früherkennung" ist Voraussetzung für „Frühbehandlung", abgesehen von den epidemiologisch unerläßlichen Maßnahmen der Erregerfeststellung, Quellenermittlung, Quellensanierung.

Daran Denken, Frühdiagnose und Anzeige sichern Sofortmaßnahmen gegen Seuchenausbreitung.

Die Suche nach klinischen „Leitsymptomen" führt nicht immer zur gesicherten Krankheitsdiagnose. Lokale Zeichen der Haut, des Atmungstraktes, des Magen-Darmtraktes und Lebergallensystems, des Urogenitaltraktes, der lymphatischen Organe, des Zentralnervensystems können isoliert oder kombiniert, auch mit allgemeinen Zeichen, vor allem mit Fieber, auftreten (S. 104).

Die Diagnose **„Infektionskrankheit"** ergibt sich beim Vorliegen von

1. wesentlichen klinischen Zeichen plus Erreger- (bzw. Antikörper-)Nachweis (S. 243 und 279), oder
2. wesentlichen klinischen Zeichen plus epidemiologischen Begleitumständen.

Die Diagnose **„Krankheitsverdacht"** ergibt sich beim Vorliegen von

1. wesentlichen klinischen Zeichen ohne Erreger- (bzw. Antikörper-)Nachweis, oder
2. Teilsymptomen (atypischen Zeichen) plus Erreger- (bzw. Antikörper-) Nachweis, oder
3. Teilsymptomen plus epidemiologischen Begleitumständen.

Irrt sich der Kliniker, wird die Arbeit des Mikrobiologen und Epidemiologen in falsche Bahnen gelenkt. Enge Zusammenarbeit und Gutachten aller drei sind unumgänglich.

Sachkundige Anamnese (beruflicher Kontakt mit Krankheitserregern, Umgang mit Tieren, Auslandsreise), „Ermittlungsgespräch", epidemiologische Nachforschung an Ort und Stelle, Umgebungsuntersuchungen geben entscheidende Anhaltspunkte für den Übertragungsweg und die Infektionsquelle.

Der Todesfall verlangt bei Infektionsverdacht die Obduktion!

Personen, die Krankheitserreger aufgenommen haben und vorübergehend ausscheiden, ohne krank zu werden (Keimträger), oder die noch nicht erkrankt sind (Inkubationskeimträger), sind **ansteckungsverdächtig.**

Keimträger bzw. Inkubationskeimträger sind Kontaktpersonen, die mit der Infektionsquelle (Mensch, Tier oder Sache) Berührung hatten.
Die Dauer des Ansteckungsverdachts entspricht meist der Länge der Inkubationszeit.

Die Gefährdung der Umwelt durch Ansteckungsverdächtige hängt ab

1. von der Schwere und Ansteckungsfähigkeit der Infektionskrankheit (Pathogenität der Erreger, Kontagionsindex),
2. vom Alter und Beruf des Ansteckungsverdächtigen (z. B. Lehrer, Kindergärtnerin),
3. von der Möglichkeit erfolgreicher Bekämpfungs- und Verhütungsmaßnahmen (Isolierung, Desinfektion, Schutzimpfung).

Besonders schwer wiegt Ansteckungsverdacht in Lebensmittelberufen und bei häufigem Kontakt mit anderen Menschen, z. B. im Gesundheits- und Erziehungs-, Verkehrs- und Postwesen.

Dagegen besteht keine Gefährdung der Umwelt bei Ansteckungsverdacht auf Tetanus, Gasödem, Botulismus, Trichinose, in läusefreier Umgebung auf Fleckfieber und Rückfallfieber.

Lassen sich bei Kranken, Krankheits- und Ansteckungsverdächtigen gezielte Maßnahmen zur Unterbrechung der Infektkette treffen, so steht und fällt die Bekämpfung und Verhütung zahlloser Infektionskrankheiten mit der Erkennung, Überwachung und gegebenenfalls Sanierung der **Ausscheider.**

Ausscheider sind Personen, die Krankheitserreger bestimmte Zeit nach Krankheitsbeginn bzw. nach der ersten Feststellung des Erregers dauernd oder in bestimmten Zeitabständen ausscheiden.

Anonyme Dauerausscheider sind das Erregerreservoir für zahllose übertragbare Krankheiten. Dies gilt besonders für meldepflichtige Ausscheider pathogener Darmbakterien (Salmonellen, Shigellen). Wie auch Tuberkulose und Diphtherie sind zahlreiche Viruskrankheiten ein Ausscheiderproblem, unter anderem Poliomyelitis und Hepatitis infectiosa.

Das entscheidende Problem weitreichender gesetzlicher Seuchenbekämpfung und -verhütung ist die Ermittlung und Überwachung, ggf. Sanierung der Dauerausscheider.

Ausscheidungsverdacht besteht bei Kontaktpersonen, die mit Kranken oder Krankheitsverdächtigen Umgang und Berührung hatten und bei Umgebungsuntersuchungen (Stuhl- und Urinkontrollen) entdeckt wurden. Bedeutung der Anamnese (frühere Erkrankung), der Tragweite der Feststellung des Erregers im Lebensmittelgewerbe (obligater Ausscheidungsverdacht!), der Schwierigkeit der „Entkräftung" (z. B. zehn negative, in größeren Zeitabständen gewonnene Stuhl- und Urinbefunde).

Ausscheider werden bei der für den ständigen Wohnsitz zuständigen Gesundheitsbehörde namentlich eingetragen, müssen jeden Wechsel der Wohnung und Arbeitsstelle melden, nach stationärer Aufnahme den behandelnden Arzt über das Ausscheiden informieren, getrennt wohnen und schlafen, Ausscheidungen und Bettwäsche desinfizieren. Ausscheider sind „Körperbehinderte" mit mehr als 50 % Erwerbsminderung, Einschränkung der Berufsmöglichkeiten (keine Tätigkeit im Lebensmittelgewerbe und im häufigen Kontakt mit anderen Menschen, kurze Berufswege, Meidung „fremder" Aborte).

Die seuchenhygienischen Maßnahmen und kontinuierliche Beobachtung greifen in die intime Sphäre des Betroffenen: Ehe, Schwangerschaft, Säuglingspflege, Kinderbetreuung.

Vier Leitsätze sollte der Ausscheider befolgen:

1. **Trotz der seuchenhygienischen Sonderstellung ist er kein Ausgestoßener der menschlichen Gemeinschaft.**
2. **Deshalb verantwortungsbewußte Mitarbeit und hygienisches Verhalten zu Hause (Essen, Wohnen, Schlafen), in der Öffentlichkeit und am Arbeitsplatz.**
3. **Anzeige des Wohnungs- und Arbeitswechsels als Voraussetzung für behördliche Kontroll- und notwendige Schutzmaßnahmen.**
4. **Größte körperliche Sauberkeit, eigenes Handtuch und Waschzeug, Toilettenhygiene (gegebenenfalls Hustendisziplin), Vorsicht im Umgang mit Kindern.**

Isolierung

Isolierung (Absonderung) des Erkrankten, Krankheits- und Ansteckungsverdächtigen ist der sicherste Schutz der Allgemeinheit gegen die Weiterverbreitung von Seuchenerregern.

Die Freiheit der Person, der körperlichen Unversehrtheit, der Unverletzlichkeit der Wohnung werden hierdurch eingeschränkt. Durchführung und Kontrolle gelingen am besten im Krankenhaus. So ist nach dem Bundesseuchengesetz **obligate Hospitalisierung** bei Verdacht auf Cholera, Pest, Pocken, Fleckfieber, Rückfallfieber, Abdominaltyphus zu fordern, nach dem Seuchengesetz der DDR außerdem z. B. der Verdacht auf Aussatz, Kinderlähmung, Paratyphus, Tollwut.

Da erst der ätiologische Beweis (Erregerfeststellung) die Voraussetzung für gezielte Seuchenbekämpfung ist, sollte aus diesem Grund die stationäre Einweisung ausgewählter Kranker auch dann erfolgen, wenn keine Behandlung erforderlich ist.

Hospitalisierung wird vom Arzt veranlaßt und gewährleistet

1. **fachgerechte Einhaltung aller Isolierungsbestimmungen,**
2. **exakte Klärung der Diagnose,**
3. **optimale medizinische Betreuung und ärztliche Behandlung.**

Andere Isolierungs-(Schutz-)Maßnahmen sind Quarantäne, Absonderung, Beobachtung, im weiteren Sinn Versammlungsverbot, Schließung von Schulen und Bädern, Kontrolle des Auslandsverkehrs.

„Quarantänepflichtige Großseuchen" im Sinne internationaler Gesundheitsvorschriften sind Cholera, Pest, Pocken, Fleckfieber, Gelbfieber, Rückfallfieber.

Für in Quarantäne genommene Personen (Gegenstände) ist jeder Kontakt mit der Außenwelt verboten. Es dürfen nur die hierfür vorgesehenen, vom Publikumsverkehr abgesperrten und besonders zu kennzeichnenden Räume benutzt werden. Je nach Erfordernis kann Quarantäne über Räume, Gebäude, Ortschaften, Gebiete und Länder verhängt werden.

Absonderung erfolgt meist in der Wohnung und besteht im Berufs-, Ausbildungs- oder Verkehrsverbot.

Die Wohnung darf der Abgesonderte nur nach vorgeschriebener Desinfektion verlassen; sie darf nur von Personen betreten werden, die zur Wohngemeinschaft gehören. Die Tätigkeit in bestimmten „Sonder-Berufen" (Umgang mit Lebensmitteln, öffentliche Tätigkeit im Gesundheits-, Erziehungs-, Verkehrs- und Postwesen) ist für die Dauer der Absonderung untersagt.

Beobachtung (Gesundheitskontrolle) ist die schwächste Form seuchengesetzlicher Schutzmaßnahmen. Unter Beobachtung Stehende dürfen sich frei bewegen.

Beobachtung kann in regelmäßigen Temperaturkontrollen, körperlicher Untersuchung, Entnahme von Untersuchungsmaterial, Vorladungen und Konsultationen durch die Gesundheitsbehörde bestehen.

Schulschließungen, Versammlungsverbote und dgl. führen nicht in allen Fällen zum seuchenhygienischen Erfolg. So läßt sich eine Grippewelle kaum durch vorzeitige Schließungen am Ort unterbinden. Derartige Erkrankungswellen folgen erfahrungsgemäß bestimmten Durchseuchungszügen der Gesamtbevölkerung. Daher sollte man stets den zu erwartenden Erfolg mit der Durchführbarkeit der Maßnahmen und ihren wirtschaftlichen und sozialen Auswirkungen kritisch abwägen.

Kranke und Krankheitsverdächtige werden bis zur Genesung (Keimfreiheit) isoliert, Ansteckungsverdächtige entsprechend der jeweiligen Inkubationszeit, gerechnet vom Tage der letzten Infektionsmöglichkeit. Vor allem verlangen bakterielle Darmseuchen negative bakteriologische Abschlußbefunde, anderenfalls erfolgt Eintragung in die Ausscheiderkartei.

Infektionsfreiheit von quarantänepflichtigen Fremdseuchen ist gegeben, wenn in einem Herdgebiet innerhalb einer Frist, die der doppelten Inkubationszeit entspricht, keine neuen Fälle aufgetreten sind. Nach internationalen Vereinbarungen beträgt die Inkubationszeit für Cholera fünf Tage, für Pest und Gelbfieber sechs Tage, Rückfallfieber acht Tage, Pocken und Fleckfieber vierzehn Tage.

Da sich ansteckende Krankheiten in **Kinderkollektiven** auf Grund stärkeren Kontaktes und geringerer Durchseuchungsimmunität besonders leicht und schnell ausbreiten können, gelten für Schulen und andere Gemeinschaftseinrichtungen (Säuglingsheime, Kinderkrippen usw.) **besondere Schutzvorschriften:**

Wiederzulassung Erkrankter und Ansteckungsverdächtiger sowie Neuaufnahme Gesunder in Einrichtungen, in denen übertragbare Krankheiten aufgetreten sind, unterliegen bestimmten „Regel"-Sperrzeiten. Sie richten sich bei Erkrankten meist nach der Dauer klinischer Symptome, bei Ansteckungsverdächtigen allgemein nach der Länge der Inkubationszeit, gerechnet vom Tag des zuletzt aufgetretenen Falles bzw. der letzten Infektionsmöglichkeit. Diese Vorschriften gelten für alle meldepflichtigen übertragbaren Krankheiten, nach dem Bundesseuchengesetz außerdem für ansteckende Borkenflechte (Impetigo contagiosa), Keuchhusten, Masern, Mumps, Röteln und Windpocken; bei Parasitenbefall (Krätze, Verlausung) erfolgt Zulassung nach erfolgreicher Behandlung bzw. Entlausung.

Desinfektion — Desinsektion

Desinfektion (Entseuchung) ist die Vernichtung krankmachender Mikroben
1. zwecks Unterbrechung der Infektionswege, wenn möglich
2. zur Sanierung der Infektionsquellen.

Durch konsequente Desinfektion wird die Isolierung Infektionskranker und Ansteckungsverdächtiger sinnvoll unterstützt und garantiert z. B. bei erfolgreicher Chemotherapie („innerer" Desinfektion) die Sanierung der Infektionsquelle. Während die Chemotherapie Infektionskranker (Untersuchung und Behandlung) Aufgabe jedes approbierten Arztes ist, obliegt die **gesetzliche Desinfektion** (Desinsektion) behördlich eingesetzten Desinfektoren und untersteht der Gesundheitsbehörde. Die Landesgesundheitsbehörde bestimmt die zu benutzenden Desinfektionsmittel, -verfahren und -geräte.

Die „laufende Desinfektion" während der Krankheit ist die wichtigste Voraussetzung für die einwandfreie „Schlußdesinfektion" nach Genesung, Verlegung oder Tod des Patienten.

Die **laufende Desinfektion** betrifft

1. den Kranken und dessen Ausscheidungen,
2. das Bett, Bettzeug und alle berührten Gegenstände,
3. das Krankenzimmer und die Toilette,
4. den Arzt und das Pflegepersonal.

Nichts darf das Krankenzimmer ohne Desinfektion verlassen.

Methode der Wahl ist die chemisch-mechanische „Scheuerdesinfektion" (Weiteres im Kapitel „Entkeimungslehre" S. 65). Ein gegen Viren, Bakterien (einschließlich Tuberkelbakterien und Sporen) sowie gegen Pilze und Protozoen (bedingt) wirksames Mittel ist Formalin in dreiprozentiger wässeriger Lösung.

Die **Schlußdesinfektion** wird, wenn erforderlich, mit der Raumgasdesinfektion (Formalinverdampfung in geeigneten Apparaten) und/oder der thermischen Desinfektion (feuchte oder trockene Hitze, Verbrennung) kombiniert.

Desinsektion (Entwesung, Entrattung) ist die Vernichtung von Ungeziefer und schädlichen Kleintieren, die Seuchenüberträger und Gesundheitsschädlinge sind.

Krankheitsübertragende Arthropoden („Vektoren") sind Läuse, Wanzen, Flöhe, Milben und Zecken (Körperungeziefer) sowie Mücken und Fliegen (blutsaugende bzw. schädliche Insekten). Gesundheitsschädliche Kleintiere sind vor allem Ratten und Mäuse.

Die gesetzlich angeordnete Entwesung und Entrattung darf nur mit behördlich geprüften, in der Liste eingetragenen Mitteln und Verfahren durchgeführt werden.

Desinfektion und Desinsektion werden, wenn nötig, kombiniert.

Beispiele: Entlausung plus Entseuchung bei Fleckfieber (rickettsienhaltiger Läusekot),
Entrattung plus Flohbekämpfung plus Entseuchung bei Pest (bakterienhaltiger Flohkot, Eiter und/oder Sputum),
Fliegenbekämpfung plus Entseuchung bei Typhus und Bakterienruhr (bakterienhaltiger Urin und Kot).

Seuchenverhütung

Hauptanliegen der modernen Seuchengesetze ist die Seuchenverhütung. Sie umfaßt vier Aufgaben:

1. **Hygiene der Lebensmittel und des Trinkwassers;**
2. **Hygiene der Abfallstoffe;**
3. **Umgang mit Krankheitserregern;**
4. **Schutzimpfungen, Aufklärung, Gesundheitserziehung.**

Lebensmittelkontrolle, Abfallbeseitigung, Arbeiten mit Krankheitserregern unterliegen im Prinzip Bekämpfungsvorschriften, die von einem Seuchenherd (z. B. einem Ansteckungs- oder Ausscheidungsverdacht) mit erhöhter Gefahr für die Allgemeinheit ausgehen. Jedoch steht der Verhütungsgedanke, die Vermeidung der Seuchenentstehung, im Vordergrund.

Lebensmittel- und Trinkwasserhygiene

Für die Entstehung von Seuchen spielen Lebensmittel einschließlich Trinkwasser eine wichtige Rolle. Dabei stehen Sicherheitsmaßnahmen gegen die Beschäftigung ansteckungsverdächtiger Personen im Mittelpunkt der Verhütungsvorschriften.

Voraussetzung für die Beschäftigung im Lebensmittelgewerbe ist das Freisein von Ansteckungsverdacht.

Es wird ein Gesundheitszeugnis verlangt, das durch ärztliche, röntgenologische und bakteriologische Kontrolluntersuchungen in regelmäßigen mehrmonatigen bis einjährigen Abständen erneuert werden muß. Die Untersuchung dient vor allem dem Ausschluß ansteckender Darminfektionen (Salmonellosen, Shigellosen), übertragbarer Gelbsucht und Tuberkulose sowie kontagiöser (auch ekelerregender) Hautkrankheiten.

Gesetzliche Überwachung der Lebensmittelhygiene gehört zu den Aufgaben der Human- und Veterinärmedizin.

Sie umfaßt Trinkwasser- und Milchhygiene, Schlachthofhygiene mit Schlachttier- und Fleischbeschau[2]) sowie Trichinenschau, Küchen- und Gaststättenhygiene, Hygiene der Herstellung, des Transports und Verkaufs von Lebensmitteln.

Besondere Bedeutung hat die bakteriologische Trinkwasser- und Nahrungsmittelkontrolle.

Hierzu gehört die bakteriologische Untersuchung der (Import-)Futtermittel tierischer Herkunft.

So gilt der Nachweis vermehrungsfähiger **Kotbakterien** (Kolibakterien, Enterokokken) als wichtigster mikrobiologischer Indikator für fäkale Verunreinigungen;

Schmutzbakterien (z. B. Sporenbildner) deuten dagegen auf akzidentelle, äußere Verschmutzungen, in Wasserversorgungsanlagen z. B. auf mangelhafte Filterkraft des Bodens.

Wo Kotbakterien sind, können auch Erreger von Typhus, Ruhr, Cholera, Hepatitis und Poliomyelitis sein.

---

[2]) Schlachttierbeschau erfolgt vor, Fleischbeschau nach der Schlachtung. Es werden die Organe in bestimmter Art und Reihenfolge zwecks Feststellung ansteckender Krankheiten untersucht. Nur autorisierte Personen (Tierärzte, Fleischbeschauer) sind hierzu befugt.

Amtliche Trichinenschau wird nach der Schlachtung von Schweinen gefordert (alle fleischfressenden Säugetiere können Trichinenträger sein!).

Trotz negativer bakteriologischer Untersuchung kann Wasser für menschliche Genußzwecke untauglich sein. Erst die gemeinsame Bewertung des bakteriologischen Befundes, der chemischen Prüfung und Ortsbesichtigung ergeben ein verläßliches Urteil. **Trinkwasser ist hygienisch einwandfrei,** wenn es nichtkrankmachend (frei von anorganischen und organischen Giften, z. B. Blei und Fäulnisstoffen, ferner von Krankheitserregern), appetitlich (klar, farblos, geruchlos, geschmacklos, erfrischend, nicht ekelerregend [Herkunft des Wassers!])
und in ausreichender Menge (5 l pro Person und Tag für Genußzwecke, 200 l für Waschzwecke mit Schwemmkanalisation)
vorhanden ist.

Die **bakteriologische Fleischuntersuchung** wird bei allen schwerkranken Tieren, insbesondere Not- und Krankschlachtungen mit Salmonellenverdacht gefordert. Besondere Vorschriften gelten für den Verkauf von Hackfleisch und Eiprodukten, da diese häufig primärinfiziert sind und sehr gute Nährböden für spezifische Lebensmittelvergifter (Salmonellen) sowie für ubiquitäre Fäulnisbakterien darstellen.

Wichtig ist die (schonende) Erhitzung primärinfizierter, leicht zersetzlicher Nahrungsmittel, z. B. Pasteurisierung der Milch und Milchprodukte zur Abtötung pathogener Erreger wie Tuberkelbakterien, Brucellen, Salmonellen, Shigellen.

Vorzugsmilch stammt von seuchenfreien, vor allem tuberkulose- und brucellosefreien Rinderbeständen, und hat die zulässige Höchstkeimzahl von 150 000 sowie Kolizahl von 30 pro ml zu unterschreiten. In pasteurisierter Handelsmilch soll die Zahl von einer Million Keime pro ml nicht überschritten werden.

Hygiene der Abfallstoffe

Mit der Industrialisierung und dem Wachstum der Städte entwickelte sich das System der zentralen Trinkwasserversorgung und kommunalen Beseitigung der Abfallstoffe. Um die Jahrhundertwende waren, insbesondere unter dem Eindruck der Cholerapandemie des 19. Jahrhunderts, die meisten großen Städte mit der Vollkanalisation, das heißt Abschwemmung flüssiger Abfallstoffe und Fäkalien im unterirdischen Rohrnetz, ausgestattet.

Alle Abfallstoffe, die menschliche und tierische Ausscheidungen abführen, insbesondere die Schmutzwässer aus Haushalt und Krankenhaus, von Tuberkulose-Heilstätten und Schlachthöfen, enthalten Krankheits- und Seuchenerreger, unter anderem Typhus-Paratyphus-Enteritis-Ruhrbakterien,

Tuberkelbakterien, Leptospiren, Hepatitis-Poliomyelitis-Coxsackieviren, ferner Eier des Spulwurms, Bandwurms und Peitschenwurms.

Für den Hygieniker und Epidemiologen gilt jedes Abwasser als verseucht.

Andererseits macht die landwirtschaftliche Verwertung städtischer Abwässer den Düngewert der flüssigen Abfallstoffe zunutze. Hierbei können Seuchenerreger in den Boden gelangen und die Gewässer verunreinigen. Folgende Infektionsketten kommen in Betracht:

Abwasser → Abwasserkanal
- → Rieselfeld → Gemüse → Verbraucher.
- → Rieselweide → Weidevieh → Verbraucher.

Die gesundheitlichen Gefahren lassen sich durch unschädliche Beseitigung der Abfallstoffe („**Klärung**") beheben. So bewirkt ordnungemäße mechanische Reinigung (Mindestabsetzdauer 90 Minuten) die Absetzung der Wurmeier, während die biologische Reinigung zur Überwucherung und Entfernung pathogener Mikroben durch mikrobiell-aeroben Abbau der kolloidalen organischen Schmutzstoffe führt. Darüber hinaus verlangen Abwässer aus Infektionsanstalten, Tuberkulose-Krankenhäusern, Schlachthöfen eine wirksame Desinfektion (Chlor-Behandlung).

Einrichtungen zur Beseitigung der Abfallstoffe, z. B. Klärwerke, unterliegen der Überwachung durch die Gesundheitsbehörde.

Mit der unschädlichen Beseitigung fester und flüssiger Abfallstoffe ist die Bekämpfung von Ungeziefer, besonders Fliegen, und gesundheitsschädlichen Kleintieren, vor allem Ratten, eng verbunden.

Fliegen setzen sich erst auf Kot, dann auf menschliche Speisen.

Neben Hausfliegen (Stubenfliegen) haben Schmeißfliegen mit ihrem größeren Aktionsradius (> 1 km) besondere Bedeutung. Systematische Fliegenbekämpfung erfolgt mit kontaktinsektiziden Wirkstoffen („DDT-Präparaten") und durch Sanierung der Brutstätten mit Chlorkalk.

Auf Grund ihrer Lebensweise kommen Ratten in häufigen Kontakt mit erregerhaltigen Abfallstoffen.

Ratten sind ein vielfältiges Reservoir gefährlicher Seuchenerreger:

Unter anderem von Pasteurellen, Salmonellen, Spirillen, Leptospiren und Borrelien, Rickettsien, Toxoplasmen und Trichinen.

Behördliche Rattenbekämpfung setzt die Unterstützung durch Gemeinde und Wohngemeinschaft voraus. Neben der Anwendung von Giftspeisen wird die Raumdurchgasung geübt. Wichtig ist die Beseitigung von Unterschlupfmöglichkeiten (Vergitterung von Kellerfenstern, Bodenluken und Abwasserkanälen, Abschirmung der Haltetrossen von Schiffen).

Umgang mit Krankheitserregern

Das Arbeiten mit Krankheitserregern gehört in die Hände von Erfahrenen, denen vorschriftsmäßig eingerichtete Arbeitsräume und qualifiziertes Personal zur Verfügung stehen müssen[3]).

Arbeiten mit Krankheitserregern umfassen die Handhabung kultureller, serologischer und tierexperimenteller Untersuchungsmethoden einschließlich der Annahme, Aufbewahrung und Abgabe lebender Krankheitserreger bzw. von infektiösem Material, die Serodiagnostik der Syphilis mit einbezogen.

Arbeiten mit Erregern übertragbarer Krankheiten im Sinne des Seuchengesetzes erfordert die Genehmigung und Überwachung durch die zuständige Gesundheitsbehörde.
Einer Sondergenehmigung durch die Landesgesundheitsbehörden bedarf das Arbeiten mit Erregern von Fremdseuchen (Cholera, Pest, Pocken, Fleckfieber, Gelbfieber), bestimmten gefährlichen Heimseuchen (Milzbrand, Tularämie, Rotz, Ornithose, Maul- und Klauenseuche) sowie exotischen Tierseuchen. Es bleibt hierfür autorisierten Instituten vorbehalten[4]).

Die Genehmigung wird auf Antrag gestellt, wenn die erforderliche Sachkenntnis sowie geeignete Räumlichkeiten und Einrichtungen vorhanden sind. Sachkenntnis entspricht der Approbation als Arzt, Zahnarzt, Tierarzt, Apotheker bzw. dem abgeschlossenen Hochschulstudium, wenn in allen Fällen eine mindestens dreijährige mikrobiologisch-serologische Tätigkeit ausgeübt wurde. Nichtmediziner werden nicht mit der Feststellung der Erreger übertragbarer Krankheiten betraut; die Erlaubnis wird auf bestimmte Tätigkeiten und Krankheitserreger beschränkt.

---

[3]) Einrichtungen, in denen mit Krankheitserregern gearbeitet wird, z. B. Hygiene-Institute, Medizinal- und Veterinär-Untersuchungsämter, unterstehen vollapprobierten Ärzten oder Tierärzten, die eine gründliche Facherfahrung besitzen, in der DDR einem Facharzt für Bakteriologie und Serologie bzw. einem Tierarzt mit mindestens dreijähriger mikrobiologischer Fachtätigkeit.

[4]) Hierzu rechnet das Arbeiten mit Poliomyelitisviren und Toxoplasmen, in der DDR statt dessen mit Tollwutviren.

Alle Mitarbeiter der Einrichtung sollen gegen die übertragbaren Krankheiten, mit deren Erregern gearbeitet wird, geimpft werden, wenn ein anerkanntes Impfverfahren zur Verfügung steht.

Räume und Geräte sind in peinlicher Ordnung und Sauberkeit zu halten. Es ist vorgeschrieben, leicht wasch- und desinfizierbare Schutzkleidung zu tragen, die vom Betrieb zu liefern ist. Sie wird vor Verlassen der Arbeitsräume abgelegt und vor dem Waschen desinfiziert. Vorrichtungen zum Desinfizieren und Waschen unter fließendem Wasser sowie Trocknen der Hände sind anzubringen und vor dem Verlassen der Räume zu benutzen. Tafeln über „Erste Hilfe bei Laboratoriumsinfektionen" müssen augenfällig angebracht sein.

Infektiöse Flüssigkeiten nicht mit dem Mund pipettieren, kein Essen, Trinken oder Rauchen während des Umgangs mit Krankheitserregern, nach Verschmutzung mit Ansteckungsstoffen sofort Wechsel der Arbeitskleidung!

Laborinfektion umgehend dem Leiter melden und fachärztliche Hilfe in Anspruch nehmen!

Kulturen und infektiöses Material sind stets unter Verschluß zu halten. Sie dürfen nur während der Verarbeitung geöffnet werden. Lebendkulturen werden, möglichst lyophilisiert, nur den Personen abgegeben, die Erlaubnis besitzen. Die Abgabe wird registriert, der Eingang bestätigt. Der Versand von Kultur- und Untersuchungsmaterial erfolgt entsprechend verpackt, z. B. in fest verschließbaren Glasgefäßen innerhalb einer verschließbaren Hülse, die ihrerseits in einem Holzbehälter mit Deckel untergebracht ist. Kennzeichnung des Materials mit der Aufschrift

Vorsicht, infektiöses Material!

Für die Herstellung von Seren und Impfstoffen gelten die Vorschriften über den Umgang mit Krankheitserregern, ferner Sonderbestimmungen, da Sera und Impfstoffe „Arzneimittel biologischer Herkunft" sind. Die von der Landesgesundheitsbehörde eingesetzte Kontrollbehörde hat die Aufsichtsbefugnis zwischen Herstellung und Anwendung der Sera und Impfstoffe.

Schutzimpfungen — Aufklärung — Gesundheitserziehung

Nach dem gegenwärtigen Stand der Wissenschaft sind Schutzimpfungen wirksame Mittel zur Verhütung bestimmter übertragbarer Krankheiten.

Zwar hat die moderne Chemotherapie die Möglichkeiten der spezifischen Behandlung von Infektionskrankheiten entscheidend verbessert, jedoch fehlen wirksame Pharmaka gegen Virusinfektionen. Vor allem sind spezifische Heilmittel nur in Ausnahmefällen prophylaktisch anwendbar (Tab. I/6).

Tab. I/6. Schutzimpfung und Chemotherapie bei Infektionserregern

Infektionserreger	Schutzimpfung	Chemotherapie
Viren	ja	nein
Große Viren	nein	ja
Rickettsien, Bakterien	ja	ja
Protozoen	nein	ja
Pilze	nein	bedingt ja
Würmer	nein	bedingt ja

Schutzimpfungen bewirken eine spezifisch gesteigerte Unempfänglichkeit (Krankheits-, gegebenenfalls Infektionsprophylaxe) gegen Infektionserreger und deren Gifte. Durch gezielte Impfmaßnahmen erhält die breite Bevölkerung eine im frühen Lebensalter beginnende, in geeigneten Zeitabständen aufzufrischende aktive Immunität.

Impfungen sind ein Eingriff in die körperliche Unversehrtheit und damit in ein Grundrecht des Menschen (S. 159). Wir unterscheiden zwischen „Allgemeiner Pflichtimpfung" („Begrenzter Pflichtimpfung") und „Freiwilliger Impfung". Im Fall einer Gefahr werden zeitlich, örtlich und personell begrenzte Pflichtimpfungen durchgeführt (S. 160). Freiwillige Impfungen werden von der Gesundheitsbehörde empfohlen.

Die Gesundheitsbehörde ist für die Abhaltung öffentlicher **Impftermine** verantwortlich. Zur Erfassung breiter Kreise der Bevölkerung sind die Einrichtung von Dauerimpfstellen (z. B. in Kinderpolikliniken oder in der Mütterberatung) und die Unentgeltlichkeit der Impfmaßnahmen unerläßlich. Nur staatlich geprüfte und zugelassene Impfstoffe kommen zur Anwendung.

Jeder Impfling erhält bei der Erstimpfung einen Impfausweis, in den alle Impfungen vom Impfarzt einzutragen sind.

Störungen des Impfverlaufs und **Impfschädigungen** bedürfen eingehender Klärung durch die beteiligten ärztlichen Fachdisziplinen und werden an die Gesundheitsbehörde gemeldet.

Gesundheitliche Aufklärung und Erziehung sind ein integrierender Bestandteil der prophylaktischen Medizin im allgemeinen, der Seuchenverhütung im besonderen.

Die Welt-Gesundheits-Organisation (WHO) bemüht sich in allen Ländern der Erde um die Aufklärung und Erziehung der Menschen zu gesünderen Lebensgewohnheiten. Das Ziel ist die Unterstützung der ärztlichen Tätigkeit durch verantwortungsbewußte Mitarbeit und die Weckung des Willens zur Gesundheit. Wirksamstes Mittel ist **das von Mensch zu Mensch gesprochene Wort**, die unmittelbare Aussprache zwischen Arzt und Patient bzw. Arzt und Familienangehörigen, Wohn- und Arbeitsgemeinschaften.

Jeder Arzt trage in der einen Tasche die Therapie, in der anderen die Prophylaxe (SEMASCHKO).

Aufklärung in Fragen der Seuchenhygiene kommt der allgemeinen Seuchenverhütung zugute. Hierzu gehört die moderne **Impfaufklärung.** Krankheitserreger haben nicht aufgehört zu existieren; sie wurden in einigen Ländern zurückgedrängt, nicht ausgerottet.

Kein Staat kann es sich heute leisten, auf Impfprophylaxe zu verzichten. Das Prinzip der freiwilligen Impfung steht und fällt damit, ob die Menschen reif genug sind, die Folgen einer Unterlassung zu übersehen. Der Impfmüdigkeit begegnet man nach Möglichkeit durch Anwendung geeigneter Impfstoffkombinationen in einer Injektion zwecks Verminderung der Impftermine und durch den Appell an die Impfwilligen in der Bevölkerung. Impferfolge soll man nicht übertreiben, Mißerfolge nicht bagatellisieren. Stets muß sich der Arzt, auch im Fall der Pflichtimpfung, um das Einverständnis des Impflings oder des Erziehungsberechtigten bemühen.

Was das gesprochene Wort an Unmittelbarkeit voraus hat, wird beim geschriebenen, ergänzt durch geeignetes Anschauungsmaterial, an Dauerwirkung wettgemacht. **Aushändigung von „Merkblättern"** ist eine wichtige Maßnahme der Seuchenverhütung, Aufklärung und Gesundheitserziehung.

Träger der Gesundheitserziehung sind für Erwachsene der Arzt, für die Jugend Lehrer und Elternhaus.

Aufklärung und Gesundheitserziehung sind aus dem Lehrplan der Schulen und Hochschulen nicht fortzudenken. Im Medizinstudium sollte der Lehrstoff der Medizinischen Mikrobiologie und Epidemiologie in einen „Allgemeinen Teil" und einen „Speziellen Teil", analog der Pathologie, unterteilt werden. Das Gewicht ist einerseits auf Fragen der allgemeinen Biologie, andererseits auf praxisbezogene Probleme der Infektionslehre, Seuchenerkennung und -verhütung zu legen. Allgemein verlangt die Ausbildung über Seuchenschutz, hygienisches Verhalten und gesunde Lebensführung im medizinischen Fachbereich eine Erweiterung und Vertiefung.

Eine wirksame Form der Belehrung ist der Film; Presse, Rundfunk und Fernsehen haben erfahrungsgemäß geringere persönliche Intensität, werden jedoch von Fall zu Fall in allgemeine Aufklärungskampagnen mit einbezogen.

Anhang: Seuchengesetze für Geschlechtskrankheiten und Tuberkulose

Unter den übertragbaren Krankheiten haben Geschlechtskrankheiten und Tuberkulose eine Sonderstellung: weltweites Vorkommen und starker Einfluß sozialer Faktoren auf Ausbreitung, Erkrankung und Genesung kennzeichnen sie als Volkskrankheiten.

Auch der Gesetzgeber trägt dieser Sonderstellung Rechnung. Hierzu gehören Maßnahmen

der **Belehrung** und **Gesundheitserziehung** (gegebenenfalls Schutzimpfung) zur Aufklärung der heranreifenden Jugend, der gefährdeten und gefährdenden Personen sowie zum Schutz der Gesunden,

der **Früherkennung** als Voraussetzung für Frühbehandlung und Ansteckungsverhütung,

der **Meldung** als Vorbedingung für die behördliche Infektionsquellenforschung und -sanierung (Tätigkeitsbeschränkung, Isolierung, Desinfektion),

der **Rehabilitation** zwecks sozialer und beruflicher Wiedereingliederung.

Geschlechtskrankheiten

Geschlechtskrankheiten im Sinne des Seuchengesetzes sind

1. Syphilis (Lues venerea),
2. Tripper (Gonorrhoe),
3. Weicher Schanker (Ulcus molle),
4. Venerische Lymphknotenentzündung (Lymphogranuloma inguinale).

Die ethisch-soziale Wurzel der Geschlechtskrankheiten ruht im häufigen Wechsel des Geschlechtspartners (HwG).

Daher steht die Aufklärung und Erziehung der Jugend zur Verantwortung gegenüber Familie und menschlicher Gemeinschaft im Vordergrund der **Prophylaxe.** Entscheidend sind Vorbild im Elternhaus, Freundeskreis und Beruf, Verständnis für den Suchenden und Fragenden, Ausrichtung auf bleibende Bindungen und höhere Lebensziele.

Während die Gesundheitserziehung zur willensstarken Persönlichkeit die Krankheit an der Wurzel trifft, knüpfen alle übrigen seuchengesetzlichen

Verhütungs- und Bekämpfungsmaßnahmen an den vorliegenden Fall der Erkrankung, des Krankheits- oder Ansteckungsverdachtes an.

Für Geschlechtskranke, Krankheits- und Ansteckungsverdächtige gilt die Untersuchungs-, ggf. Behandlungspflicht durch den approbierten Arzt (Facharzt). Der Patient hat den Arzt bei der Fahndung nach der Infektionsquelle und nach eventuellen Kontaktpersonen zu unterstützen.

„Dringend Krankheitsverdächtige"[5]) werden vollnamentlich gemeldet.

Die **Meldung** erfolgt an die zuständige Gesundheitsbehörde. Sie ist die Grundlage für die Morbiditätsstatistik und die Zweckmäßigkeit seuchengesetzlicher Maßnahmen. Allgemein enthält die Geschlechtskrankenstatistik, auch in den Ländern mit Meldepflicht, eine viel größere „Dunkelziffer" (Meldedefizit) als beispielsweise die Tuberkulosestatistik.

Der Patient erhält vom Arzt eine **Belehrung** über die Art der Erkrankung, die Ansteckungsgefahr sowie daraus erwachsende Folgen und Pflichten. Der Empfang des vom Arzt auszuhändigenden Merkblattes ist schriftlich zu bestätigen: Verbot des Geschlechtsverkehrs, der Heirat, gegebenenfalls Berufsbeschränkung.

Geschlechtskranke dürfen kein Blut spenden. Syphilitiker sind auch nach abgeschlossener Behandlung (Heilung) vom Blutspenden auszuschließen.

Werdende Mütter, die an Syphilis erkrankt waren, müssen vorbeugend untersucht und, wenn nötig, behandelt werden. Das gleiche gilt für die Untersuchung und Behandlung Neugeborener von ehemals luischen Müttern. Geschlechtskranke Frauen dürfen keine fremden Kinder stillen. Syphilitische Kinder dürfen nur von ihrer Mutter gestillt werden.

In der Blutspenderzentrale, der Schwangerensprechstunde und Kinderpoliklinik sollte die Durchführung der serologischen Reaktionen auf Syphilis zur Pflicht werden.

[5]) Personen mit häufigem Wechsel des Geschlechtspartnerns. Notwendigenfalls erfolgt Hospitalisierung oder Einweisung in eine geschlossene Abteilung für Geschlechtskranke. Die Polizei leistet Amtshilfe: Gesetz zur Bekämpfung der Geschlechtskrankheiten (BRD 23.7.1953).
In der DDR gilt für alle ansteckenden Formen der Geschlechtskrankheiten (Frühsyphilis, Frühform des venerischen Lymphogranuloms, akuter und chronischer Tripper, weicher Schanker) die chiffrierte Meldepflicht; in besonderen Fällen kommt ebenfalls vollnamentliche Anzeige zur Anwendung, zum Beispiel bei falscher Auskunft über die Ansteckungsquelle, bei Nichtbefolgung der ärztlichen Anweisungen oder bei besonders gefährdet erscheinenden Personen.

Entnahme von Rückenmark- oder Gehirnflüssigkeit bedarf der Einwilligung des Patienten oder des Sorgeberechtigten (gesetzlichen Vertreters).

Nachuntersuchungen, fürsorgerische Betreuung, Versuche zur Wiedereingliederung entwurzelter Menschen in das Berufs- und Gemeinschaftsleben gehören zum Aufgabenkreis der Beratungsstellen für Geschlechtskranke und Fürsorgeeinrichtungen des Landes.

Tuberkulose

Tuberkulose ist eine bei Mensch und Tier durch Tuberkelbakterien hervorgerufene Infektionskrankheit. Hierzu rechnen

1. Tuberkulose der Lungen,
2. Hauttuberkulose,
3. Tuberkulose der übrigen Organe,
4. Tuberkulose durch „atypische" Mykobakterien.

Hunger, körperliche und seelische Strapazen, Massenunterkunft in „Elendsbehausungen" sind die Schrittmacher der Tuberkulose.

Verbesserung der allgemeinen Lebensbedingungen und Gesundheitserziehung (Aufklärung) im Sinne der Dispositions- und Expositionsprophylaxe haben entscheidende sozialhygienische Bedeutung: Wohnungs- und Arbeitshygiene, optimale gesunde Ernährung, ausgeglichene Lebensweise, Abhärtung und Sport. Hiermit sind die Maßnahmen der Rehabilitation eng verbunden: soziale, wirtschaftliche und berufliche Förderung unterstützen die Rückführung des Erkrankten ins tätige Leben.

Seuchengesetzliche Vorschriften der Verhütung und Bekämpfung gruppieren sich um die Dreiheit Früherkennung — Sanierung der Infektionsquellen — Schutz der Gesunden.

Hierzu gehören

1. die Röntgen-Reihen-Untersuchung (Früherkennung, Frühbehandlung, Frühverhütung),
2. die Meldepflicht (Anzeige, Isolierung, Desinfektion, Ausmerzung der Rindertuberkulose),
3. die Schutzimpfung (Allgemein- oder Individualprophylaxe in tuberkulöser Umgebung).

Die Röntgen-Reihen-Untersuchung ist prophylaktische Medizin „par excellence": der Arzt geht zum Patienten vor dem Beginn klinischer Erscheinungen.

Gesetzliche Regelungen sind Voraussetzung für die Einhaltung

1. jährlicher Wiederholungsuntersuchungen der Gesamtbevölkerung („Volks-röntgen-Reihen-Untersuchung"),
2. häufigerer Untersuchungen besonders gefährdeter Personen (z. B. der Beschäftigten in Tuberkulose-Einrichtungen wie Tuberkulosestationen, bakteriologischen und pathologischen Abteilungen, Tierkörperbeseitigungsanstalten, Betrieben mit tuberkulösen Rinderbeständen),
3. Aufstellung eines Volks-Röntgen-Katasters.

Ziel der Röntgen-(Schirmbild-)Reihen-Untersuchung ist

1. die **Frühdiagnose** der beginnenden Tuberkulose als Voraussetzung für die erfolgreiche Frühbehandlung und Frühverhütung der sonst unvermeidlichen Ansteckungen,
2. das Auffinden schwerer Fälle, zumeist unter den „Säumigen" des dritten und vierten Durchgangs.

„Im letzten Zipfel des Netzes fängt man die Fische" (LAOTSE).

Verdacht, Erkrankung und Todesfall an Tuberkulose sind meldepflichtig.
Für den Patienten besteht Untersuchungs- und Behandlungspflicht durch den erfahrenen Arzt mit konservativen (chemotherapeutischen) Mitteln.

Die **Meldung** erfolgt an die zuständige Gesundheitsbehörde. Die gegenseitige Benachrichtigung zwischen human- und veterinärmedizinischen Gesundheitsbehörden über landwirtschaftliche Betriebe mit tuberkulösen Haushaltungen und/oder Rinderbeständen ist für die Bekämpfung und Ausmerzung der Rindertuberkulose von Bedeutung.

Stationäre Einweisung ist für die Erstbehandlung der ansteckenden Tuberkulose anzuraten, ferner bei ungenügender häuslicher Isolierung oder Vernachlässigung ärztlicher Anordnungen (z. B. Einhaltung der Hustendisziplin, Desinfektion des Sputums).

Heilstättenabteilungen sollten außerdem der qualifizierten Versorgung durch die große Thoraxchirurgie vorbehalten bleiben.

Berufsbeschränkung ist bei besonderer Gefährdung der Umwelt unumgänglich, z. B. im Lehrerberuf, im öffentlichen Gesundheitswesen, beim Umgang mit Lebensmitteln.

Obligate Fahndung nach Infektionsquellen und eventuellen Kontaktpersonen geschieht durch röntgenologische, klinische, bakteriologische und pathologisch-histologische Beobachtungen.

Die Schutzimpfung bzw. Wiederimpfung gegen Tuberkulose benötigen alle Personen, die noch keinen Kontakt mit Tuberkelbakterien hatten oder ihre Infektionsallergie (-immunität) wieder verloren haben.

Hierzu gehören

1. alle Neugeborenen (ohne Tuberkulintestung); aus tuberkulösem Milieu werden Neugeborene bis zum Eintritt der Impfallergie in Präventorien abgesondert;
2. alle tuberkulinnegativen Schulanfänger und -abgänger;
3. alle Tuberkulinnegativen, die zu Hause, im Beruf oder während der Ausbildung besonders tuberkulosegefährdet sind (z. B. Kinder tuberkulöser Angehöriger, Beschäftigte in Tuberkulose-Einrichtungen und im öffentlichen Gesundheitswesen, Medizinstudenten).

Entkeimungslehre

Trotz fehlender Kenntnis über die Ursache von Fäulnis und Gärung und unklarer Vorstellungen über die Natur der ansteckenden Krankheiten verwandten die Menschen seit Jahrtausenden Räuchern und Schwefeln zur „Entgiftung" verseuchter Luft, z. B. vertrieb ODYSSEUS Leichengeruch mit „unheilwehrendem Schwefel". Ägypter und Hebräer, Griechen und Römer verbrannten aromatische Hölzer zur Abwehr von Pest und Aussatz und kannten Erdharz sowie ätherische Öle zum Balsamieren von Leichen. Weihräucherungen entsprangen miasmatischen Vorstellungen. Pestärzte des Mittelalters trugen Gesichtsmasken mit Geruchsstoffen. Seit frühesten Überlieferungen sind Salzen, Räuchern und Trocknen, Behandlung mit Weinen und Ölen zur Konservierung von Nahrungsmitteln, Silber- und Kupfergefäße für die Aufbewahrung von Trinkwasser bestimmt. Die Wirkung von Hitze, Kälte und Sonnenlicht auf zersetzbare organische Stoffe sind seit langem bekannt.

Eine sachgemäße Entkeimung konnte sich erst nach der Entdeckung der Krankheits- und Seuchenerreger entwickeln. Durch ihre bahnbrechenden

Forschungen schufen Louis PASTEUR, Robert KOCH und deren Schüler die experimentellen Grundlagen für unsere moderne Entkeimungslehre. Heute umfaßt die Entkeimung ein weites Feld und hat zunehmend Einfluß auf Volksgesundheit und Volkswirtschaft. Desinfektion in der öffentlichen Gesundheitspflege, Sterilisation und Asepsis in der ärztlichen und pharmazeutischen Praxis, Konservierung von Nahrungsmitteln, Behandlung natürlicher und synthetischer Materialien in der Baustoff-, Papier-, Textil- und Farbenindustrie sind ohne moderne Entkeimungsverfahren nicht vorzustellen. In der Astronautik ist die Sterilisierung der Raketen-Endstufe notwendig, um das Verschleppen von Keimen auf andere Himmelskörper zu vermeiden.

Historie:

1681 Erfindung des Dampftopfes durch PAPIN (Marburg).

1847 Ignaz Philipp SEMMELWEIS (Wien) begründet die Asepsis durch Einführung der Händedesinfektion mit Chlorwasser in der Geburtshilfe.

1854 SCHRÖDER und v. DUSCH (Mannheim) verwenden Wattefilter für die keimfreie Filtration der Luft.

1867 Einführung der Antisepsis durch Joseph LISTER (Glasgow) nach dem Vorbild der Pasteur'schen Versuche mit keimtötender Karbolsäure (Phenol).

1877 DOWNS und BLUNT (London) entdecken die bakterizide Wirkung des Sonnenlichtes.

1881 Robert KOCH, GAFFKY und LOEFFLER (Berlin) verwenden feuchte Hitze (Wasserdampf, siedendes Wasser) für Desinfektionszwecke.

1882 TYNDALL (London) empfiehlt mehrmaliges (fraktioniertes) Erhitzen auf 100° C zwecks Entkeimung hitzeempfindlicher Flüssigkeiten.

1885 Aseptische Chirurgie durch Ernst v. BERGMANN (Berlin), Weiterentwicklung des Koch'schen Dampftopfes zum Hochdrucksterilisator durch SCHIMMELBUSCH.

1888 Chirurgische Händedesinfektion mit Sublimat-Alkohol nach FÜRBRINGER (Berlin).

1893 NÄGELI (Bern) prägt den Begriff der Oligodynamie für die von MILLER (USA) 1884 bakteriologisch festgestellte Keimhemmung durch bestimmte Schwermetalle.

Historie:

1899 Einführung der Formalin-Raumdurchgasung für die Schlußdesinfektion durch FLÜGGE (Breslau).

1902 Prinzip der Entkeimung mit bewegter Heißluft nach SCHUMBURG (Hannover).

1903 RIDEAL und WALKER (USA) entwickeln eine quantitative Methode zur Messung des „Phenol-Koeffizienten" eines Desinfektionsmittels.

1925 Physikalische „Kaltsterilisation" mit ionisierenden, hochbeschleunigten Elektronen nach COOLIDGE (USA).

1936 SCHRADER und BOSSERT (USA) entdecken die Keimtötung des für die chemische „Kaltsterilisation" geeigneten Äthylenoxyds.

1938 Drei Resistenzstufen der Testkeime für Entkeimungsverfahren nach KONRICH (Berlin).

1949 PHILLIPS und KAYE (USA) prüfen die Brauchbarkeit von Äthylenoxyd für die Gasdesinfektion.

1951 HARTMANN und Mitarbeiter (USA) entdecken die entkeimende (viruzide) Wirkung von Beta-Propiolakton.

1958 Beta-Propiolakton-Gasdesinfektion nach HOFFMANN und WARSHOWSKY (USA).

Grundlagen der Entkeimung

Gegenstand der Entkeimungslehre sind alle Maßnahmen der Abtötung, Entfernung oder Hemmung von Mikroben.

Unsere Anforderungen an die Entkeimungsverfahren werden vom Grad der angestrebten Keimfreiheit und der Art des zu entkeimenden Materials bestimmt. Hiernach unterscheiden wir absolute und relative Methoden. **Sterilisation** (Entkeimung im engeren Sinn) bezweckt völlige Keimfreiheit ohne jede Einschränkung und ist ein absoluter Begriff. Ziel der **Desinfektion** (Entseuchung) ist die Behandlung von Gegenständen, daß sie nicht mehr infizieren können; Desinfektion ist ein relativer Begriff. **Konservierung** ist das Haltbarmachen zersetzbarer organischer Substrate. Der Unterschied zwischen Sterilisation und Desinfektion ist qualitativer, zwischen Desinfektion und Konservierung quantitativer Natur.

Sterilisieren ist das Abtöten oder Entfernen aller pathogenen und apthogenen Mikroben einschließlich der hochresistenten Dauerformen.

Desinfizieren ist das Abtöten oder Entfernen aller pathogenen (infektiösen) Mikroben.

Konservieren ist die Hemmung, Verminderung oder Abtötung aller apathogenen Mikroben.

Die Begriffe Asepsis und Antisepsis entstanden historisch vor der Entdeckung der Wundinfektionserreger. Sie lassen sich entsprechend der Konzeption ihrer Begründer[6]) voneinander abgrenzen. **Asepsis** bezweckt die Abtötung oder das Fernhalten aller Keime, bevor sie mit einer Wunde oder einem biologischen Substrat Berührung hatten. Asepsis deckt sich etwa mit Sterilisation. **Antisepsis** richtet sich gegen alle in einer Wunde oder einem biologischen Substrat vorhandenen Keime. Antisepsis entspricht der Desinfektion.

Antimikrobielle Mittel oder Maßnahmen, die die Bakterienvermehrung hemmen, bezeichnen wir als bakteriostatisch. Die Vermehrung kommt wieder in Gang, wenn das Mittel entfernt wird. Bakterizid (viruzid, fungizid, protozid) sind Stoffe, die Bakterien (Viren, Pilze, Protozoen) abtöten. Der Vorgang ist irreversibel. Da die fehlende Vermehrungsfähigkeit das Kriterium für das Absterben der Mikroben ist, kann keimfreies Material intakte, stoffwechselaktive, jedoch nicht vermehrungsfähige Keime enthalten.

Die Kenntnis der beiden Grundphänomene der reversiblen Bakteriostase (Bakterienhemmung) und irreversiblen Bakterizidie (Abtötung) ist für ein Verständnis der Entkeimungsvorgänge von entscheidender Bedeutung.

Der Unterschied zwischen beiden ist meist quantitativer Natur. Ein Mittel kann in bestimmter Konzentration nach bestimmter Einwirkung hemmend, nach Erhöhung der Konzentration oder Verlängerung der Einwirkungsdauer abtötend wirken. Allen Entkeimungsverfahren und Desinfektionsmitteln ist also gemein, daß sie in Abhängigkeit von der Zeit, Konzentration und/oder Temperatur in die normale Absterbeordnung der Mikroben eingreifen.

---

[6]) SEMMELWEIS war Kontagionist und hielt Ansteckungen für vermeidbar. Noninfektion galt ihm mehr als Desinfektion.
LISTER war Miasmatiker. Er hielt Infektionen für unvermeidbar.

Hierdurch wird zunächst die Vermehrung, schließlich das Weiterleben derselben unmöglich.

Alle keimtötenden Maßnahmen wirken in einer bestimmten Zeit auf biologische Objekte ein. **Keimvernichtung ist ein biologisch-statistisches Problem.** Nicht nur die verschiedenen Keimarten, auch Stämme einer Art, sind unterschiedlich resistent; es verhalten sich auch die einzelnen Individuen einer Mikrobenpopulation, gleichgültig, ob es sich um vegetative oder um Dauerformen handelt, gegenüber physikalischen oder chemischen Noxen, ausgenommen die Keimvernichtung durch Verbrennung, sehr variabel.

Sterilisation und Desinfektion sind keine momentanen, sondern graduelle, zeitabhängige Ereignisse (Abb. I/7).

In typischen Fällen entspricht die **Dynamik des Entkeimungsprozesses** einer „monomolekularen Reaktion": Zahl der überlebenden Keime und Einwirkungszeit ergeben eine Gerade, wobei in jedem der aufeinanderfolgenden Zeitintervalle, in unserem Beispiel zehn Minuten, 90 % der überlebenden Zellen sterben.

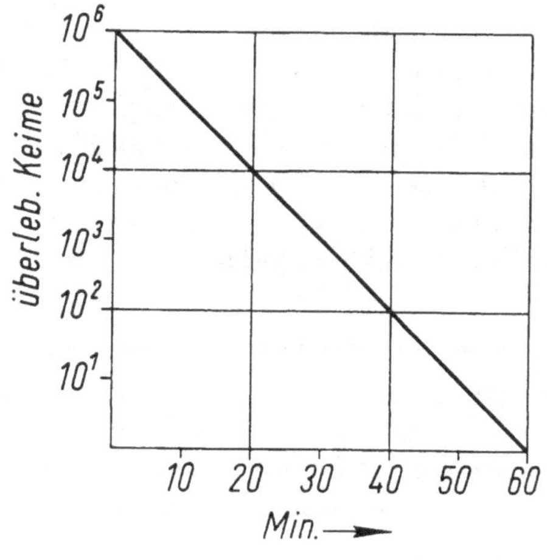

Abb. I/7. Exponentielle Absterbekurve bei Behandlung mit einem Desinfektionsmittel

Die Geschwindigkeit der Reaktion hängt bei gegebener Keimeinsaat von der Konzentration des Desinfektionsmittels und der Temperatur ab. Verdünnungs- und Temperaturkoeffizienten sind exponentielle Faktoren; die Beziehungen zwischen der meßbaren Absterbezeit und der Veränderung der Konzentration bzw. Temperatur sind logarithmisch, nicht linear. So beträgt für Desinfektionsmittel die Absterbegeschwindigkeit nach Temperaturerhöhung um 10° C in vielen Fällen das Zwei- bis Vierfache vom Ausgangswert.

Abweichungen von der typischen Exponentialkurve sind der S-förmige Verlauf mit beginnender Latenz, nachfolgendem schnellen und dann langsameren Absterben, ferner die verzögerte Absterberate nach anfänglichem exponentiellen Verlauf von Virussuspensionen, die neben homogenen Einzelpartikeln resistente Reste aus Virusaggregaten unterschiedlicher Größe enthalten. In beiden Fällen entfernt sich der Inaktivierungsprozeß von der Reaktion erster Ordnung, die dem Massenwirkungsgesetz unterliegt, und manifestiert sich als inhomogenes, komplexes System höherer Ordnung.

Aus der logarithmischen Absterbeordnung der Mikroben folgt, daß die Dauer der Inaktivierung um so länger wird, je höher die Anfangskonzentration der zu tötenden Keime ist.

Da alle Abtötungsverfahren nicht die Keime allein, sondern auch deren Umgebung, den Gegenstand oder das Medium treffen, auf bzw. in dem sich die Mikroben befinden, ist der Einfluß des Milieus auf die Wirksamkeit der Entkeimung von großer praktischer Bedeutung. Blut, Eiter, Sputum, Stuhl- und Staubpartikel bieten eingehüllten Bakterien und Viren einen Schutz vor physikalischen und chemischen Schädlichkeiten. Die hohe Resistenz und „biologische Wertigkeit" der Erdsporen gegenüber Kultursporen erklärt sich teilweise aus der protektiven Natur der umgebenden organischen und kristalloiden Strukturen.

„Eiweißfehler" bedingen unvorhersehbare Erhöhungen der Mikrobenresistenz und spielen in der Praxis aller Entkeimungsmethoden eine maßgebliche Rolle.
Ihre Berücksichtigung bei amtlichen Prüfmethoden ist unerläßlich.

Wir bezeichnen einen (Arznei-)Stoff als **steril,** wenn er frei von allen vermehrungsfähigen Lebewesen (Mikroben) ist[7]. Es liegt in der Natur einer **Sterilitätsprüfung,** daß sich völlige Keimfreiheit nicht nachweisen läßt: sterile Proben dürfen weder unter aeroben noch anaeroben Züchtungsbedingungen Wachstum ergeben.

Ein negatives Kulturergebnis kann vorgetäuscht werden, wenn
1. ein zu geringer Teil des Arzneimittels der Sterilitätsprüfung unterzogen wird,
2. die Bebrütung für zu kurze Zeit und in keinem optimalen Nährmedium erfolgt,
3. Spuren des Entkeimungsmittels in das Nährmedium mit übertragen werden.

Die Wahl ausreichend großer Stichprobenvolumina, mehrtägige (-wöchige) Bebrütung und Verwendung optimaler Nährmedien, Anlegen von Subkulturen bzw. Inaktivierung von Desinfektionsmitteln zur Aufdeckung reversibler Keimhemmung sind unumgänglich.

Es ist die Aufgabe der Entkeimungslehre, Richtlinien für die Durchführung und Prüfung von Entkeimungsverfahren und Desinfektionsmitteln zu erarbeiten.

---

7) Steriles Material kann u. U. vermehrungsinaktive, stoffwechselaktive Mikroben enthalten.

Diese sollen den Einsatz genormter Geräte und Methoden mit geeigneten Betriebsanweisungen für die Praxis sowie amtlich zugelassene Desinfektionsmittel befürworten, ferner für die Erfolgskontrolle die Anwendung standardisierter Versuchsbedingungen und Testmikroben vorschreiben.

Schon die Versuche Robert KOCH's hatten gezeigt, daß für die Beurteilung des Entkeimungserfolges die Resistenzgrade der Bazillensporen entscheidend sind. Die Eignung des biologischen Testmaterials muß durch Standardverfahren überprüfbar sein. KONRICH empfiehlt zum Beispiel die Messung der Abtötungszeit im strömenden Wasserdampf von 100° C und unterscheidet drei Resistenzstufen des biologischen Testmaterials (Tab. I/7).

Tab. I/7. Resistenzstufen von biologischem Testmaterial im strömenden Wasserdampf[1])

Resistenzstufen	Abtötungszeit (Größenordnung)	Mikrobengruppen	Testkeime; Anwendung
I	Sekunden bis Minuten	Bakterien, Viren, Pilze, Protozoen (keine Dauerformen)	Staphylococcus aureus, Escherichia coli, Pseudomonas aeruginosa; **chemische Desinfektion**[2])
II	Minuten bis Stunden	Kultursporen aerober u. anaerober Bazillen	Bacillus pseudoanthracis, Bacillus subtilis; **physikalische Desinfektion (Hitze)**
III[3])	Stunden bis Tage	Erdsporen aerober u. anaerober Bazillen	gesiebte u. getrocknete Gartenerde; **physikalische Sterilisation (Hitze, ionisierende Strahlen)**

[1]) Modifiziert nach KONRICH.

[2]) Die spezielle Desinfektion, z. B. bei Tuberkulose, Virus- und Pilzinfektionen, erfordert die Verwendung entsprechender Teststämme von Tuberkelbakterien, Viren und Pilzen.

[3]) Resistenzstufe IV (KONRICH und STUTZ, 1963) hat vorerst theoretische Bedeutung: keine Abtötung von hochresistenten Sporen thermophiler Erdbazillen im Wasserdampf (100° C), Abtötung 30 Minuten 134° C (Wasserdampf 2 atü); Vermehrung nur in Komposterde.

Physikalische und chemische Entkeimung schädigen die Mikroben auf verschiedene Art. Jedes Mittel ergibt unterschiedliche **Wirkmöglichkeiten** je nach Konzentration, Intensität und Einwirkungsdauer der Schädlichkeit, ferner je nach dem physiologischen Zustand der Einzelindividuen einer Population. Stets findet man empfindliche, wenig empfindliche und unempfindliche Keime mit ineinander übergreifender reversibler Keimhemmung und irreversibler Abtötung. Erstere geht der letzteren voraus, jedoch liegen wahrscheinlich voneinander unabhängige Elementarprozesse zugrunde.

Elementarvorgänge und Begleitphänomene im Wirkmechanismus der Keiminaktivierung sind noch unbekannt. Einige allgemeine Prinzipien lassen sich herausstellen.

Im Mittelpunkt stehen die Zellproteine als Träger essentieller Enzymfunktionen. Bevor die Schädlichkeit mit diesen in Reaktion tritt, muß sie die Zellmembran passieren. Alle eiweißdenaturierenden Agenzien erweisen sich daher als allgemeine **„Protoplasmagifte"**.

1. **Feuchte Hitze:** Sie bewirkt Hitzekoagulation der Proteine[8]). Vermutlich kommt es zum Bruch der Peptidketten unter Bildung kürzerer Einheiten und freier SH-Gruppen, die untereinander neue Bindungen eingehen und zu umgeformten Eiweißkomplexen zusammentreten. Die hohe Widerstandskraft der Sporen erklärt man mit der Anwesenheit „enzymprotektiver" Kalziumsalze der Dipikolinsäure, die sich mit essentiellen Enzymen zu höheren Einheiten inaktiver, hitzeresistenter Komplexe verbinden; weitere Faktoren sind die „Undurchlässigkeit" der Sporenmembran und die Wasserarmut der Sporenproteine, vgl. S. 182.

2. **Trockene Hitze:** Tod durch trockene Hitze ist ein Oxydationsprozeß. Durch das Fehlen von Wasser ergibt sich eine höhere Resistenz der Enzymproteine gegenüber trockener Hitze; polare Gruppen der Peptidketten zeigen verminderte Reaktivität, daher ist mehr Energie zur Spaltung der Peptidmoleküle notwendig (Tab. I/8).

Tab. I/8. Wassergehalt und Hitzestabilität der Albumine (nach SYKES, 1964)

Prozent Wasser	Koagulationstemperatur
50	56° C
18	85° C
6	145° C
0	165° C

3. **Ionisierende Strahlen:** Nach der „Treffertheorie" (DELBRÜCK u. a.) ist die biologische Wirkung durch Ionisation oder „Anregung" sensibler Molekülbezirke gegeben; die Zahl der Treffer ist von der Gesamtdosis abhängig, von der zeitlichen Dosisverteilung unabhängig. Die „empfindliche Stelle" einer Bakterienzelle, deren Zerstörung den Zelltod herbeiführt, entspricht weniger als $^1/_{20}$ des Bakterienvolumens und damit der Größenordnung von Einzelmolekülen als „Zielvolumen" WYCKOFF). Bei Viren genügt die Einzelionisation der Nukleinsäure. Zellen, die durch einen Treffer inaktiviert werden, ergeben exponentielle, anderenfalls S-förmige Absterbekurven. Die physikalische Betrachtung schließt die Möglichkeit nachfolgender chemischer Kettenreaktionen nicht aus, vgl. S. 252.

4. **Chemische Desinfektionsmittel:** Voraussetzung für deren Wirkung sind
   1. die adsorptive Bindung an die Zellwand,
   2. das Eindringen durch die Zellmembran,
   3. die Reaktion mit Protoplasmabestandteilen.

   Wirksam sind wäßrige Lösungen; sie gewinnen Zugang zur Zelle, da Wasser das natürliche Lebensmilieu der Mikroben ist. Stoffe, die die Konzen-

---

[8]) Nach neuerer Auffassung verläuft die Abtötung durch Hitze in zwei Phasen: Zunächst entsteht durch „Hitzeschock" aus inaktiven Vorstufen ein „Vermehrungsfaktor", der erst bei weiterer Hitzeeinwirkung zerstört wird.

tration des Desinfektionsmittels in wäßriger Phase vermindern, beispielsweise wäßrige Phenol-in-Öl-Emulsionen, reduzieren dessen keimtötende Kraft. Umgekehrt ergibt die Emulgierung des Phenols in Seifenlösung eine Verstärkung der Wirkung, bedingt durch die vermehrte Adsorption des Phenols an der Zelloberfläche[9]).

Anorganische Salze verstärken die Aktivität der Desinfektionsmittel durch Beeinflussung der Zellpermeabilität. Verminderung der Oberflächenspannung ist charakteristisch für die kationischen Detergentien[10]) (quaternäre Ammoniumverbindungen) und bedingt wirkungsverstärkende Anreicherung an Zelloberflächen; der eigentlichen Inaktivierung energieliefernder Enzymsysteme folgen sekundär Zytolysevorgänge und Beschädigungen an der Zellmembran. Seifen und andere anionische Komplexe heben die Wirkung kationischer Detergentien auf.

Die Selektivität bestimmter chemischer Desinfektionsmittel beruht auf der Eigenart ihrer Molekülstruktur und der Vielfalt morphologischer und physiologischer Eigenschaften der verschiedenen Mikrobenspezies.

In der Bakteriendiagnostik nutzt man den selektiven Einfluß von Spezialnährböden auf das Wachstum von Mischkulturen aus: z. B. Elektivnährmedien in der Salmonellen-, Diphtherie- und Tuberkelbakteriendiagnostik. Die Prüfung neuer Desinfektionsmittel berücksichtigt dieses Phänomen durch Mitführung verschiedener grampositiver und gramnegativer Testkeime, säurefester Mikroben, gegebenenfalls auch von Pilzen und Viren.

Wasserstoff- und Hydroxylionen starker Mineralsäuren und Laugen entfalten ätzende und auflösende Wirkung, organische Säuren wirken mehr durch Aktivität der undissoziierten Moleküle. Halogene, Wasserstoffsuperoxyd und Permanganat oxydieren Zellproteine, eiweißfällend sind wäßrige Alkohole, Formalin (Methylierung der Aminogruppen der Zellproteine) und Salze von Schwermetallen. Die **Oligodynamie** bestimmter Metalle wie Silber, Quecksilber und Kupfer beruht auf der Wirkung von Metallionen; das reine Metall ist inaktiv.

Oxydantien und Schwermetalle, insbesondere Quecksilbersalze, blockieren freie SH-Gruppen durch Bildung von Disulfiden[11]):

$$\begin{matrix} R-SH \\ R-SH \end{matrix} + \begin{matrix} Cl \\ | \\ Hg \\ | \\ Cl \end{matrix} \longrightarrow \begin{matrix} R-S \\ R-S \end{matrix}\!\!>\!Hg + 2\,HCl.$$

In undissoziierter Form binden und denaturieren Phenol und seine Derivate Proteine. Ihre denaturierende Wirkung unterscheidet sich von der der Metalle durch ihre bessere Eiweißlöslichkeit und die dadurch bedingte größere Tiefenwirkung.

Alkylierend wirken heterozyklische Dreierring-Verbindungen wie Äthylenoxyd und Beta-Propiolakton.

---

9) Die „Mizellar-Theorie" besagt, daß Phenol größtenteils in Seifenmizellen, zum geringen Teil in wäßriger Phase gelöst ist. Seifenmizellen sind flüssige Gebilde in Kugelform, die aus Molekülkomplexen bestehen und sich an Zelloberflächen adsorbieren.

10) Detergentien sind oberflächenaktive (sich an Grenzflächen anreichernde) Stoffe („Netzmittel"); sie dienen als Desinfektionsmittel. Anionische Detergentien tragen am langkettigen Kohlenwasserstoff eine negative Ladung, z. B. Seifen, kationische dagegen eine positive Ladung.

11) Zysteinhaltige Enzymproteine und Koenzym A (letzteres bildet „aktivierte Essigsäure" im Intermediärstoffwechsel) besitzen funktionsfähige Seitenketten mit freien Sulfhydryl(SH)-Gruppen (vgl. S. 221).

Sterilisation

Wir unterscheiden physikalische und chemische Verfahren der Sterilisation. Zuverlässig und meistbenutzt ist das einzeitige Erhitzen mit gespanntem Wasserdampf oder bewegter Heißluft. Hitzeempfindliche Flüssigkeiten werden sterilfiltriert, feste Substanzen aseptisch verarbeitet. „Kaltsterilisation" mit energiereichen, ionisierenden Strahlen bleibt großtechnischen Einrichtungen vorbehalten. Chemische Verfahren bewirken innerhalb tragbarer Zeit keine Sterilität.

Physikalische Sterilisation

a) **Thermische Sterilisation**

1. **Verbrennung:** Beispiele sind das Ausglühen der bakteriologischen Öse und Impf- sowie Blutentnahmelanzetten, Abflammen der Ränder von Kulturgefäßen (gilt als nicht absolut zuverlässig); Verbrennungsöfen für Tierleichen und Verbandstoffe.

2. **Feuchte Hitze:**

Die Erzeugung von gespanntem und gesättigtem Wasserdampf im Autoklaven gilt als zuverlässigstes einzeitiges Verfahren der Sterilisation in der ärztlichen und pharmazeutischen Praxis.

B a u p r i n z i p d e s A u t o k l a v e n : Heizbarer doppelwandiger Druckkessel mit verschließbarem Deckel, Manometer und Sicherheitsventil; Ableitung der Kaltluft nach unten (Luft ist doppelt so schwer wie Dampf), das Thermometer befindet sich an der Entlüftungsklappe (Abb. I/8):

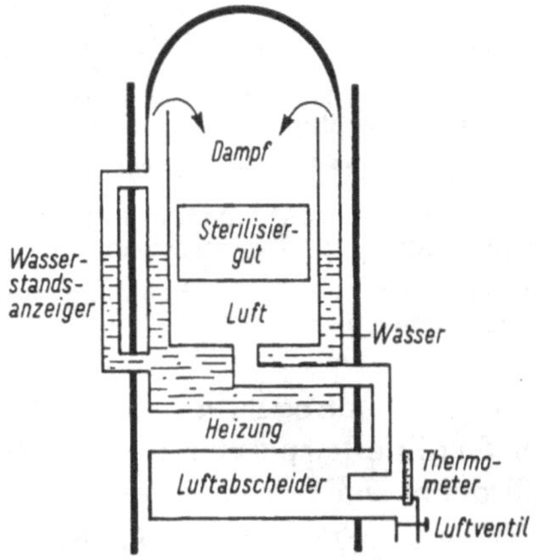

Abb. I/8. Autoklav (schematisch vereinfacht)

Prinzip der Dampfsterilisation: Kombinierte Wirkung von Hitze plus Feuchtigkeit; der Druck dient lediglich der Temperaturerhöhung. Der Dampf kondensiert auf dem kühleren Sterilisiergut unter Wärmeabgabe, bis keine Temperaturdifferenzen mehr bestehen. Die Dampfsterilisation erfolgt im wäßrigen Milieu.

Überhitzter Dampf (= trockene Hitze) und Dampf-Luft-Gemische müssen vermieden werden (Verminderung des Dampfdruckes, der Eindringung und des Temperaturausgleichs) (s. Abb. I/9).

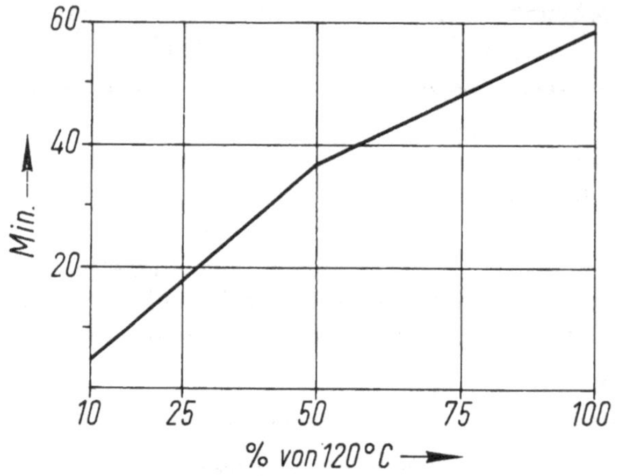

Abb. I/9. Verlängerung der Abtötungszeit infolge Luftbeimengung im Dampf (modifiziert n. KONRICH)

> **Entfernung der Luft erfolgt entweder im Vorvakuum oder durch Verdrängung der spezifisch schwereren Luft.**

Die **Betriebszeit** des Gerätes rechnet vom Ein- bis zum Ausschalten der Energiequelle zuzüglich der Abkühlung des Sterilisierraumes. Sie setzt sich aus der

Steigezeit (Erwärmung des Wassers auf 100° C — Schließung des Ventils — Steigen der Wassertemperatur auf 120° C = 1 atü),

Ausgleichszeit (Erwärmung des Sterilisiergutes auf 120° C),

Abtötungszeit (10 Minuten für alle pathogenen und apathogenen Mikroben einschließlich der hochresistenten Dauerformen) und

Fallzeit (nach Ausschalten des Gerätes Abkühlung des Sterilisierraumes auf unter 100° C) zusammen (Abb. I/10).

Ausgleichs- plus Abtötungszeit entspricht der **Sterilisierzeit**. Sie rechnet vom Erreichen der Sterilisiertemperatur am Gerätethermometer bis zur Beendigung der Sterilisation und beträgt je nach Füllung und Füllgut der Sterilisierkammer, abhängig von der Ausgleichszeit, im Durchschnitt 30 Minuten.

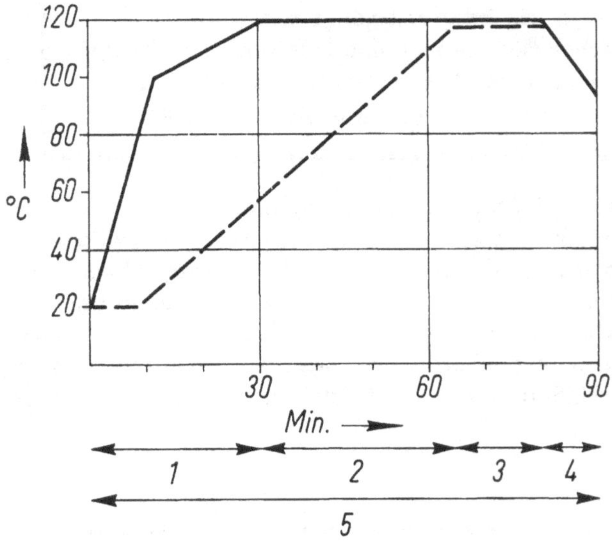

Abb. I/10
Betriebszeit des Autoklaven
1 = Steigezeit
2 = Ausgleichszeit
3 = Abtötungszeit
4 = Fallzeit
5 = Betriebszeit
— Temperaturkurve des Sterilisierraumes
– – – Temperaturkurve des Sterilisiergutes
(modifiziert n. KONRICH)

Autoklaven sind in der Chirurgie unentbehrlich! Instrumente, weichgelötete Spritzen, Gummihandschuhe, OP-Wäsche und Verbandmaterial werden autoklaviert, ferner hitzestabile Flüssigkeiten, Nährlösungen sowie Glaswaren im bakteriologischen und pharmazeutischen Bereich.

Die Nachteile des Autoklaven bestehen im Feuchtwerden des Sterilisiergutes, der Korrosion empfindlicher Instrumente, im Verschleiß der Wäsche sowie dem Poröswerden von Gummihandschuhen[12]). „Blitzautoklaven" sterilisieren bei 134° C (2 atü), bieten jedoch wegen geringer Zeiteinsparung (3 Minuten Abtötungszeit gegenüber 10 Minuten) bei stärkerem Wäscheverschleiß keine entscheidenden Vorteile.

Häufige Fehler beim Autoklavieren sind

1. falsche Beschickung (ungenügender Dampfzutritt bei zu dichter Verpackung),
2. falsche Bedienung (ungenügende Luftentfernung, zu kurze Ausgleichszeit, Unterlassung der Temperaturkontrolle).

---

12) Nach zehnmaligem Autoklavieren sind Gummihandschuhe für chirurgische Zwecke unbrauchbar.

Tyndallisieren ist die fraktionierte, „mehrzeitige Sterilisation" hitzeempfindlicher Flüssigkeiten und Substanzen im Dampftopf oder Wasserbad bei Temperaturen von ≦ 100° C. Das Verfahren ist unsicher und gilt als Notbehelf!

Prinzip: Nährsubstrate (z. B. Milch-, Serum-, Gelatinenährböden) werden an drei aufeinanderfolgenden Tagen jeweils bis zu 60 Minuten auf Pasteurisierungstemperaturen (65 bis 85° C), bei besserer Hitzeverträglichkeit auch bei 100° C erhitzt. Bebrütung des Materials in den Zwischenzeiten bei Zimmertemperatur. Erste Erhitzung tötet alle vegetativen Mikrobenformen, Sporen keimen im ersten oder zweiten Bebrütungsintervall und werden als Vegetativformen inaktiviert. Spät oder schlecht auskeimende Sporen werden nicht erfaßt!

3. **Trockene Hitze:**

Bewegte Heißluft in Geräten mit geeigneter Bau- und Betriebsweise gilt heute als ein zuverlässiges einzeitiges Sterilisationsverfahren in der ärztlichen und pharmazeutischen Praxis.

Bauprinzip: Durch geeignete Luftzuführung und -umwälzung wird das Auftreten von „Kälteinseln" im Sterilisierraum vermieden. Die Luft wird mittels Rotor aus der Kammer durch mehrere Kanäle über Heizspiralen geführt und in die Sterilisierkammer zurückgebracht. Intensive Durchwirbelung bewirkt gleichmäßige Erwärmung und Durchmischung der Luft (Abb. I/11).

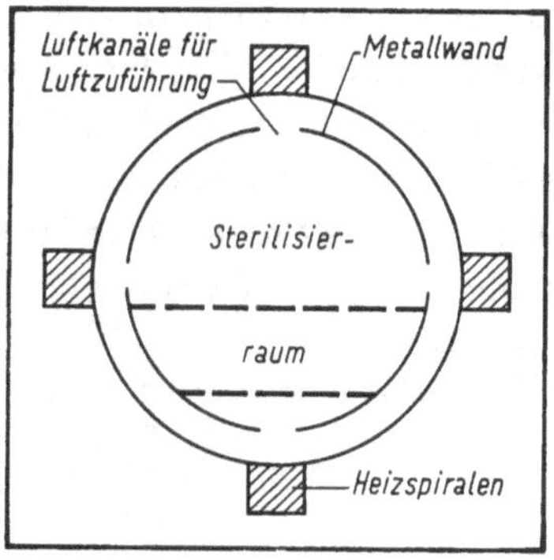

Abb. I/11. Heißluftsterilisator, schematisch vereinfacht (nach OESTERLE)

Prinzip der Heißluftsterilisation: Wärmzufuhr durch bewegte Heißluft und durch Wärmestrahlung von den Wänden des Sterilisierraumes.

Die **B e t r i e b s z e i t** (Abb. I/12) des Gerätes besteht aus der

Erwärmungszeit	(Erwärmung des Sterilisierraumes auf 180° C),
Ausgleichszeit	(Erwärmung des Sterilisiergutes auf 180° C),
Abtötungszeit	(20 Minuten für alle pathogenen und apathogenen Mikroben einschließlich der hochresistenten Dauerformen) und
Abkühlungszeit	(Abkühlung des Sterilisierraumes auf 60° C).

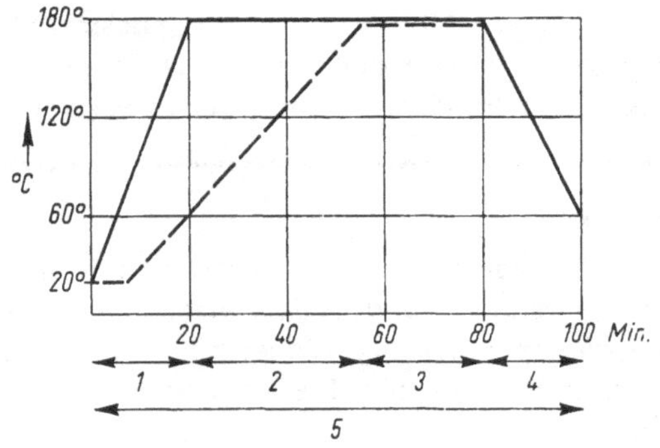

Abb. I/12 Betriebszeit des Heißluftsterilisators
1 = Erwärmungszeit, 2 = Ausgleichszeit, 3 = Abtötungszeit, 4 = Abkühlungszeit, 5 = Betriebszeit
—— Temperaturkurve des Sterilisierraumes
– – – Temperaturkurve des Sterilisiergutes

Die S t e r i l i s i e r z e i t setzt sich wie beim Autoklaven aus der Ausgleichs- und Abtötungszeit zusammen und rechnet vom Erreichen der Sterilisiertemperatur im Sterilisierraum bis zur Beendigung der Sterilisation (Abschaltung der Heizquelle). Sie schwankt erheblich in Abhängigkeit von der Füllung und dem Füllgut der Sterilisierkammer, also der Ausgleichszeit, und beträgt im Durchschnitt 60 Minuten.

Der Heißluftsterilisator eignet sich für chirurgisches Instrumentarium, hartgelötete und Ganzglas-Spritzen, Glas-, Porzellan- und Metallgegenstände, ferner für hochsiedende Flüssigkeiten wie Paraffinöl in der Bakteriologie und Pharmazie.

N a c h t e i l i g sind das Braunwerden und die Einbuße der Saugfähigkeit von Zellstoff und Watte; Stahl der Schneideinstrumente leidet, Glas wird brüchig. Kork und Gummiwaren dürfen nicht heißluftsterilisiert werden!

Häufige F e h l e r b e i m H e i ß l u f t s t e r i l i s i e r e n sind

1. falsche Beschickung des Gerätes (ungenügender Wärmezutritt und -ausgleich in zu dicht gepacktem Sterilisiergut, z. B. in Stapeln von Petri-

schalen, gefüllten Pipettenbüchsen; nicht vorgetrocknete Gegenstände erniedrigen wegen Verdunstungskälte die Sterilisiertemperatur),

2. falsche Bedienung des Gerätes (Unterlassung der Temperatur-Zeit-Kontrolle; Glasbruch, wenn das Gerät zu früh geöffnet wird).

Alle dampf- und heißluftsterilisierten Gegenstände müssen vor Reinfektion durch Luftzutritt geschützt werden! Sterilisationsbehälter und -umhüllungen wie Trommeln, Kästen, Büchsen, Einschlagtücher oder -papier verwenden!

b) **Strahlensterilisation**

Wegweisend für die Sterilisation mit ionisierenden Strahlen waren die Fortschritte der Strahlenforschung in den letzten 20 Jahren nach Entwicklung von Hochleistungs-Elektronen-Generatoren sowie die Arbeiten mit radioaktiven Isotopen, die als Nebenprodukte der Kernspaltungsreaktionen anfallen.

Ionisierende Strahlen mit hoher Durchdringungskraft und geringen Wärmewirkungen bieten zukunftsreiche, wenn auch kostspielige Sterilisationsmöglichkeiten in der medizinischen, pharmazeutischen und Nahrungsmittelindustrie.

Elektronen werden in Elektronengeneratoren beschleunigt. Die biologische Wirkung hängt von der kinetischen Energie der Teilchen ab, die im Hochspannungsfeld erzeugt wird. Für Sterilisierungszwecke werden Energien um 2,5 Megavolt (Millionen Elektronenvolt, MeV) benötigt. Der Grenzwert für nichterwünschte, induzierte Radioaktivität des bestrahlten Materials liegt um 5 MeV.

Zwischen Hitze- und Strahlenresistenz der Mikroben besteht keine Beziehung. Viren, besonders die kleineren Arten, sind mindestens so resistent wie Bazillensporen!

Vorteile der Strahlensterilisation: Elektronenstrahlen durchdringen Verpackungsmaterialien (Aluminium, Glas, Pappe) und ermöglichen die Sterilisation in der Verpackung. Sie verursachen keine Wärmeschädigung (maximale Wärmeeffekte bis zu 5° C).

Nachteile der Strahlensterilisation: Veränderung der geschmacklichen Qualitäten, der roten Farbe von Fleisch, Beeinträchtigung der Vitamine, Ranzigwerden der Fette.

Inaktivierung autolysierender Enzyme im Sterilisiergut, z. B. Fleisch, benötigt mindestens die zehnfache Menge der sterilisierenden Strahlendosis. Die Enzyme werden besser durch Erhitzung eliminiert.

c) **Mechanische Sterilisation**

Durch die keimfreie Filtration werden hitzeempfindliche Eiweiß- und Zuckerlösungen, Öle sowie Alkohole von Bakterien und Bazillensporen, ausgenommen filtrierbare Bakterienformen und Viren, befreit.

Prinzip: Filter sind poröse Vorrichtungen, die in Flüssigkeiten und Gasen suspendierte Teilchen auf Grund ihrer Sieb- oder Adsorptionswirkung zurückhalten. Während Seitz-Filter adsorptiv wirken, zeigen die übrigen Filter „mechanische" Siebeigenschaften, wobei elektrostatische Kräfte zwischen der Filtermasse und den negativ geladenen Bakterienzellen im Vordergrund stehen.

Die Filtration geschieht mittels Vakuum oder Druck (Abb. I/13).

a) b)

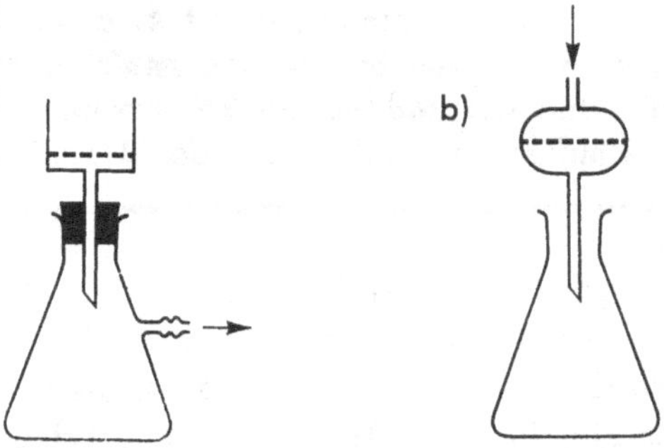

Abb. I/13. Saugfiltration (a), Druckfiltration (b) (schematisch vereinfacht)

Wir unterscheiden

1. Hartfilter
   Filtermasse aus Kieselgur (BERKEFELD) } Kerzenfilter
   Porzellan (PASTEUR-CHAMBERLAND) } Kerzenfilter
   gesintertem Glas: Filter nach SCHOTT

2. Weichfilter
   Filtermasse aus Asbest: Filterschichten (SEITZ)
   dichtgepackter Watte: Wattefilter (für Luftfiltration)

3. Membranfilter

Porenweise > 100 nm
Filtermasse aus Nitrozellulose (ZSIGMONDY)
Kollodium-Eisessig (BECHHOLD)

(4.) Ultrafilter

Porenweite < 100 nm
Filtermasse entspricht Membranfiltern
(je nach Porenlumen für die Filtration von Viren bis zu Makromolekülen).

Die Sterilisation der Filtrationsgeräte erfolgt im Autoklaven.

Merke: Allen Filtrationssystemen droht Unsterilität durch Eindringen keimhaltiger Luft und Durchwachsen der Filter nach zu langem Filtrieren.
Merke ferner: Nur keimfrei filtrierter Alkohol ist steril!

d) **Aseptische Bereitung**

Substrate, die nicht sterilisiert werden können oder keine bakteriellen Substanzen enthalten dürfen (Pyrogene!), werden aseptisch unter Fernhaltung aller Keime zubereitet. Es ist die Methode der Wahl zum Beispiel bei der Serum- und Impfstoffproduktion, für die Herstellung von Blut- und Gewebekonserven, in der Bereitung hitzeempfindlicher pulverförmiger Arzneimittel.

Prinzip: Alle Gegenstände und Substanzen bzw. Flüssigkeiten, die für die Zubereitung erforderlich sind, werden vorher sterilisiert. Das Material wird in sterilisierten Geräten unter aseptischen Kautelen verarbeitet und in sterilisierte Behälter abgefüllt; die Aufbewahrung geschieht unter Konservierungsbedingungen. Alle aseptischen Manipulationen erfolgen am keimfreien Arbeitsplatz; sterile Laboratorien und Arbeitskleidung mit Handschuhen, Gesichtsmaske und Kopfbedeckung sind unerläßlich. Impfkapellen sind sehr zu befürworten.

Merke: Aseptische Kautelen garantieren keine sichere Sterilität. Die Präparate tragen daher nicht die Bezeichnung „steril", sondern „aseptisch hergestellt".

Chemische Sterilisation

Es gibt keine chemische Sterilisation im strengen Sinn des Wortes. Behandlung mit chemischen Mitteln bleibt in den meisten Fällen eine Desinfektion.

Prinzip: Erst durch tage- bis wochenlange Einwirkung der Desinfektionsmittel werden hochresistente Erdsporen, wenn überhaupt, abgetötet.

Beispiel: Entkeimung von Katgut (resorbierbares chirurgisches Nahtmaterial aus der Submukosa des Darms) mit Lugol'scher Lösung (wäßrige Jod-Jodkalium-Lösung).

Auch die „chemische Kaltsterilisation" mit Äthylenoxyd oder Beta-Propiolakton ist nach den bisherigen Erfahrungen keine sichere Sterilisation.

Anhang 1: Sterilitätskontrolle - Prüfung der Sterilisatoren

1. **Sterilitätstest.**

Alle aseptisch verarbeiteten, fraktioniert sterilisierten, sterilfiltrierten oder chemisch behandelten Materialien müssen einer Sterilitätskontrolle unterzogen werden.

Prinzip: An Zahl und Volumen ausreichende Stichproben der Produktionscharge werden auf Anwesenheit vermehrungsfähiger aerober und anaerober Bakterien geprüft. Gegebenenfalls wird der Nachweis von vermehrungsfähigen Pilzen und Viren (mykologische und virologische Sterilität) verlangt.

Hinreichend großes Inokulum, optimale Kulturmedien und Bebrütungstemperaturen, genügend lange aerobe und anaerobe Bebrütung, Aufhebung der Wirkung der keimhemmenden Substanz (z. B. durch Ausverdünnung in Subkulturen) sind notwendige Maßnahmen.

In keinem Fall bedeutet der negative Wachstumstest eine sichere Garantie für absolute Keimfreiheit.
Die Einhaltung streng aseptischer Kautelen beim Herstellungsprozeß gehört zur wichtigsten Forderung.

2. **Prüfung der Sterilisatoren.**

Alle Dampf- und Heißluftsterilisatoren verlangen vor der Inbetriebnahme, bei Verdacht auf bestehende Mängel sowie in bestimmten regelmäßigen Zeitabständen eine Überprüfung ihrer Leistung.

Das Prinzip der Prüfung besteht in der kombinierten Beurteilung von biologischen und physikalischen Meßmethoden.

1. Biologischer Test:
   In das Sterilisiergut werden Sporenerdeproben eingebracht und während eines ordnungsgemäß durchgeführten Sterilisationsprozesses mitgeführt (Abb. I/14). Sporenerdeproben bestehen aus Filtrierpapierpäckchen mit bestimmter Menge getrockneter und gesiebter Gartenerde ausreichender Thermoresistenz. Die Sporenerde wird anschließend aerob und anaerob in flüssigen Medien bebrütet (Wachstumstest).

2. Physikalischer Test:
   Kontrolle des Temperaturverlaufs während des Sterilisationsprozesses mittels thermoelektrischer Messung (Abb. I/14)[13]. Die Meßfühler des Gerätes werden in den Sterilisierraum eingeführt und im Sterilisiergut verteilt.

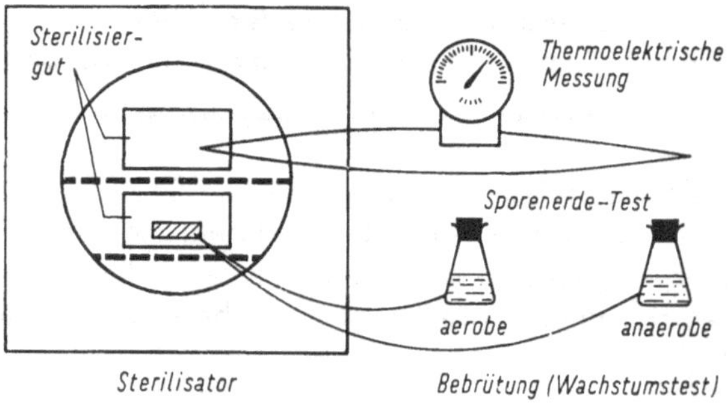

Abb. I/14. Biologische und physikalische Testung von Sterilisatoren (schematisch)

Die physikalische Prüfung der Elektronensterilisatoren erfolgt durch Messung der Elektronendosis, die das Sterilisiergut trifft. Bestätigung durch den biologischen Sterilitäts- und Sporenerde-Test.

---

[13]) Thermoelemente dienen der exakten Messung von Temperaturdifferenzen. Die beiden Enden von zwei verschiedenen Metalldrähten (z. B. Kupfer-Konstantan) werden miteinander verlötet, auf der einen Seite unter Zwischenschaltung eines Millivoltgerätes. Erwärmung einer Lötstelle führt zum Thermostrom, dessen Spannung von der Temperaturdifferenz der beiden Lötstellen abhängt.

Anhang 2: Pyrogenfreiheit

Pyrogene sind hitzebeständige bakterielle Substanzen, die parenteral in der Dosis von Mikrogramm pro Kilogramm Körpergewicht Schüttelfrost, Fieber sowie gefährliche Allgemein- und Kreislaufreaktionen hervorrufen.

Chemisch erforscht wird Lipoid A im Endotoxinkomplex gramnegativer Bakterien[14]).

Klinische Bedeutung: Injektion bzw. Infusion (Transfusion) pyrogenhaltiger Medikamente, Blutersatzflüssigkeiten, Blutkonserven usw. führt zu unerwünschten Fieber- und Allgemeinreaktionen.

Nachweis der Pyrogene: Kaninchen erhalten die zu prüfende Flüssigkeit intravenös injiziert und werden vor sowie nach der Injektion in bestimmten Zeitintervallen rektal temperaturkontrolliert.

Entfernung der Pyrogene:

1. Wasser: Destillat aus frischem permanganathaltigem Leitungswasser und sterilem, pyrogenfreiem Destilliergerät sowie Auffangkolben.
2. Thermostabile Lösungen: 2 Stunden bei 120° C autoklavieren.
3. Thermolabile Lösungen: durch Seitz-Filterschichten filtrieren.
4. Glasgeräte:
   a) 1 Stunde in 200° C Heißluft erhitzen.
   b) 1 Stunde Auskochen in Kaliumpermanganatlösung und Nachspülen mit pyrogenfreiem Wasser.

Merke: Sterilität ist nicht gleichbedeutend mit Pyrogenfreiheit. Pyrogenentfernung stellt höhere Anforderungen an die pharmazeutische und medizinische Praxis als die Entkeimung.

Alle parenteral applizierbaren Medikamente und Flüssigkeiten erfordern Keim- und Pyrogenfreiheit!

---

[14]) Das Referenzpräparat der WHO besteht aus gereinigtem und getrocknetem Körper-Antigen von Shigella dysenteriae.

Desinfektion

Wir unterscheiden physikalische und chemische Verfahren der Desinfektion.

Abtötung pathogener Keime durch Hitze geschieht im strömenden Wasserdampf, siedenden Wasser, durch Pasteurisierung oder mit bewegter Heißluft. UV-Strahlen und Filtration sind großtechnisch einsetzbare Verfahren der (bedingten) Entkeimung in Raumluft und Trinkwasser. Waschen und Spülen reduzieren Krankheitskeime in der Körper- und Nahrungsmittelhygiene.

Die chemische Desinfektion dient in allen Bereichen des Gesundheitswesens der gezielten Entseuchung. Chemische „Kaltdesinfektion" mit mikrobiziden Gasen (Beispiel Äthylenoxyd und Beta-Propiolakton) hat große Entwicklungsmöglichkeiten in der Medizin, Pharmazie und Nahrungsmittelindustrie.

Physikalische Desinfektion

a) **Thermische Desinfektion**

1. **Verbrennung:** Das Abflammen der Ränder von bakteriologischen Kulturgefäßen bewirkt Keimverarmung, desgleichen das Eintauchen in Alkohol und anschließendes Abbrennen (die Verdunstungskälte verhindert stärkere Erwärmung des Gegenstandes).
   Auch das Absengen von Tierleichen und Organen zur sterilen Entnahme von Organmaterial ist nur eine oberflächliche Desinfektion.
2. **Feuchte Hitze:**

Siedehitze des Wassers im Instrumentenkocher und des strömenden Dampfes im Dampftopf oder Dampfkasten gewährleistet Desinfektion, jedoch keine Sterilisation! Resistente Sporen überdauern 24stündiges Kochen bei 100° C auch nach Zusatz von Formalin oder Soda.

Der Instrumentenkocher der ärztlichen Praxis bleibt immer ein Notbehelf!

Prinzip des Dampftopfes: Heizbarer einwandiger Wasserkessel mit Siebboden, der das kochende Wasser vom Dampfraum trennt. Ausströmen des Dampfes aus dem Deckelloch neben dem Deckelthermometer (Abb. I/15).

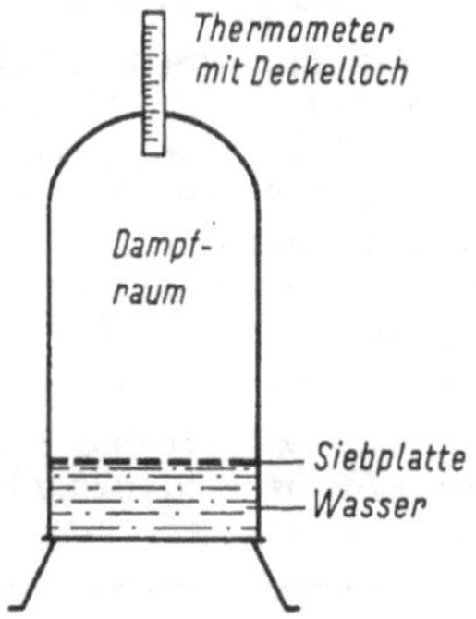

Abb. I/15. Koch'scher Dampftopf (schematisch)

Der Dampftopf eignet sich zur Desinfektion u. a. von Glaswaren, ferner zur fraktionierten Sterilisation (Tyndallisation) hitzeempfindlicher Nährlösungen und Kulturmedien in der Pharmazie und Bakteriologie. Gebräuchliche Abtötungszeit 30 Min.

Luftbeimengungen vermindern die Desinfektionskraft des Dampfes!

Prinzip des Dampfkastens: Dampfgeräte der Desinfektionsanstalt, die in einer Mittelwand eingebaut sind und Öffnungen nach der „unreinen" und „reinen" Seite besitzen (Abb. I/16).

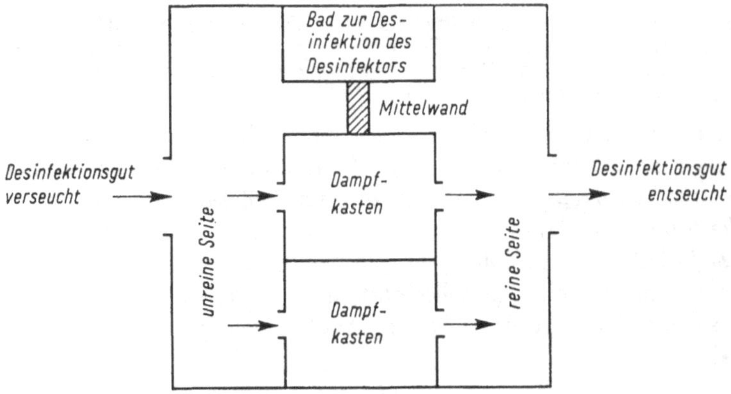

Abb. I/16. Dampfdesinfektionsanstalt (schematisch)

Die Dampfdesinfektionsanstalt arbeitet nach dem Prinzip der „unreinen" und „reinen" Seite: Einsammeln des Desinfektionsgutes in Tüchern, die mit Desinfektionslösung getränkt sind. Anfahren in desinfizierbaren Wagen und Füllung der Dampfapparate auf der „unreinen" Seite. Während der Dampfdesinfektion reinigt sich der Desinfektor und desinfiziert seine Hände. Entfernung des entseuchten Desinfektionsgutes von der „reinen" Seite und Rücktransport in desinfizierten Wagen.

Prinzip des Thermodesinfektions-Waschverfahrens: Vorwäsche, Thermodesinfektion und Klarwäsche erfolgen in der gleichen Waschmaschine ohne chemische Vordesinfektion der Wäsche.

Die infizierte Schmutzwäsche wird einem Vorwaschprozeß (40° C 10 Minuten) zur Emulgierung der Schmutzpartikel und Krankheitskeime unterzogen. Anschließend erfolgt die Thermodesinfektion (Erhitzung auf 85°C für 15 Minuten) ohne Laugenwechsel. Die nachfolgende Klarwäsche kann mit oder ohne Flottenwechsel ablaufen (sogenanntes Zwei- oder Einlaugenverfahren, Temperatur 85° C für 15 Minuten).

Die Vorwäsche verhindert, daß Schmutz und Krankheitskeime durch die Thermodesinfektion in die Wäsche eingebrannt werden. Die frei emulgierten Krankheitserreger werden der Hitze unmittelbar ausgesetzt.

Vorteile des Verfahrens: Keine chemische Vordesinfektion der Wäsche, es genügen Waschmaschinen jeder Bauart; doppelseitig beladbare Desinfektionswaschmaschinen sind unnötig. An- und Abtransport der Wäsche in wasch- und thermodesinfizierbaren, verschließbaren Säcken (Abb. I/17).

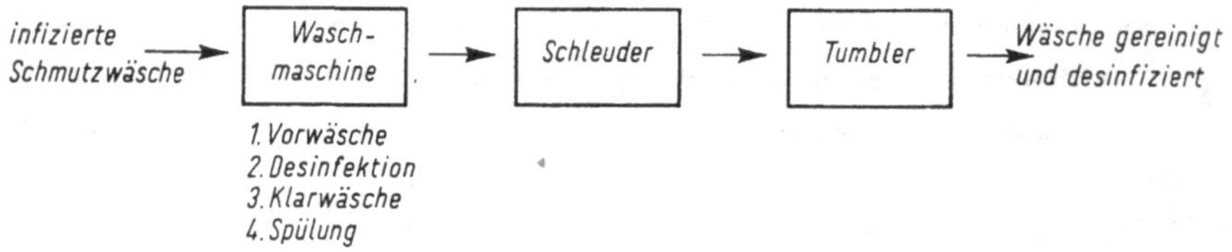

Abb. I/17. Thermodesinfektions-Waschverfahren (schematisch)

Zusatz geeigneter Desinfektionsmittel zur Waschlauge bewirkt Abtötung emulgierter Krankheitserreger bei niedrigeren Temperaturen (60° C) und erhöht in Gestalt des chemo-thermischen Waschverfahrens die Sicherheit des Desinfektionsvorganges (Feindesinfektion S. 66).

Prinzip der Pasteurisation: Durch schonendes Erhitzen auf 65° C („Niederpasteurisierung", 30 Minuten) bzw. 85° C („Hochpasteurisierung", ein bis zwei Minuten) werden hitzeempfindliche Flüssigkeiten desinfiziert. Allerdings werden Tuberkelbakterien und Q-Fieber-Rickettsien (Coxiellen) in großtechnischen Einrichtungen nicht immer sicher abgetötet. Anschließend erfolgt kühle Aufbewahrung der pasteurisierten Flüssigkeiten. Breite Anwendung in der Nahrungsmittelhygiene!

3. **Trockene Hitze:**

Gegenstände, die durch Dampfdesinfektion geschädigt werden (Pelze, Lederwaren, Kleider, Bücher), werden bei Temperaturen um 100° C heißluftdesinfiziert.

Prinzip des Vondran-Apparates: Heißluft von 80° C wird durch Gebläse erzeugt. Der Vorteil gegenüber Trockenschränken mit ruhender

Heißluft ist das Ausbleiben von Kälteinseln, die Tiefenwirkung und Abkürzung der Betriebszeit (24 Stunden anstatt 48 Stunden). Für die Desinsektion (Entwesung) genügen 90 Minuten.

b) **Strahlendesinfektion**

Die Keimvernichtung durch das UV-Spektrum des Sonnenlichts ist einer jener natürlichen Vorgänge, die durch den Schutz vor Infektionen mit pathogenen Mikroben das Gleichgewicht des höheren Lebens aufrechterhalten.

Stärker als Sonnenlicht sind UV-Strahlen der Quecksilber-Niederdruck-Lampen aus Quarz des Wellenbereichs um 254 nm. Sie dienen der Luftdesinfektion (Keimverminderung) in Operationssälen, Infektionsabteilungen, aseptischen Laboratorien, Impfkapellen usw. Bazillen- und Pilzsporen werden nicht sicher abgetötet!

Vorteile: Gute Dosierbarkeit, gezielte Anwendbarkeit.

Nachteile: Begrenzter Wirkbereich (Abnahme mit dem Quadrat der Entfernung), keine Tiefenwirkung, im Lichtschatten liegende Gegenstände bleiben unbeeinflußt. Schädigungen der Haut und Augen.

c) **Mechanische Desinfektion**

1. **Filtration:**

Die natürliche Entkeimung des Wassers erfolgt durch die Filtrationskraft des Bodens. So ist Grundwasser nach Durchsickern von organisch gewachsenem Boden der Schichthöhe 4 m mikrobenfrei.

Großfilter finden für die Reinigung (Keimverarmung) von Trinkwasser sowie die Entkeimung industrieller Raumluft Anwendung.

Prinzip der Trinkwasserfiltration: Sandfilter imitieren die natürliche Art der Wasserfiltration. Ihre Wirkung ist größtenteils biologisch durch Bildung einer Filterhaut aus Protozoen und Algen, die einen Großteil der Bakterien phagozytieren, bedingt.

Viren werden durch Sand(und Schnell)filter nicht beseitigt. Daher ist Chlorierung des Trinkwassers nicht zu umgehen.

Prinzip der Raumluftfiltration: Raumluft-Trockenfilter haben fädige oder körnige Struktur. Filter aus Tierkohle, Glaswolle, Glasfaser, auch Mischungen mit Asbest oder Asbest-Watte sind im Gebrauch. Es zeigen sich Abhängigkeiten von der Art, Dichte und Feinheit des Filtermaterials, der Geschwindigkeit des durchgesaugten oder -gepreßten Luftstromes, der Art und Größe der filtrierbaren Partikel. Siebwirkung, adsorptive und elektrostatische Kräfte werden beobachtet.

2. **Waschen und Spülen:**

Händewaschen unter fließendem Wasser mit Seife und Bürste, Abbrausen, Abspülen der roh genossenen Nahrungsmittel, Beseitigung der flüssigen Abfallstoffe im unterirdischen Rohrnetz gehören zu den selbstverständlichen Forderungen der persönlichen und öffentlichen Hygiene.

Prinzip: Verminderung der Keimzahl durch Verdünnung im Spülwasser oder Vorfluter. So führt die Schwemmkanalisation zum signifikanten Rückgang der ansteckenden Darmkrankheiten und Verwurmungen. Allein durch regelmäßiges Händewaschen könnte die Ausbreitung der Darmseuchen eingeschränkt werden.

Es gilt der Grundsatz —

„Nach dem Stuhlgang — vor dem Essen —
Händewaschen nicht vergessen."

Chemische Desinfektion

Wir unterscheiden zwischen äußerer und innerer Desinfektion. Die äußere Desinfektion beruht auf der Wirkung von chemischen Desinfektionsmitteln, die innere verwendet Chemotherapeutika.

Chemische Desinfektionsmittel wirken als Protoplasmagifte. Sie besitzen meist geringe Selektivität zwischen Mikroben und Wirtszellen.

Dagegen besitzen **Chemotherapeutika** ausgesprochene Selektivität gegenüber bestimmten Mikrobengruppen. Die kurative Dosis gegenüber Mikrobenzellen ist um ein Vielfaches geringer als die toxische Dosis gegenüber Wirtszellen. Aus einem günstigen chemotherapeutischen Index ergibt sich die Möglichkeit für die innere Anwendung. Weiteres siehe im Kapitel „Chemotherapie".

Desinfektionen, die von der Gesundheitsbehörde angeordnet werden, unterstehen dem Gesetz zur Verhütung und Bekämpfung übertragbarer Krankheiten beim Menschen[15]).

[15]) Abschnitt „Seuchengesetze — Seuchenverhütung" (S. 27).

Die zu benutzenden Desinfektionsmittel und -verfahren werden von der Landesgesundheitsbehörde bestimmt. Nur nach amtlichen Richtlinien geprüfte und für wirksam befundene Mittel finden Anwendung. Sie stehen in einer besonderen Liste.

Ein Desinfektionsmittel muß
1. **in einer für die Praxis vertretbaren Zeit gute Desinfektionskraft besitzen,**
2. **für die Haut, Wäsche und Instrumente Verträglichkeit, Unschädlichkeit und keine Geruchsbelästigung zeigen,**
3. **rentabel, das heißt billig, in höherer Verdünnung bei Zimmertemperatur wirksam und haltbar sein.**

Keins der gegenwärtig zur Verfügung stehenden Desinfektionsmittel entspricht dieser Maximalforderung in allen Punkten. Auch gibt es kein für alle Zwecke brauchbares, gegen sämtliche Mikroben wirksames Mittel.

Die **Einteilung der Desinfektionsmittel** erfolgt daher nach verschiedenen Anwendungsbereichen. Allgemein unterscheiden wir zwischen Grob- und Feindesinfektion. Mittel gegen Tuberkelbakterien, Viren und Pilze haben gegebenenfalls eine Sonderstellung. Neben offizinellen, ins Deutsche Arzneibuch aufgenommenen und in allen Apotheken erhältlichen Präparaten gibt es eine große Zahl, die durch Patent und Handelsnamen geschützt sind. Die meisten beruhen auf der Grundlage bekannter Stoffklassen wie Phenol-, Kresol-, Formalin-, Chlor- und Quecksilberverbindungen, ferner der quaternären Ammoniumbasen.

a) **Grobdesinfektion**

Zur Grobdesinfektion gehört die Entseuchung von Räumen, Krankheitsprodukten, Toiletten und Abwässern.

1. **Raumdesinfektion:**

Sie umfaßt üblicherweise eine chemisch-mechanische Scheuerdesinfektion, das heißt feuchtes Aufwischen von Fußböden, Wänden, Türklinken und des Mobiliars mit einem Desinfektionsmittel. Viel benutzt wird 5%ige Kresolseifen-Lösung (50 ml Liquor cresoli saponatus [DAB VII] plus 950 ml Wasser), Einwirkungszeit bis zu sechs Stunden. Gegen Tuberkelbakterien, Pilze und Viren wirkt 3%iges Formalin (30 ml Formaldehyd solutus [DAB VII] plus 970 ml Wasser = 1 % Formaldehyd-Endkonzentration).

Das Entscheidende bei der laufenden und Schlußdesinfektion ist die Scheuerdesinfektion.

Die Kombination mit der chemischen Raumluftdesinfektion erfolgt von Fall zu Fall und verlangt den Einsatz von autorisiertem Fachpersonal.

Beispiele sind die ältere, langgebrauchte Methode der stark schleimhautreizenden Formalin-Raumdurchgasung, ferner neuere Verfahren der Verdampfung von Triäthylenglykol sowie der im industriellen Bereich zunehmend in Anwendung kommenden Äthylenoxyd-Gasdesinfektion.

2. **Desinfektion der Krankenausscheidungen:**

Die protektiven Eigenschaften von Schleim und Eiweiß, die das Eindringen des Desinfektionsmittels und den Zutritt zum Krankheitserreger erschweren sowie desinfizierende Substanz „verbrauchen", bieten bei der Entseuchung von Sekreten und Exkreten Infektionskranker und Ausscheider, insbesondere von Stuhl, Sputum und Eiter, eine eigene Problematik. Allgemein anwendbar ist die stark alkalisierende Kalkmilch (in 20%iger Gebrauchsverdünnung (Calcaria usta [DAB VII], CaO, plus ein halbes Volumen Wasser ergeben gelöschten Kalk, Ca $[OH]_2$; 1 l Löschkalkbrei plus 3½ l Wasser führt zur Gebrauchsverdünnung) : 2 Teile frisch bereitete Kalkmilch (statt dessen auch 3%ige Formalinlösung) plus 1 Teil Stuhl oder Auswurf, Einwirkungsdauer sechs Stunden.

3. **Desinfektion von Aborten und Abwässern:**

Zunehmende Bevölkerungsdichte und Seuchengefahren ergeben die Notwendigkeit einer chemischen Entseuchung der flüssigen Abfallstoffe. Mittel der Wahl ist die desodorierende, fäulnishemmende und desinfizierende Chlorbehandlung. Wirksames Prinzip sind Chlor und Sauerstoff in statu nascendi. Ein Beispiel ist die Desinfektion mit Chlorkalkmilch (Calcaria chlorata [DAB VII], CaClOCl, Chlorkalkpulver, davon 1 kg mit 5 l Wasser verrühren, vom Überstehenden, frisch zubereitet, soviel zum Desinfektionsgut hinzurühren, bis ein kräftiger Geruch nach Chlor entsteht).

Ausreichende Chlorierung von Trink- und Badewasser (0,2 Teile freies Chlor auf 10^6 Teile Wasser) tötet neben pathogenen Bakterien alle Enteroviren einschließlich Hepatitis- und Polioviren.

b) **Feindesinfektion**

Die Behandlung mit Feindesinfektionsmitteln dient der Entseuchung von Wäsche, empfindlichen Substraten und Gegenständen, ferner der Haut-, Schleimhaut- und Händedesinfektion.

1. **Wäschedesinfektion:**
Neben der wirksamen Abtötung der pathogenen Keime im Krankenhausabwasser zur Verhinderung von Infektionen gehören der gefahrlose Transport sowie die Reinigung der Wäsche zur Wäschedesinfektion. Die chemische Desinfektion erfolgt mit den gleichen Mitteln wie bei der Raumdesinfektion, meist jedoch in geringerer Konzentration, zum Beispiel mit 2%iger Kresolseifenlösung.

2. **Desinfektion empfindlicher Gegenstände:**
Die „klassische Methode" für die Desinfektion von Geschirr, Kamm, Bürste ist das Einlegen in Formalin bei Zimmertemperatur für mehrere Stunden. Überholt ist das Aufbewahren von Injektionsspritzen und Kanülen in Alkohol.

Merke: Im Alkohol bleiben Tetanus- und Gasbrandsporen jahrelang lebensfähig!

Heute bietet die Kaltdesinfektion mit Äthylenoxyd in wäßriger und gasförmiger Phase nahezu unbegrenzte Möglichkeiten der Anwendung in der modernen Chirurgie, den medizinischen, pharmazeutischen und Nahrungsmittelindustrien. Herz-Lungen-Maschinen, künstliche Nieren, Herzkatheter, empfindliche Optiken werden hiermit, gegebenenfalls unter Druck und/oder Erwärmung ($\leqq 56°$ C) zwecks Erhöhung der Eindringungs- und Entkeimungskraft, behandelt.

Einwirkung von Beta-Propiolakton führt zum Absterben von Hepatitisviren in Gewebetransplantaten und Plasmakonserven. Im Tierversuch wurde eine karzinogene Wirkung festgestellt.

Desinfektion mit Äthylenoxyd ist kein einfaches Verfahren. Es erfordert große Erfahrung und laufende Überwachung. Äthylenoxyd ist toxisch sowie explosiv.

3. **Haut-Schleimhautdesinfektion:**
2%ige alkoholische oder wäßrige Jodlösung gehört zu den wirksamsten und nachhaltigsten Desinfektionsmitteln für die präoperative Haut-Schleimhautbehandlung einschließlich der Hautdesinfektion vor Blutentnahmen und Injektionen.

Abwischen mit Alkohol entkeimt die Haut ungenügend.

4. **Händedesinfektion:**
Sie ist die in der ärztlichen Praxis meistgeübte Desinfektion.

Wir unterscheiden zwischen „hygienischer" und „chirurgischer" Händedesinfektion.

Prinzip der hygienischen Händedesinfektion: Vor der Hautreinigung werden pathogene Anflugkeime, die durch Kontakt mit infektiösem Material auf die Haut gelangten, zuerst durch ein Desinfektionsmittel abgetötet. Mittel der Wahl sind 80%iger Äthylalkohol[16] (DAB VII) bzw. 60%iger Isopropylalkohol (DAB VII). Etwa 5 ml (1 Teelöffel voll) werden eine Minute (bis zur Lufttrocknung) in den Händen verrieben.

Merke: Die wirksamste Bekämpfung infektiöser Darmkrankheiten ist die hygienische Händedesinfektion. Keine Handwaschschüssel benutzen!

Prinzip der chirurgischen Händedesinfektion: Reduktion der Dauerflora und Abtötung der Anflugflora wird durch mechanisch-chemische Händedesinfektion erzielt: Vorreinigung der Hände und Unterarme mit Seife und Bürste unter fließendem Wasser für 2 Minuten (!), anschließend 5 Minuten Desinfektion mit Äthanol oder Isopropanol. Kombination mit oberflächenaktiven Desinfizientia, zum Beispiel quaternären Ammoniumverbindungen, hemmt nachwirkend die verbliebenen Residualkeime, die durch das Schwitzen im Handschuh an die Oberfläche treten und sich im „Handschuhsaft" sammeln. Ein Drittel aller Handschuhe werden während der Operation lädiert und für Keime durchlässig.

Merke: Mehr als die Hälfte aller Ärzte und Pflegepersonen sind Träger von pathogenen Staphylokokken.
Die wichtigste Verhaltensregel für den Arzt und Chirurgen ist daher das Nichtinfizieren der Hände.
Instrumente statt Finger benutzen! Die sterile Hand des Operateurs ist der sterile Gummihandschuh!

---

[16]) 80 Volumenprozent entsprechen 70 Gewichtsprozent Äthanol.

Anhang 1: Prüfung von Desinfektionsmitteln

Es gibt keine Universal-Desinfektionsmittel und keine Universal-Prüfmethode[17]). Die Testung umfaßt daher mehrere Schritte: Vorversuche dienen der Feststellung, ob das Mittel unter optimalen Bedingungen wirksam ist, daran anschließende Modellversuche, ob es den Bedingungen der Praxis genügt. Die komplette Wertbestimmung ermittelt darüber hinaus allgemeine physiko-chemische Eigenschaften unter ausgewählten Verhältnissen.

Als Testkeime verwendet man je nach Erfordernis pathogene Staphylokokken, Koli-, Proteus- und Pyozyaneusbakterien, Tuberkelbakterien, Sporen von Subtilis- und Mesentericusbazillen, ferner Pilzstämme.

Als Beurteilungsgrundlage gilt die Bestimmung des Endpunktes, bei dem sämtliche Keime durch eine bestimmte Desinfektionsmittelkonzentration nach bestimmter Einwirkungsdauer abgetötet werden.

1. **Vorversuche**

a) Prinzip des Entwicklungshemmungs- und Suspensionsversuchs:

Im Desinfektionsmittel suspendierte Keime werden der unmittelbaren Einwirkung desselben ausgesetzt. Die Versuchsanordnung gestattet die Bestimmung der minimal hemmenden und abtötenden Desinfektionsmittelkonzentration einschließlich der erforderlichen Einwirkungszeit (Konzentrations-Zeit-Versuch). Der Nachweis der Abtötung geschieht durch Anlegen von Subkulturen aus den Kulturgefäßen mit Wachstumshemmung, gegebenenfalls unter Neutralisierung antimikrobieller Nachwirkungen des Mittels.

Die Hemmkonzentration eines Desinfektionsmittels ist die niedrigste Verdünnung, die kein Keimwachstum der Originalkultur, wohl aber der hieraus angelegten Subkultur ergibt.

b) Prinzip der Eiweißfehler-Bestimmung:

Entwicklungshemmungs- und Suspensionsversuche wie unter „a“, jedoch in Serum-Desinfektionsmittel-Gemischen.

c) Prinzip des Keimträgerversuchs:

Die an rauhen Oberflächen haftenden Testkeime (üblich sind Batistläppchen von 1 cm² Größe) werden verschiedenen Konzentrationen und Einwirkungs-

---

[17]) Die von der Deutschen Gesellschaft für Hygiene und Mikrobiologie 1959 herausgegebenen „Richtlinien für die Prüfung von chemischen Desinfektionsmitteln“ fördern die Vereinheitlichung der Prüfmethoden.

zeiten des Desinfektionsmittels ausgesetzt. Der Versuch bestimmt die Abtötung der Keime unter erschwerten Bedingungen. Ausschaltung entwicklungshemmender Voraussetzungen geschieht wie unter „a" und „b".

2. **Modellversuche**

   Die Bestimmung der praktischen Desinfektionswirkung erfolgt mit folgenden Versuchsanordnungen:

   a) Händedesinfektion;
   b) Wäschedesinfektion;
   c) Scheuerdesinfektion;
   d) Sputum- und Stuhldesinfektion.

3. **Komplette Wertbestimmung**

   Sie gilt der Festlegung physikalisch-chemischer Parameter:

   a) Benetzung, Reinigung und Tiefenwirkung des Desinfektionsmittels gegenüber verschiedenen Substraten;
   b) Giftigkeit, Schädlichkeit gegenüber Haut, Wäsche und Instrumenten, Geruchsentwicklung;
   c) Bindung („Verbrauch") durch Eiweiß, Beständigkeit gegenüber Seifen und Fettsäuren, Haltbarkeit bei Lagerung, Abkühlung, Erhitzung.

Anhang 2: Desinsektion

Die Vernichtung von Seuchenüberträgern und Gesundheitsschädlingen (Ungeziefervertilgung, Schädlingsbekämpfung) hat für die Seuchenverhütung und -bekämpfung große Bedeutung. 10 % der Welternte fallen schädlichen Nagetieren zum Opfer (GRÜN).

Neben den klassischen Verfahren der Entwesung mit physikalischen und chemischen Methoden, die meist zugleich eine Entseuchung bewirken, haben vor allem die kontaktinsektiziden Wirkstoffe („DDT-Präparate") das Gebiet der Ungezieferbekämpfung revolutioniert[18]).

Physikalische Verfahren

1. **Hitze:** Die Entwesung in Desinfektionsanstalten erfolgt im Dampfapparat oder Vondran-Gerät. Auskochen in 2%iger Sodalösung tötet alle Läuse und Nissen.
2. **Strahlen:** Schnellbewegte Elektronen („Kaltsterilisation") zerstören außer Mikroben und deren Dauerformen alle Arthropoden (Insekten), deren Eier und Larven.

---

[18]) P. MÜLLER (Basel) entdeckte 1937 die insektizide Wirkung von DDT.

Chemische Verfahren

1. **Raumdurchgasung:**
Geschlossene Räume (Schiffe, Speicher, Wohn- und Arbeitsräume) werden durch Einleiten giftiger Gase entwest, z. B. Schwefeldioxyd, Äthylenoxyd, Blausäure oder Zyklon B (Gemisch von Blausäure und Tränengas). Die Durchführung erfolgt auf Anordnung der Gesundheitsbehörde durch autorisiertes Personal (Desinfektoren, Kammerjäger) unter Kenntlichmachung und Absperrung der betreffenden Örtlichkeit.

2. **Kontaktgifte:**

Kontaktgifte sind insektizide (arthropozide) Wirkstoffe, die nach Art des Dichlor-Diphenyl-Trichloräthans (DDT) zur spezifischen Vergiftung zahlreicher Insektenspezies führen.

Menschen sollen den stärkeren Kontakt mit Ölemulsionen meiden. Kein Bestäuben oder Besprayen der Nahrungsmittel.

Wirkmechanismus: Man vermutet direkten Angriff am Nervensystem, wenn die Füßchen des Insekts den angetrockneten Wirkstoff berührt haben („Füßchengifte"). Der Tod erfolgt in 24 Stunden an Nervenlähmung.

Anwendungsbereich: Große Erfolge zeigten sich gegen die Überträger des Fleckfiebers, der Pest und Malaria, ferner gegen die Krankheiten, die durch Fliegen aktiv oder passiv übertragen werden. DDT-resistente Insektenstämme nehmen jedoch zu. Die geringe arthropozide Wirkung des DDT kann durch Anwendung von **H**exachlor-**C**yclo-**H**exan (HCH, gegen Zecken) kompensiert werden[19]).

Praktische Bedeutung der mehrmonatigen DDT-Wirkung in Wand-, Fußböden- und Deckenbelägen, in DDT-imprägnierter Wäsche, ferner der mehrwöchigen Wirkung nach Freilandbehandlung mit versprühten Emulsionen.

Allgemeinhygienische Verfahren

1. Fliegensichere Aufbewahrung der Nahrungsmittel und Abfälle, Abdeckung der Dunggruben (Fliegenbrut!).

[19]) Bestimmte Probleme der Entomologie lassen sich ökonomischer und gezielter durch den Einsatz von „Repellents", den insekten(arthropoden)abweisenden Mitteln, lösen.

2. Trockenlegen der Sümpfe (Mückenbrut!).
3. Beseitigung der Unterschlupfmöglichkeiten der Ratten durch Vergitterung der Kellerfenster, Bodenluken und Einsteigschächte unterirdischer Rohrleitungen.

Konservierung

Die meisten durch den Menschen natürlich und künstlich gewonnenen Produkte werden von Mikroben besiedelt. Das Verderben von Nahrungsmitteln, Baustoffen und dgl. bedeutet für Wirtschaft und Volksgesundheit einen beträchtlichen Schaden.

Ihren eigentlichen Sinn erhalten physikalische und chemische Maßnahmen der Keimhemmung, -verminderung oder -abtötung erst durch die Unterbrechung mikrobieller Zersetzungsprozesse.

Physikalische Verfahren

1. **Hitze:** Kommerzielle Sterilisation durch Eindosen von Fleisch, Milch, Gemüse, Obst usw. bei 120° C tötet Bazillensporen nur dann, wenn Abtötungstemperaturen im Innern des Konservierungsgutes ausreichend lang einwirken. Anderenfalls bleiben „ruhende" Dauerformen jahrelang am Leben und keimen unter günstigen Bedingungen aus.

   Einkochen konserviert durch Einwirkung von Siedehitze und Fernhalten der Luftmikroben.

   Schonende Pasteurisierung mit anschließender Aufbewahrung im Kühlen erhält die geschmacklichen Qualitäten von Milch, Bier, Wein und anderen Getränken.
2. **Kälte:** Wir unterscheiden Eiskühlung bei + 3 bis 6° C von Tiefkühlung bei $\leqq$ —20° C. Einfluß von Luftfeuchtigkeit, Sauerstoff und Lichtzutritt spielt eine Rolle.

Merke: Abkühlung bedeutet Lebenderhaltung fast aller pathogenen und apathogenen Mikroben. Nur sehr empfindliche Keime wie Gonokokken verlieren nach einiger Zeit an Vitalität.

Hochempfindliche Mikroben, z. B. Syphilistreponemen, bleiben bei der „kritischen" Temperatur von —70° C und darunter jahrelang virulent.

Kryothermie (mehrmaliges Einfrieren und Auftauen) vermindert die Keimzahlen, führt aber zu keiner Sterilität.

3. **Trocknung:** Wasserentzug unterbindet das Wachstum der Mikroben, der „latente" Stoffwechsel bleibt unbeeinflußt.

Eintrocknung bedeutet für sehr viele Mikroben eine Konservierung. Nur empfindliche Arten wie Gonokokken, Meningokokken, Syphilistreponemen, sterben ab.

Trocknung durch Erwärmen muß bei Temperaturen über 50° C erfolgen, um Keimvermehrung während der Trocknung zu verhindern (Beispiel ist der Salmonellenbefall im Trockenei und in Trockenmilch). Licht- und Luftzutritt führen zur Oxydation und Zerstörung der Vitamine und zum Ranzigwerden der Fette; Bedeutung der Luftfeuchtigkeit.

Durch schonende Gefriertrocknung (Lyophilisation) im Hochvakuum wird das Wasser aus dem gefrorenen Material sublimiert. Hierdurch werden empfindliche Mikroben wie Meningokokken oder Gonokokken jahrelang ohne Veränderung morphologischer und physiologischer Merkmale konserviert. Die kritische Restfeuchtigkeit liegt bei 1 %, Licht und Luftsauerstoff müssen fernbleiben.

4. **Osmose:** Salzen (20%ige Salzlaken), Pökeln (25%ige Salzlake plus 1%iger Kalisalpeter), Zuckern bewirken Wasserentzug. Wachstumshemmung durch Säuren ist die Folge einer pH-Erniedrigung, organische Säuren wirken vor allem durch das undissoziierte Molekül. Bakterien wachsen mit wenigen Ausnahmen nicht außerhalb der pH-Werte 4,5 und 8,5. Dagegen sind Pilze und Hefen azidophil bzw. -tolerant. „Mikrobenwidrige" Eigenschaften zeigen Öle und Fette; Bedeutung der Nahrungsmittelkonservierung in Ölen. Glyzerin konserviert Viren durch Bakterienhemmung und Keimverarmung.

5. **Strahlen:** Elektronen-Kaltsterilisation bzw. zur Erhaltung geschmacklicher Qualitäten Strahlenpasteurisation gehören zur Domäne der modernen Konservierungsmethoden in der Nahrungsmittelindustrie.

Chemische Verfahren

Chemische Konservierungsmethoden eignen sich mehr für pharmazeutische und kosmetische Präparate. Im Lebensmittelgesetz wird eine strikte Beschränkung auf ungiftige, nichtgeschmacksbeeinträchtigende Stoffe verlangt. Art der Konservierung ist auf den Nahrungsmitteln kenntlich zu machen.

1. **Räuchern:** Wirksames Prinzip sind Phenole und Kresole in Verbindung mit Trocknung.
2. **Würzen:** Das Prinzip sind die antimikrobiellen ätherischen Öle.
3. **Chemische Stoffe:** Für die Nahrungsmittelkonservierung sind vor allem Ameisensäure, Benzoesäure und para-Hydroxybenzoesäure-Ester im Gebrauch.

   Impfstoffe und Heilsera werden mit 0,3 % Phenol, 0,1 % Formalin, 0,01 % Merthiolat (organische Quecksilberverbindung) konserviert.

Chemotherapie

Die medikamentöse Beeinflussung von Krankheitserregern im Organismus gehört zu den jahrtausendealten Erfahrungen der Menschen. Lange vor der Entdeckung der spezifischen Infektionserreger wurden von den indianischen Ureinwohnern Südamerikas Chinarinde (die „Rinde der Rinden") gegen Malaria, Brechwurzel (Radix ipecacuanhae) gegen Amöbenruhr verwendet. Anfang des 16. Jahrhunderts führte PARACELSUS die Quecksilberbehandlung der Syphilis ein. Aber erst die Entwicklung der naturwissenschaftlichen Medizin begründete in gemeinsamen Bemühungen der Chemie und Mikrobiologie die heutige Chemotherapie mit synthetischen und biologisch gewonnenen Wirkstoffen. Neben der humanmedizinischen Anwendung steht die wachsende Bedeutung für die Landwirtschaft, in der Nahrungsmittelkonservierung, in der Aufzucht und Haltung von Nutztieren. Ihre Nutzung für die Biochemie und Grundlagenforschung liegt erst in den Anfängen.

Voraussetzung für die breite Anwendung von Chemotherapeutika sind deren Wirksamkeit, Verträglichkeit und Wirtschaftlichkeit.

Historie:

1877 PASTEUR und JOUBERT (Paris) beobachten Wachstumshemmung von Milzbrandbazillen durch Luftkeime und nennen das Phänomen „Antibiose".

1899 EMMERICH und LOEW (München) verwenden Pyozyanase, Stoffwechselprodukt der Pyozyaneusbakterien, lokaltherapeutisch gegen Diphtheriebakterien und Eiterkokken.

1909 Erfolgreiche Erprobung des spirochätentötenden organischen Arsenpräparates Salvarsan durch P. EHRLICH (Frankfurt a. M.). Experimentelle Begründung der spezifischen Chemothera-

Historie:

pie; Konzeption der Beziehung zwischen chemischer Struktur und antimikrobieller Wirkung o h n e Mitbeteiligung des Wirts (Therapia magna sterilisans); Einführung des Begriffes des chemotherapeutischen Index (Verhältnis der Heildosis zur Giftdosis).

1917 DRESSEL, KOTHE und ROEHL (Leverkusen) entwickeln aus Azofarbstoffen das trypanosomenwirksame Harnstoffderivat Bayer 205 (Germanin).

1922 A. FLEMING (London) entdeckt im Nasenschleim das Lysozym, ein antibakterielles, muraminsäurespaltendes Ferment.

1924 Erstes synthetisches Chinolinderivat gegen Malariagameten (Plasmochin) durch ROEHL und SCHULEMANN (Wuppertal).

1928 A. FLEMING (London) erklärt das von ihm beobachtete Phänomen der In-vitro-Hemmung von Staphylokokken durch Schimmelpilzkulturen (Penicillium notatum) mit der Wirkung eines spezifisch antibakteriellen Stoffes und nennt diese Substanz Penizillin.

1931 Erstes synthetisches Mittel gegen Malariaschizonten, ein Akridinderivat (Atebrin), durch KIKUTH, MAUSS und MIETZSCH (Wuppertal).

1932 G. DOMAGK (Wuppertal) entdeckt die antibakterielle In-vivo-Wirkung der von MIETZSCH und KLARER synthetisierten Stoffgruppe der Sulfanilamide (Sulfonamide).

1940 H. W. FLOREY und E. CHAIN sowie die „Oxforder Arbeitsgruppe" erproben die hochspezifische Wirkung des chemisch gereinigten Penizillins gegen Eiterkokken im Mäuseversuch, etwas später am Menschen.

— WAKSMAN und WOODRUFF (USA) isolieren aus Aktinomyzetenkulturen das Zytostatikum Aktinomyzin.

1943 Systematisches Suchen führt zur Entdeckung des Streptomyzins aus Streptomyces griseus durch WAKSMAN und Mitarbeiter (USA).

1947 BURKHOLDER und Mitarbeiter (USA) gewinnen Chloromyzetin (Chloramphenikol) aus Streptomyces venezuelae, erstes Breitband-Antibio-

Historie:

tikum, das zwei Jahre später synthetisch dargestellt wurde.

Klinischer Nachweis der rickettsiostatischen Wirkung durch SMADEL und JACKSON (USA).

1948 Erster klinischer Bericht mit dem 1945 von DUGGAR (USA) aus Streptomyces aureofaciens isolierten Breitband-Antibiotikum Chlortetrazyklin (Aureomyzin).

1950 Entdeckung des antimykotisch wirksamen Fungizidins (Mykostatin) aus Kulturfiltraten von Streptomyces noursei durch HAZEN und BROWN (USA).

1957 Isolierung der reinen 6-Amino-Penizillansäure (Grundkörper aller Penizilline) aus Nährmedium von Penicillium chrysogenum durch BATCHELOR und Mitarbeiter als Grundlage für die Herstellung halbsynthetischer Penizillinderivate.

1958 ARNOLD und BOURSEAUX (Brackwede) gelingt die Darstellung des zytotoxischen Stickstoff-Lost-Derivats Zyklophosphamid (Endoxan) nach dem von DRUCREY 1952 inaugurierten Transportform-Wirkform-Prinzip (Entfaltung der Giftigkeit am Wirkort).

1962 H. E. KAUFMAN (USA) erprobt die antivirale Wirkung des Zytostatikums Jod-Desoxyuridin (IDU) am Beispiel der Keratokonjunktivitis durch Herpesviren.

1963 Erster Bericht über die prophylaktische Wirkung eines Thiosemikarbazonabkömmlings (Marboran) gegen Pockeninfektion durch BAUER, KEMPE und Mitarbeiter (London/Madras).

Grundlagen der Chemotherapie

Der heutige Begriff der Chemotherapie umfaßt die spezifische Hemmung bzw. Abtötung von Infektionserregern (Parasiten) und Tumorzellen im Organismus mit synthetischen Mitteln (Chemotherapeutika im engeren Sinn) und/oder Naturstoffen (Antibiotika) ohne Schädigung der Wirtszellen.

Tumorhemmende oder -abtötende Substanzen nennt man Zytostatika (karzinotoxische Pharmaka) bzw. Immunsuppressiva, sofern sie die zelluläre Wirtsabwehr hemmen.

Die **Grundlagen der Chemotherapie** sind im wesentlichen bekannt. Sie wurden trotz der ständig ansteigenden „Flut" neuer Präparate mit immer „besserer" Wirksamkeit an den Standard-Mitteln (Sulfonamiden, Penizillin, Streptomyzin, Chloromyzetin, Tetrazyklinen) erarbeitet.

Grundgedanke der Chemotherapie ist die selektive Toxizität für die Mikrobenzelle ohne Beeinträchtigung der Körperzelle.

Je kleiner die noch wirksame Konzentration des Chemotherapeutikums, um so spezifischer ist der Angriff. Der Mangel an „Selektivität" der meisten Desinfektionsmittel ist die Folge ihrer Eigenschaft als allgemeine Protoplasmagifte.

Die bloße **In-vitro-Hemmung** von Mikroben macht aus einer Substanz noch kein Chemotherapeutikum. Hierzu gehört die Unschädlichkeit für den Wirtsorganismus.

Chemotherapeutika (Antibiotika) sind Stoffe, die ohne Schädigung des Wirts bestimmte Mikroorganismen (im weiteren Sinn Parasiten und Tumorzellen) schon in geringer Dosis hemmen oder abtöten; Antibiotika in der Größenordnung um Mikrogramm pro ml, Sulfonamide im 10- bis 100fachen Bereich dieser Dosis.

Antibiotika werden von Lebewesen, Mikroben-, Pflanzen- oder Tierzellen, gebildet; Stoffe tierischer Herkunft sind mit Resistenzfaktoren zu identifizieren. Antibiotika sind „biogene" Chemotherapeutika.

Bisher wurden über 1000 Antibiotika beschrieben, aber weniger als der 10. Teil ist chemotherapeutisch verwendbar. Antibiotikaproduzenten sind meist Lebewesen mit asexueller Vermehrung (Aktinomyzeten, aerobe Sporenbildner). Trotz der großen chemischen Mannigfaltigkeit dieser Stoffe beschränkt sich die Bildung eines bestimmten Antibiotikums auf eine taxonomisch eng begrenzte Gruppe, meist Gattung („Spezifitätsregel" der Antibiotika). Antibiotika sind sekundäre Metaboliten, also Intermediärprodukte des allgemeinen Stoffwechsels, denen trotz hoher biologischer Wirkung keine bestimmte Funktion im Stoffwechsel zugeordnet werden kann. Ihre Bedeutung für den „Kampf ums Dasein" im Reich der Mikroben ist noch unklar.

In vivo hängt die Wirksamkeit außerdem von der Wechselwirkung zwischen Chemotherapeutikum und Wirt ab (Abb. I/18).

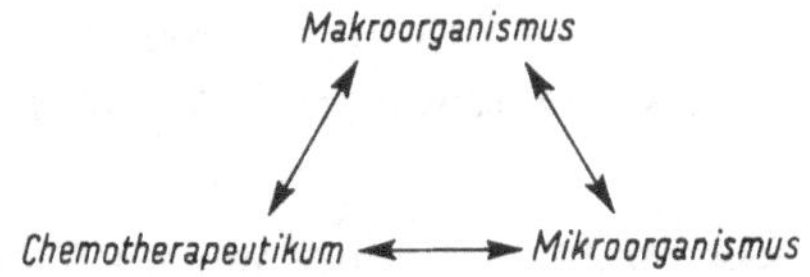

Abb. I/18. Wechselwirkung zwischen Arzneimittel, Wirt und Parasiten

Beziehungen zwischen Chemotherapeutikum und Wirt (Resorption, Verteilung, Toxizität, Ausscheidung) sind pharmakologische Probleme. Für die Chemotherapie ist die Relation zwischen Chemotherapeutikum und Parasiten die wichtigste Grundlage. Sie wird durch mikrobiologische Testmethoden geprüft.

Nach der **Wirkungsweise** unterscheidet man hemmende und abtötende Chemotherapeutika.

Keimhemmung (Bakteriostase) ist reversibel, Keimtötung (Bakterizidie) irreversibel. Die meisten Chemotherapeutika wirken bakteriostatisch (Abb. I/19).

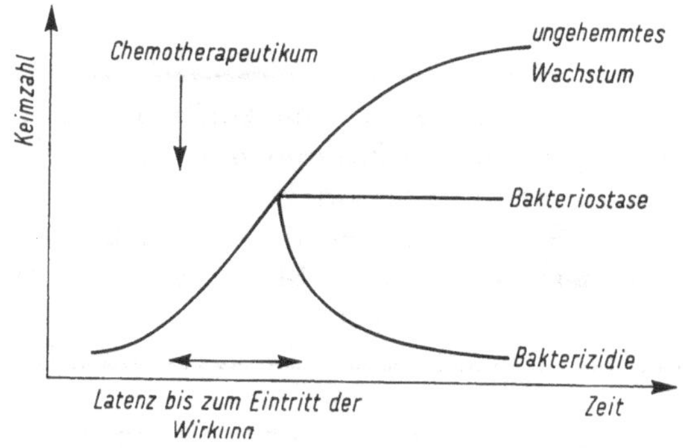

Abb. I/19. Wirkungsweise von Chemotherapeutika

Die spezifische Wirkung hängt von zahlreichen Faktoren ab, von der Konzentration des Mittels und der Zeit der Einwirkung, von der Keimmenge und dem Wachstumsalter (Vermehrungsphase) der Mikroben, vom pH-Wert des Mediums und der Temperatur. Am empfindlichsten sind die Mikroben während der exponentiellen Vermehrungsphase. Ruhende Keime sind meist resistent. Zu ihnen gehören die stoffwechselinaktiven „persistierenden“ Keime, die den Chemotherapeutika keinen Angriffspunkt bieten (sogenannte Spätkeimer oder Springer), deren Nachkommen aber sensibel sind.

Keimhemmung und -vernichtung sind ein biologisch-statistisches Problem. Verschiedene Stämme derselben Keimart sind unterschiedlich empfindlich, desgleichen Einzelindividuen einer Mikrobenpopulation.

Über den *Wirkmechanismus* der Chemotherapeutika ist noch wenig bekannt. Allgemein liegt der Angriff im Stoffwechsel und Enzymhaushalt der Mikroben. Theoretisch kommt jeder wichtige Stoffwechselschritt der Mikrobenzelle als Angriffsort für das Chemotherapeutikum in Betracht. Die verschiedenen Wege ergeben sich aus der unterschiedlichen Struktur, den damit verbundenen differenten biochemischen Eigenschaften der Chemotherapeutika sowie den betroffenen physiologischen Systemen der Keime.

Durch die Aufklärung chemotherapeutischer Wirkmechanismen werden zahlreiche noch unbekannte Stoffwechselketten entdeckt.

Chemotherapeutika, die die *Sulfanilamidgruppe* als Grundgerüst besitzen, hemmen Bakterien durch Verdrängung des lebensnotwendigen Bakterienwuchsstoffes **para-Aminobenzoesäure** (PABS) (WOODS und FILDES 1940):

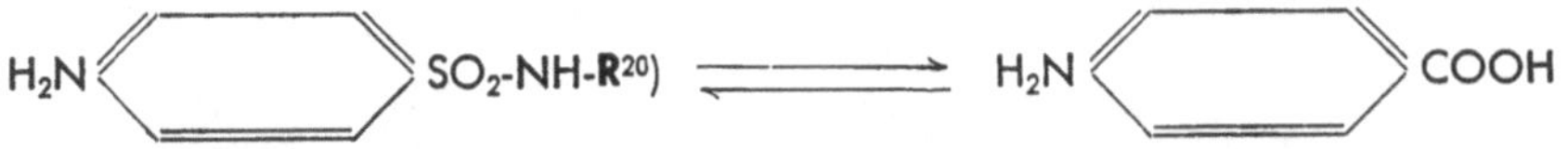

Sulfanilamid p-Aminobenzoesäure

Para-Aminobenzoesäure dient der Biosynthese der Folsäure (PABS + Pteridin + Glutaminsäure). Der *kompetitive Antagonismus* ergibt sich auf Grund der strukturellen Ähnlichkeit des Antimetaboliten Sulfanilamid (kompetitiver Inhibitor) mit der essentiellen para-Aminobenzoesäure. Das Chemotherapeutikum konkurriert als *Metabolitanalogon* mit dem Bakterienwuchsstoff um das gleiche Enzymzentrum und führt zu dessen Blockierung.

Die Verdrängung des Bakterienwuchsstoffes durch das Chemotherapeutikum bewirkt Unterbrechung lebensnotwendiger Stoffwechselreaktionen und Hemmung des Bakterienwachstums.

Der Antagonismus zwischen Metabolit und Antimetabolit läßt sich in umgekehrter Richtung ausnutzen. So führt Zusatz von PABS zum Nährmedium zur Aufhebung der bakteriostatischen Sulfonamidwirkung. Neben dieser spezifischen Hemmung gibt es unspezifische, nichtkompetitive Faktoren, z. B. bestimmte Aminosäuren und Purine im Pepton, die die Sulfonamidwirkung beeinträchtigen (Bedeutung für die Beurteilung von In-vitro-Tests). Bakterien, die auf Zugabe des fertigen Vitamins (Folsäure) angewiesen sind, also para-Aminobenzoesäure weder benötigen noch synthetisieren, werden wie Körperzellen durch Sulfonamide der Sulfanilamidgruppe nicht gehemmt.

---

[20] Substitution an der Aminogruppe (**R**) führt zu zahlreichen Derivaten, z. B. Diazine, Isoxazole, Pyrazole, Pyridazine, Pyrimidine.

Die spezifische Wirkung der zahlreichen Antibiotika ist komplizierter. P e n i z i l l i n und B a z i t r a z i n verhindern die Biosynthese der Bakterienzellwand durch Hemmung des Einbaues des Muraminsäurekomplexes. Die Wirkung trifft Bakterien während der Vermehrung. Zellwandfreie Protoplasten („stabile L-Formen") sind penizillinresistent. In Warmblüterzellen gibt es keine Muraminsäurepeptide.

S t r e p t o m y z i n und P o l y m y x i n B schädigen die Permeabilität der Plasmamembran. Hemmung oder Änderung der Proteinsynthese mit Blockierung von Stoffwechselreaktionen wird durch verschiedene Antibiotika bewirkt, z. B. S t r e p t o m y z i n, C h l o r o m y z e t i n, T e t r a z y k l i n e. Der Effekt zeigt sich auch bei ruhenden Bakterien.

Antibiotika, die in den Nukleinsäure- und Proteinstoffwechsel eingreifen, sind für die **Grundlagenforschung** der Molekularbiologie unentbehrlich. So blockiert A k t i n o m y z i n die Starterfunktion der DNS für die Kopierung der Boten-RNS, siehe auch den Abschnitt über Bau und Funktion der Gene (S. 193). C h l o r o m y z e t i n stört den letzten Schritt der Proteinsynthese an der Ribosomen-RNS (Abb. I/20).

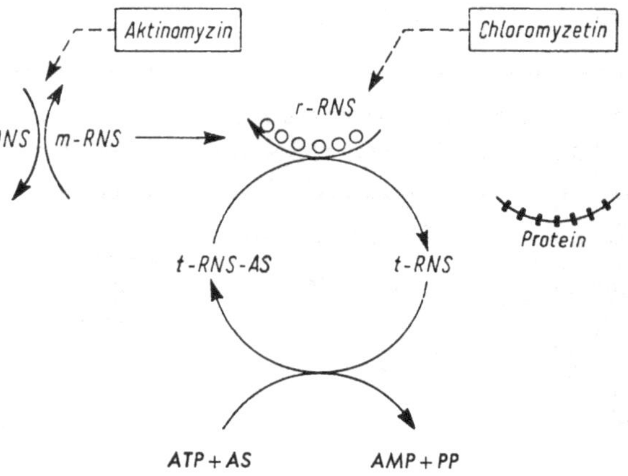

Abb. I/20. Angriffsort von Aktinomyzin und Chloromyzetin im Nukleinsäure- und Proteinstoffwechsel (vgl. Abb. III/15, S. 198)

Die **Resistenz gegen Chemotherapeutika** gehört zum biologischen Grundphänomen der Anpassungsfähigkeit der Lebewesen an veränderte Umweltbedingungen.

Die „Arzneifestigkeit" der Mikrobenwelt ist ein universelles Problem. Sie zeigt, daß Mikroben die Fähigkeit besitzen, trotz und mit Chemotherapie weiterzuleben.

Wir unterscheiden z w e i H a u p t f o r m e n d e r R e s i s t e n z :

1. N a t ü r l i c h e R e s i s t e n z der Mikroben gegenüber bestimmten Chemotherapeutika. Hieraus resultiert das charakteristische Wirkungsspektrum eines Chemotherapeutikums.

   Beispiel: Penizillinresistenz der meisten gramnegativen Bakterien (ausgenommen gramnegative Kokken und Spirochäten).

2. E r w o r b e n e R e s i s t e n z primär sensibler Mikrobenarten unter dem Einfluß eines Chemotherapeutikums. Diese sekundär erworbene Form ist dem Wesen nach ein Sonderfall des Phänomens, daß unter einer primär sensiblen Mikrobenart Stämme mit p r i m ä r e r R e s i s t e n z zu finden sind.

Beispiel: Zum Beginn der Sulfonamidbehandlung der Gonorrhoe im Jahr 1936 waren über 90 % aller Gonokokkenstämme sulfonamidempfindlich. Sechs Jahre später zeigten sich 90 % der Stämme resistent.

Unter Chemo(Antibiotika)resistenz versteht man die natürliche oder erworbene Widerstandsfähigkeit einer Mikrobenpopulation gegenüber bestimmten chemotherapeutischen (antibiotischen) Substanzen.

Die n a t ü r l i c h e Resistenz beruht auf dem Fehlen genkontrollierter Enzymstrukturen und -funktionen, die dem Chemotherapeutikum als Angriffsort dienen. Auch die e r w o r b e n e R e s i s t e n z ist genetischen Ursprungs. Phänomenologisch vollzieht sich die Anpassung (Adaptation) unter dem Einfluß des Chemotherapeutikums als Ablösung sensibler durch resistente Erregerpopulationen. Sie entsteht entweder durch S p o n t a n m u t a t i o n mit anschließender Selektion der resistenten Mutante oder durch G e n a u s t a u s c h (Rekombination) von resistenten auf sensible Bakterien mittels Transformation, Konjugation oder Transduktion. Auch die episomale Form der Genübertragung (Austausch von autonom im Plasma lokalisierten Resistenzfaktoren) kommt in Betracht; letztere ist für Mehrfachresistenzen verantwortlich.

Alle Resistenzerscheinungen sind auf Erbmerkmale zurückzuführen.

Die Anwesenheit des Chemotherapeutikums begünstigt die selektive Anreicherung resistenter Mutanten, bleibt jedoch ohne Einfluß auf die Mutation; von den herkömmlichen antimikrobiellen Chemotherapeutika ist keine mutagene Wirkung („gerichtete Mutation") bekannt.

P h ä n o t y p i s c h e R e s i s t e n z m e c h a n i s m e n setzen also die Determinierung durch Struktur-, gegebenenfalls Regulationsgene voraus. Beispielsweise wird die induktive Penizillinasebildung bei penizillinasebildenden Staphylokokken, Kolibakterien usw. durch „Einschaltung" des genetischen Regulationsmechanismus ausgelöst, wenn Penizillin vorhanden ist, vgl. auch Selektion — Adaptation im Abschnitt Genetik (S. 199).

Nur Mikrobenzellen, die die entsprechende Genausstattung besitzen, können sich physiologisch (phänotypisch) an die veränderte Umwelt, beispielsweise an ein Chemotherapeutikum, adaptieren.

Wir unterscheiden z w e i A r t e n d e r R e s i s t e n z e n t w i c k l u n g :

Beim S t r e p t o m y z i n t y p entstehen e i n s t u f i g e M u t a n t e n verschiedener Resistenzgrade gleichzeitig mit geringer, mittlerer und hoher Resistenz einschließlich solcher, bei der auch höchst erreichbare therapeutische Konzentrationen ohne Wirkung bleiben. Die Resistenz vom Streptomyzintyp ist wahrscheinlich die Funktion mehrerer nichtgekoppelter genetischer Loci und entwickelt sich rasch. Hierzu gehört zum Beispiel die Resistenz gegen Streptomyzin, Erythromyzin und gegen Tuberkulostatika Isoniazid (INH) und para-Aminosalizylsäure (PAS).

Beim Penizillintyp entwickeln sich mehrstufige Mutanten; das sind Bakterien, die von Mutanten mit gleichmäßig geringer Resistenz abstammen. Zwei- und mehrstufige Mutanten sind nur wenig mehr resistent als die einstufigen. Die Resistenzentwicklung erfolgt allmählich und stufenweise. Resistenz vom Penizillintyp („schwachstufiger Typ") ist wahrscheinlich die Funktion eines einzigen Genlocus. Hierzu gehören unter anderem Penizillin, Chloromyzetin, die Tetrazykline, ferner Sulfonamide (Abb. I/21).

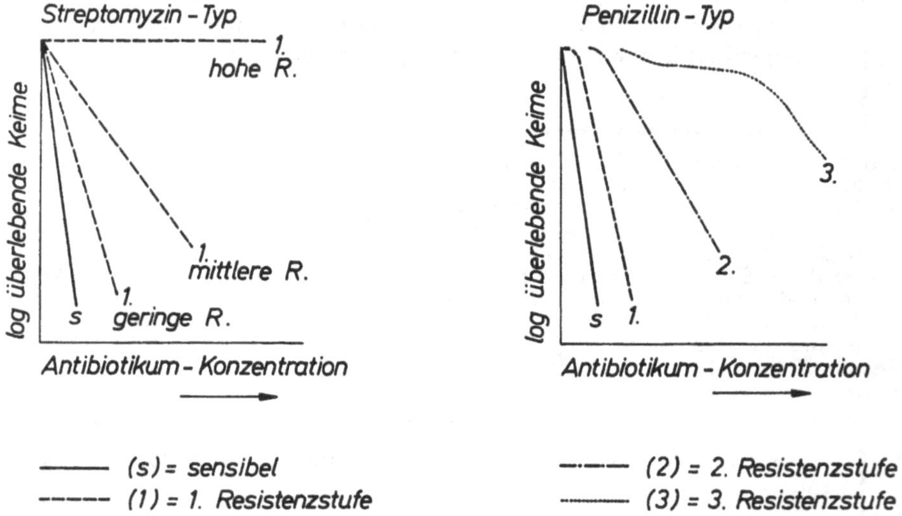

Abb. I/21. Ein- und mehrstufige Resistenzentwicklung (nach BRYSON und DEMEREC)

Resistente Stämme behalten das Merkmal der Resistenz bei und vererben es weiter. Resistenzverlust durch Rückmutation ist sehr selten.

Resistente Stämme sind häufig biologisch minderwertig. So können sich penizillinresistente Staphylokokken nicht anaerob vermehren. INH-resistente Tuberkelbakterien sind im Meerschweinchenversuch weniger virulent als nichtresistente Mikroben. Im Welsch'schen Phänomen tritt der resistente Anteil einer gemischten Mikrobenpopulation auf Grund langsamerer Teilungsgeschwindigkeit nach einiger Zeit in den Hintergrund; die Population wird wieder empfindlich.

Resistente Mutanten können gleichzeitig gegen ein anderes Mittel resistent werden, dem sie nicht ausgesetzt waren. Diese partielle oder komplette **Kreuzresistenz** entsteht vor allem bei chemisch bzw. im Wirkmechanismus verwandten Mitteln, zum Beispiel den Penizillinen, Tetrazyklinen und Oligosaccharid-Antibiotika (Streptomyzine und Neomyzingruppe).

Gefahren der Chemotherapie

Falsch indizierte oder dosierte Chemotherapie gefährdet Leben und Gesundheit des Patienten und schädigt das Ansehen des Arztes durch

1. **unerwünschte Wirkung auf den Makroorganismus: Gefahren der Allergie, Toxizität, Ausbleiben der Immunitätsreaktionen;**
2. **unerwünschte Wirkung auf den Mikroorganismus: Möglichkeiten der Resistenzentwicklung, der Schädigung normaler Haut-Schleimhautmikroben, der Virulenzsteigerung potentiell pathogener Mikroben;**
3. **unerwünschte „Wirkung" auf den Arzt: Verleitung zu unkritischer Anwendung; mit unangebrachter Chemoprophylaxe Verschleierung von Krankheitssymptomen und Erschwerung des Erregernachweises, Unterlassung lebensrettender chirurgischer Maßnahmen.**

Allergische Reaktionen werden in etwa 10 % aller Fälle beobachtet. Am häufigsten sind Hauterscheinungen, selten, aber am gefürchtetsten, der anaphylaktische Schock. Geringe Allergisierung nach peroraler Applikation! Vermeidung der Kontaktallergie, die vor allem durch lokale Penizillinbehandlung gefördert wird, vgl. S. 114.

Vorsicht vor Medikation bei Allergikern!
Sorgfältige Anamnese, Reaktionen auf frühere Chemotherapeutikagaben, Gruppenallergie bei Sulfonamiden und Antibiotika, Kreuzallergie bei Dermatomykosen beachten, gegebenenfalls Hauttestung!

Gefahr der Toxizität gebietet besondere Vorsicht mit Streptomyzin (irreversible Schädigungen des Hör- und/oder Vestibularnerven), Neomyzin und Polymyxin (Nierenschädigung), Chloromyzetin (Schädigung der Blutneubildung und Gefahr der Aplasie im Knochenmark), Sulfonamiden (Nierenschädigung und Hämatopathien).

Die Antivitaminwirkung der Chemotherapeutika hat eine komplexe Ursache: direkte Wirkung im Sinne der kompetitiven Hemmung von para-Aminobenzoesäure durch Sulfonamide; indirekte Wirkung durch Hemmung der mikrobiell-enteralen Vitaminsynthese, der Resorption sowie des Intermediärstoffwechsels der Vitamine. Hinzukommt der erhöhte Vitaminbedarf Infektionskranker. Unumgänglich ist die Substitution der Vitamin-B-Gruppe vor allem bei Gaben von Breitbandantibiotika und langdauernder Medikation bei Tuberkulose.

Die rasche Hemmung und Eliminierung der Erreger führt unvermeidlich zur Verminderung bzw. **Unterbrechung der spezifischen Immunisierung,** so daß keine endgültige Keimfreiheit im Organismus erreicht wird. Daher können nach Absetzen der Chemotherapie oder Chemoprophylaxe Rezidive und Neuerkrankungen auftreten.

Überwuchern chemosensibler Krankheitserreger durch resistente Mikroben bezeichnet man als Infektionswechsel. Die Folgen können **therapieresistente Superinfektionen** sein, die entweder endogen durch Virulenzsteigerung potentiell pathogener Haut- oder Schleimhautmikroben oder exogen durch „Crossinfection" bedingt sind. Je breiter das Wirkungsspektrum des Chemotherapeutikums, um so größer ist die „Lücke", die in der schützenden Normalmikrobenflora der Haut und Schleimhaut entsteht.

Beispiele sind die gefürchtete postantibiotische (postoperative) Enterokolitis und Bronchopneumonie durch Staphylokokken, die Staphylokokken-Wundeiterung und -Mastitis auf chirurgischen und Entbindungsstationen, die Kolienteritis in Säuglingsabteilungen, Koli-Proteus-Pyozyaneusinfektionen der ableitenden Harnwege in urologischen Stationen, endlich lokale und generalisierende Krankheitsprozesse durch potentiell pathogene Hefen (Soormykosen).

Es besteht ein Zusammenhang zwischen dem Anteil chemoresistenter „Hospitalkeime", z. B. Staphylokokken, Koli-Proteus-Pyozyaneusbakterien, und der Höhe des Antibiotikumverbrauchs.

Neben genannten Hospitalkeimen neigen vor allem Tuberkelbakterien zum Resistentwerden. Hier hat sich zur Verzögerung der Resistenz die langdauernde Kombinationstherapie mit Präparaten verschiedener Angriffsorte bewährt.

Zum Beginn der Therapie gegen endotoxinhaltige Infektionserreger können sich bei massiver Dosierung nach Art der „klassischen" Herxheimer'schen Reaktion (Salvarsantherapie der Syphilis) akute Verschlechterung mit bedrohlichen Reaktionen, Schüttelfrost, Fieber und Kreislaufschock einstellen; vor allem bei Typhus abdominalis, Brucellosen, Pasteurellosen und Sepsis durch Koli-, Proteus- oder Pyozyaneusbakterien.

Cave massive Antibiotikadosierung bei Allgemeininfektionen durch (gramnegative) Endotoxinbildner (Herxheimer'sche Reaktion!). Vorsichtiger Therapiebeginn, Kortikoide bereithalten!

Für den Arzt liegt die Hauptgefahr der Chemotherapie im Mißbrauch ohne klare Indikation, in der Uberwertung und falschen Dosierung.

Gezielte Chemoprophylaxe ist nur in besonderen wenigen Fällen angezeigt zum Schutz gesunder, nicht angesteckter Personen (Pflegepersonal usw.), zum Beispiel bei Bakterienruhr, Pneumokokken-Lobärpneumonie, Meningokokken-Meningitis; mit Tuberkulostatika bei tuberkulinnegativen exponierten Kindern und Jugendlichen.

Gezielte Chemosuppression während der Inkubation wird nach Laborinfektionen (z. B. Typhus abdominalis, Pest, Tularämie, Brucellose, Tuberkulose), bei Lues connata und Gonoblennorrhoe der Neugeborenen geübt. Besonders wichtig ist die spezifische Rheumaprophylaxe mit Penizillin bei Streptokokkeninfektionen (Angina, Scharlach). Die **allgemeine Chemoprophylaxe** kann bei Operationen notwendig werden, die von vorübergehenden Bakteriämien gefolgt sind, wie Tonsillektomien, Zahnextraktionen, septischen chirurgischen, gynäkologischen oder urologischen Eingriffen einschließlich der aktiv-chirurgischen Behandlung der Tuberkulose (Verhütung der Generalisation und Exazerbation).

Eine allgemeine Chemoprophylaxe zur Verhütung von Seuchen gibt es bisher nicht. Die Gefahr der Chemoprophylaxe und Chemosuppression liegt in der Persistenz „ruhender" Keime während des Frühstadiums der Infektion mit Verschleierung bzw. Verschleppung der Krankheitssymptome.

Verkennung wichtiger Leitsymptome, schwierige Züchtbarkeit der Erreger (Beispiel der anbehandelten kryptogenen Sepsis), Unterlassung chirurgischer Eingriffe sind die Folge („ubi pus ibi evacua").

Epidemiologisch indizierte Chemotherapie wird mit Depot-Penizillin gegen endemische Treponematosen in stark verseuchten Herdgebieten geübt. Hierbei erhalten alle Bewohner bzw. alle Seroreaktoren (Personen mit positiver WaR) eine Injektion.

Anwendung der Chemotherapie

Die allgemeine Indikation für den Einsatz von Chemotherapeutika lautet: gezielte frühzeitige, optimal dosierte, ausreichend lange Behandlung, wenn mit der sicheren Wirkung des Chemotherapeutikums zu rechnen ist (Resistenzbestimmung s. Anhang S. 91), oder wenn Schwere und Verlauf der Infektion es erfordern. In besonderen Fällen lokal wirkende Chemotherapeutika oder Kombinationstherapie.

Voraussetzung für den gezielten Einsatz ist die **ätiologische Diagnose.** In bestimmten Fällen genügt das klinische Bild (Beispiel typische Angina). Bei den meisten Infektionen ist die Beziehung zwischen Klinik und ätiologischem Agens wenig konstant; hier muß geeignetes Untersuchungsmaterial für die Erregerfeststellung, gegebenenfalls Resistenzprüfung noch vor Beginn der Chemotherapie, sichergestellt werden.

Empfindlichkeitstestungen sind unumgänglich, wenn die Erreger erfahrungsgemäß leicht resistent werden (Beispiel Staphylokokken, Enterokokken, Koli-Proteus-Pyozyaneusbakterien), wenn die Infektionen mit hoher Letalität verlaufen (Beispiel bakterielle Endokarditis und Sepsis) oder die begonnene Chemotherapie nicht anspricht (Anhang S. 92).

Keine Chemotherapie ohne klinische Diagnose bzw. ohne Erregerfeststellung!

Keine erfolgreiche Chemotherapie ohne Körperabwehr und „Gesamtbehandlung"!

Erst das Zusammenwirken von Medikament plus Körperabwehr bewirkt die Heilung des Infektionsprozesses[21]).

Das Chemotherapeutikum übernimmt nur einen Teil der zur Überwindung der Infektion notwendigen „Arbeit"; den anderen Teil leistet die lokale und/oder allgemeine körpereigene Abwehr (Abb. I/22).

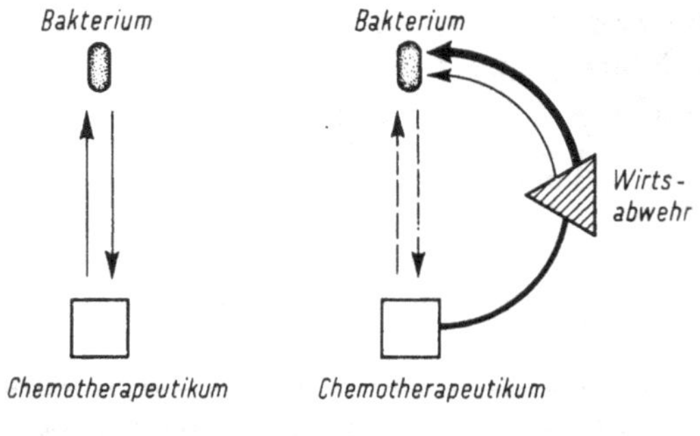

Abb. I/22. Chemotherapie (nach WALTER und HEILMEYER)

Folgende wichtige Gruppen von „Standard-Chemotherapeutika" kommen in Betracht, Tabelle I/9.

21) Heilung im Sinne von „Entkeimung" („Sterilisierung") infizierter Organe und Gewebe.

Tab. I/9

Allgemeine Wirkungsspektra der Standard-Chemotherapeutika

	Sulfonamide	Penizilline	Strepto-myzine	Chloro-myzetin[1]	Tetra-zykline[1]
Grampositive Bakterien	+	+	—[2]	+	+
Gramnegative Bakterien	+	—[3]	+	+[4]	+[5]
Rickettsien	—	—	—	+	+
Große Viren	+	—	—	+	+
Kleine Viren	—	—	—	—	—
Pilze	—	—	—	—	—
Protozoen	—[6]	—	—	—	—[7]

[1] Breitband-Antibiotika.
[2] Wirksam gegen Mykobakterien.
[3] Wirksam gegen gramnegative Kokken und Spirochäten.
[4] Wenig wirksam gegen Pyozyaneusbakterien.
[5] Wenig wirksam gegen Proteusbakterien.
[6] Wirksam gegen Toxoplasmen.
[7] Bedingt wirksam gegen Ruhramöben.

Für den allgemeinen Einsatz von Sulfonamiden oder Antibiotika gelten nach WALTER und HEILMEYER die folgenden Richtlinien: Tabelle I/10.

Tab. I/10

	Sulfonamide	Antibiotika
Wirkungsspektrum	einheitlich	jeweils spezifisch
Wirkungsweise	bakteriostatisch	Penizillin und Streptomyzin bakterizid
Wirkungsintensität	geringer	stärker[1]
Resistenz	selten	häufig
Toxizität, Allergie, Nebenerscheinungen	selten und gutartig	häufiger und gefährlicher
Wirtschaftlichkeit	preisgünstig	teuer

[1] In vivo 10- bis 100fach, in vitro 100- bis 1000fach wirksamer als Sulfonamide.

Sulfonamide sind bei sulfonamidempfindlichen Erregern und akuten, leichter beeinflußbaren Infektionen indiziert, *Antibiotika* bei schwereren Infektionen, Abwehrschwäche und Begleitkrankheiten, im höheren Alter und bei Säuglingen. Gleichwertigkeit besteht bei Harnwegsinfektionen, Bakterienruhr, weichem Schanker und venerischem Granulom. *Sulfonamid-Antibiotika-Kombinationen* sind bei verschiedenen Meningitisformen, bei Listeriose, Pest, Aktinomykose, ferner bei Mischinfektionen mit Proteus-, Pyozyaneus- und Friedländerbakterien zu erwägen.

Für einen Großteil bakterieller Infektionen genügen Penizilline (grampositive und -negative Kokken, Sporenbildner, Syphilisspirochäten) oder Tetrazykline (Chlortetrazyklin, Oxytetrazyklin, Tetrazyklin: grampositive und -negative Bakterien, Rickettsien und Große Viren).

Infektionen durch kleine (echte) Viren werden lediglich durch Hemmung der Sekundärinfektionserreger beeinflußt.

Penizillinresistenz (vor allem durch penizillinasebildende Staphylokokken) wird entweder durch Anwendung penizillinasefester, halbsynthetischer Penizilline (z. B. Oxazillin für orale, Methizillin für parenterale Medikation) oder durch Einsatz eines Makrolid-Antibiotikums[22]) der überwiegend gegen grampositive Bakterien wirksamen Erythromyzingruppe (Erythromyzin, Karbomyzin, Oleandomyzin, Spiramyzin) umgangen.

Gegen Salmonelleninfektionen (Typhus, Paratyphus) ist Chloromyzetin (Chloramphenikol) das Mittel der Wahl. Proteusinfektionen werden durch Oligosaccharid-Antibiotika der Neomyzingruppe (Neomyzin, Kanamyzin), Pyozyaneusinfektionen durch Polypeptid-Antibiotika der Polymyxingruppe (Polmyxin B und E=Kolistin) behandelt.

Gegen Pilzinfektionen stehen fungistatische Antibiotika wie Fungizidin (Nystatin, Mykostatin, vor allem gegen Soorinfektionen), Amphoterizin B (Blastomykosen, Histoplasmose) sowie Griseofulvin (Dermatomykosen durch Fadenpilze) zur Verfügung.

Als lokale Chemotherapeutika wählt man schwer resorbierbare Medikamente, die selten allergisieren und bakterizid wirken.

Gegen gramnegative Bakterien sind die wegen ihrer Nephro- und Neurotoxität (Störung der Nierenfunktion, Schädigung der Hörnerven) parenteral mit Vorsicht zu applizierenden Neomyzine und Polymyxine geeignet, gegen grampositive Bakterien das ebenfalls nephrotoxische Polypeptid-Antibiotikum Bazitrazin. Günstige Erfahrungen gibt es mit der Tyrothrizin-Behandlung oberflächlicher Infektionen durch grampositive Kokken (parenteral hämotoxisches Polypeptid-Antibiotikum, das sich aus Gramizidin und Tyrozidin zusammensetzt). Speziell für Harnwegsinfektionen und andere Lokalanwendungen haben sich die synthetischen Nitrofuran-Derivate (Furazin, Furadantin usw.) bewährt, die im Blut und

---

[22]) Makrolid-Antibiotika enthalten einen makrozyklischen Laktonring als Wirkgruppe.

Gewebe wegen der Bindung an Plasmaproteine keine antibakterielle Wirkung entfalten; Pyozyaneusbakterien sind nitrofuranresistent.

Die Kombinationstherapie, die zwei oder mehrere Chemotherapeutika mit verschiedenem Wirkmechanismus gleichzeitig zur Anwendung bringt, bietet eine eigene Problematik. Allgemeingültige Richtlinien sind schwer aufzustellen.

Zwei antimikrobielle Wirkstoffe können sich gegenüber einer Mikrobenpopulation entweder indifferent (kombinierte Wirkung = wirksamere Einzelkomponente), additiv (kombinierte Wirkung = Summe der Einzelwirkungen), synergistisch (kombinierte Wirkung > Summe der Einzelwirkungen) oder antagonistisch (kombinierte Wirkung < wirksamere Einzelkomponente) verhalten.

In der Praxis sind Synergismus und Antagonismus selten, additive Wirkung häufiger, Indifferenz am häufigsten.

MANTEN hat folgendes Kombinationsschema vorgeschlagen (Abb. I/23):

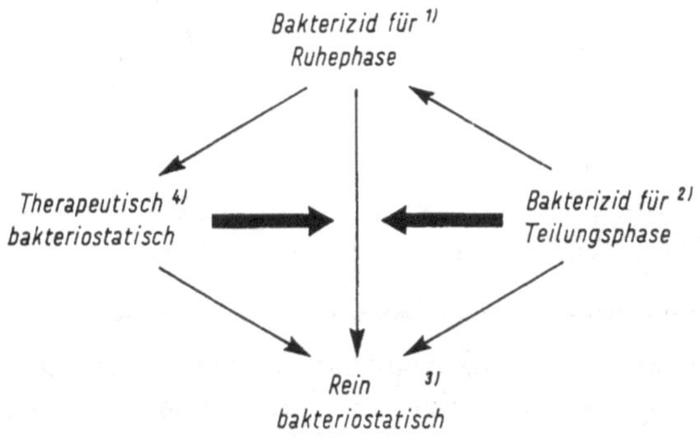

1) Streptomyzin, Neomyzin, Polymyxin, Nitrofuran.
2) Penizillin.
3) Sulfonamide.
4) Tetrazykline, Chloromyzetin.

Abb. I/23. Schema für Kombination von Chemotherapeutika

Kontraindiziert ist demnach vor allem die Kombination Penizillin-Tetrazykline und Penizillin-Chloromyzetin.

Indikationen für die Kombinationstherapie sind

1. Verbreiterung des Wirkungsspektrums bei Mischinfektionen mit unterschiedlich empfindlichen Erregerarten (Beispiel: Proteus-Pyozyaneus-Mischinfektionen),
2. Synergismus bei Lentasepsis durch Viridansstreptokokken oder Enterokokken (Penizillin plus Streptomyzin),
3. Sofortiger Behandlungsbeginn bei lebensgefährlicher Infektion, bevor Laborbefunde vorliegen (Beispiel: bakterielle Meningitis),
4. Verzögerung der Resistenzentwicklung (Beispiel: Behandlung mit Tuberkulostatika).

Die sinnvolle Kombinationstherapie muß, wie jede Chemotherapie, „individuell spezifisch" sein, das heißt für jeden Erregerstamm und Wirtsorganismus entsprechend variiert werden. Keine Anwendung starrer Kombinationspräparate!

Die **Kombinationstherapie der Tuberkulose** bezweckt die Resistenzverzögerung und Herabsetzung der Gesamtdosis (nicht der Tagesdosis) der einzelnen Tuberkulostika (keine Überschreitung der Toxizitätsgrenze!). Als Basismedikament jeder Kombinationstherapie dient das hochwirksame, gut verträgliche Isonikotinsäurehydrazid (INH). Bei akuten hochfieberhaften Verläufen (Miliar- und Meningitis-Tuberkulose), ferner als Operationsschutz werden die Tuberkulostatika erster Ordnung (INH, Streptomyzin) eingesetzt, bei chronischen Prozessen und Schleimhauttuberkulose kommen außerdem die Tuberkulostatika zweiter Ordnung in Betracht (Thiosemikarbazon = TB I, Konteben; para-Aminosalizylsäure = PAS). Neuere Tuberkulostatika wie Viomyzin, Pyrazinamid und Zykloserin gelten als akzessorische Mittel in Kombination mit einem der zwei „großen" Tuberkulostatika.

Sorgfältige klinische und mikrobiologische Überwachung (Resistenzprüfung) sind bei der Chemotherapie der Tuberkulose unerläßlich.

Therapieversager

Therapieversager ergeben sich hauptsächlich aus drei Gründen:

1. Von seiten des **Mikroorganismus;**
   a) primär oder sekundär resistente Krankheitserreger,

b) Mischinfektionserreger.

Klärung durch exakten Erregernachweis und Resistenzbestimmung.

2. Von seiten des **Makroorganismus;**
   a) ungenügende Konzentration des Chemotherapeutikums am Infektionsherd (schlechte Resorption, Diffusion oder Ausscheidung bei Abszessen und Nekrosen; Kreislaufschock, intrazelluläre Lage der Erreger),
   b) geschädigte Wirtsabwehr (z. B. bei Karzinosen, nach Strahlen-, Zytostatika- oder Kortikoidbehandlung; Schädigung der normalen Mikrobenflora durch Chemotherapie).

   Klärung durch lokale Chemotherapie (gegebenenfalls Spiegelbestimmung), chirurgische und allgemeine Behandlung des Grundleidens.

3. Von seiten des **Arztes;**
   a) unkritische Therapie „ex iuvantibus",
   b) falsche Dosierung (ungenügend hohe bzw. zu kurze Applikation des Chemotherapeutikums).

   Klärung durch sorgfältige Indikation, gezielte Behandlung, optimale Dosierung (gegebenenfalls Spiegelbestimmungen).

Richtige Anwendung der Chemotherapie ist eine ärztliche Kunst! Sie setzt klinische Erfahrung, gründliches Wissen, Kritik und Umsicht voraus.

Der mit der chemotherapeutischen Ära um sich greifende moderne Hospitalismus, das Problem der epidemischen, therapieresistenten „Hospitalkeime", ist primär die Folge einer schlechten Krankenhaushygiene durch Vernachlässigung der Noninfektion, der Vorschriften über Asepsis und Desinfektion, der Absonderung aktiver Infektionsquellen (Patienten oder Personal).

Der Arzt besinne sich zuerst auf die Regeln der Asepsis und Noninfektion, dann auf die äußere und erst an dritter Stelle auf die Möglichkeit der „inneren" Desinfektion durch Chemotherapeutika.

Anhang: Resistenzbestimmungen - Spiegelbestimmungen

Resistenzbestimmung ist die Empfindlichkeitsprüfung von gezüchteten Krankheitserregern gegenüber Chemotherapeutika zur gezielten Chemotherapie von Infektionskrankheiten.

Antibiogramme sind Empfindlichkeitsspektra der Erreger gegenüber verschiedenen Antibiotika.

Das Prinzip der Testung beruht auf der Feststellung, welche Chemotherapeutika in vitro, verglichen mit einem Standardkeim bekannter Empfindlichkeit, gegen die Krankheitserreger optimal wirksam sind.

Empfindlichkeit und Resistenz von Krankheitserregern sind relative Begriffe. Sie beziehen sich auf in vivo (am Wirkort) erreichbare Konzentrationen des Chemotherapeutikums (Serum-, Ausscheidungs- oder lokale Gewebsspiegel).

Indikation:

1. Infektionen durch Staphylokokken, Enterokokken, Kolibakterien, Friedländerbakterien (Klebsiellen), Proteusbakterien, Pyozyaneus(Pseudomonas)bakterien.
2. Geschädigte Wirtsabwehr und Therapieversager.

(3.) Infektionen durch Tuberkelbakterien, siehe unten S. 95.

Keine Indikation:

1. Infektionen durch unverändert therapieempfindliche Erreger [Streptokokken Gruppe A, Neisserien[23]), Salmonellen, Shigellen, Pasteurellen, Brucellen, Bazillen, Spirochäten, Rickettsien].
2. Ungeklärte Infektionsursache (z. B. Keime mit fraglicher Pathogenität).

Voraussetzung für die Übereinstimmung zwischen Testbefund und klinischem Erfolg ist die Anwendung genormter Methoden, die in der Hand erfahrener Mikrobiologen zu reproduzierbaren Ergebnissen führen.

Enge Zusammenarbeit zwischen Kliniker und Bakteriologen ist unerläßlich!

Die Auswahl der vom Bakteriologen als wirksam befundenen Mittel obliegt dem Kliniker.

Wir unterscheiden zwei Untersuchungsverfahren:

1. **Verdünnungsteste (Prinzip):** Ermittlung derjenigen Konzentration eines Chemotherapeutikums, die nach bestimmter Bebrütungszeit entweder vollständiges Wachstum (Resistenz) bzw. vollständige Wachstumshemmung (Empfindlichkeit) der zu testenden Mikroben ergibt.

   Die Chemotherapeutika werden stufenweise, entsprechend den therapeutischen Blutkonzentrationen, verdünnt, in flüssige (Röhrchentest) oder Agar-Nährmedien (Plattentest) gegeben und nach Beimpfung mit den Test- und Standard-Kontrollstämmen bestimmte Zeit (18 bis 24 Stunden) bebrütet (Abb. I/24).

---

23) Die Penizillinempfindlichkeit der Gonokokken nimmt allmählich ab!

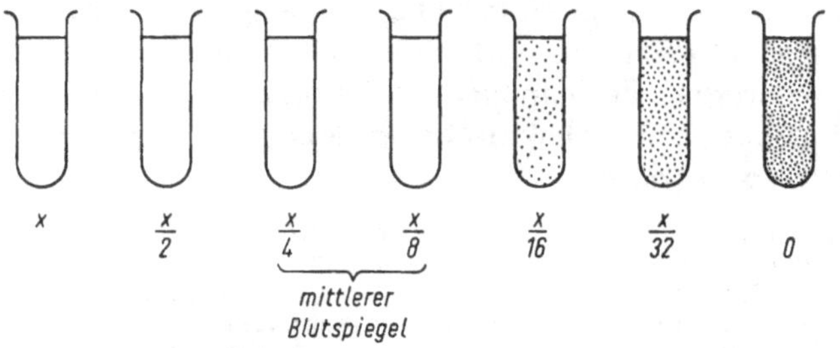

x = 30 μg Antibiotikum pro Milliliter Nährmedium

0 = Röhrchen ohne Antibiotikum (Wachstumskontrolle)

Wachstum in Röhrchen	Bewertung
$\frac{x}{32}$	„empfindlich"
$\frac{x}{32}$, $\frac{x}{16}$ und $\frac{x}{8}$	„mäßig empfindlich"
$\frac{x}{32}$ bis einschließlich x	„resistent"

Abb. I/24. Beispiel für Empfindlichkeitsprüfung im Röhrchen-Verdünnungstest

Die minimal hemmende Konzentration, in unserem Beispiel Röhrchen $\frac{x}{8}$= 3,8μg/ml[24]), entspricht d i r e k t den im Blut erreichbaren Wirkstoffkonzentrationen.

Im Gegensatz zum Röhrchentest gestattet der Plattentest die gleichzeitige Ausimpfung mehrerer Teststämme einschließlich des Kontrollstammes auf einer Platte.

Eine Kurzübersicht über Minimal-Hemm-Konzentrationen (MHK) der Standard-Chemotherapeutika, die auf Grund therapeutisch erreichbarer Serumspiegel eine Einteilung der Erreger in S e n s i b i l i t ä t s g r a d e zulassen, bringt Tab. I/11:

Tab. I/11. Sensibilitätsgrenzen von Krankheitserregern entsprechend therapeutischen Serumspiegeln in Einheiten (E) oder Mikrogramm pro Milliliter

	„empfindlich"[1])	„mäßig empfindlich"	„resistent"
Sulfonamide	< 10—50 μg	50—200 μg	> 200 μg
Penizillin	< 0,1—0,5 E[2])	0,5—5 E	> 5 E
Streptomyzin	< 1— 5 μg	5— 20 μg	> 20 μg
Chloromyzetin	< 1— 5 μg	5— 20 μg	> 20 μg
Tetrazykline	< 0,5—2,5 μg	2,5— 10 μg	> 10 μg

[1]) Der therapeutische Serumspiegel beträgt das Zwei- bis Vierfache der angegebenen MHK.

[2]) 1 IE Penizillin = 0,6 μg reines Penizillin-Natrium.

[24]) Der Unterschied zwischen bakteriostatischer (hemmender) und bakterizider (abtötender) Wirkung wird durch Anlegen von Subkulturen aus nichtbewachsenen Nährmedien in wirkstofffreiem Medium geklärt.

2. **Diffusionsteste** (Prinzip): Ermittlung derjenigen Konzentration eines Chemotherapeutikums, die nach Hineindiffundieren in ein festes Kulturmedium (Nähragar) die aufgeimpften Testkeime nach bestimmter Bebrütungszeit im bestimmten Umkreis hemmt (Beispiel: Papierblättchentest oder Agarlochtest).

Je nach Empfindlichkeit der vorinokulierten Testkeime hinterläßt das im Papierblättchen eingetrocknete Chemotherapeutikum verschieden große Hemmhöfe. Die am Rand des Hemmhofs vorhandene Wirkstoffmenge entspricht der minimal hemmenden Konzentration des Chemotherapeutikums. Sie wird unter Bezug auf eine Standardkurve des jeweiligen Chemotherapeutikums in Mikrogramm pro Milliliter umgerechnet (Abb. I/25 a und b). Die Standardkurve wird als Mittelwert von mehreren Versuchsansätzen mit geeigneten Standard-Kontrollstämmen (gleichbleibender Empfindlichkeit) aufgestellt.

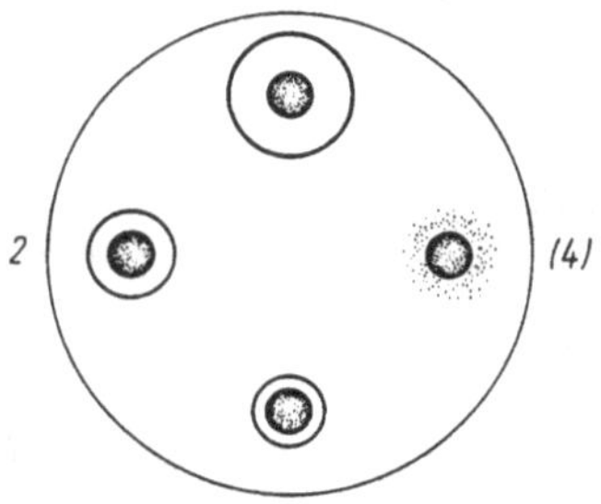

a) Papierblättchendurchmesser 6 mm

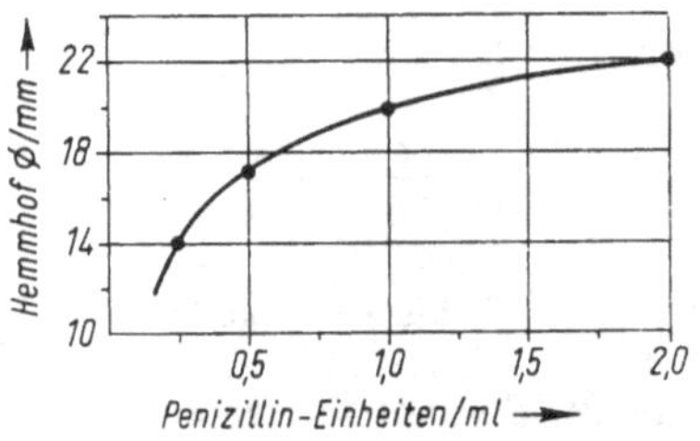

b)

Abb. I/25. Hemmhofbildung im Papierblättchentest, Standardkurve im Diffusionstest

Tab. I/12

Hemmhofdurchmesser in Millimetern	Bewertung
(1) > 20	„empfindlich"
(2) < 20 > 10	„mäßig empfindlich"
(3) < 10	„resistent"
(4) Zone der Wachstumsanregung[1])	

[1]) Wachtumsstimulierung (Hormesis) durch unterschwellige Konzentration bestimmter Chemotherapeutika (z. B. Streptomyzin und Sulfonamide) wird bei bestimmten Keimarten beobachtet. Das Phänomen spielt bei der Chemotherapie menschlicher Infektionen offenbar keine Rolle.

Der Vorteil der Diffusionsteste liegt in der einfachen Handhabung für das Routinelabor, der Vorteil der Verdünnungsteste in der größeren Genauigkeit und direkten Bewertbarkeit.

Exakte Resistenzbestimmungen verlangen die Normung aller technischen Handgriffe der Untersuchungsmethoden, der Art und Zusammensetzung des Nährmediums, Größe der Keimeinsaat und Bebrütungsdauer.

Resistenzbestimmungen der Tuberkelbakterien erfordern auf Grund ihres langsamen Wachstums im Gegensatz zu den anderer Bakterien die Routineanwendung von „Langzeit-Diffusionstesten" (Prinzip der Vertikaldiffusion): Die Oberfläche des koagulierten Eisubstrates wird mit dem Teststamm beimpft, das Tuberkulostatikum an Stelle des Kondenswassers in den Boden des aufrechtstehenden Kulturröhrchens eingefüllt und drei Wochen bebrütet. Der Wirkstoff diffundiert vertikal in das Nährsubstrat und bewirkt Zonen unterschiedlicher Wachstumshemmung. Die Empfindlichkeit (Resistenz) der Tuberkelbakterien entspricht der Höhe der Wuchsgrenze (bestimmter Koloniedichte) in Millimetern (Abb. I/26).

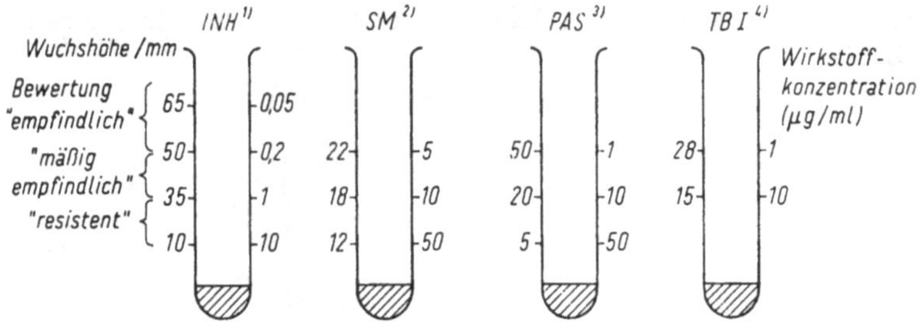

1) Isonikotinsäurehydrazid.
2) Streptomyzin.
3) Para-Aminosalizylsäure.
4) Thiosemikarbazon.

Abb. I/26. Empfindlichkeitszonen im Tuberkulostatikum-Vertikaldiffusionstest (schematisch nach A. KREBS)

Indikation:

1. Fortbestehender Bakterienbefund nach dreimonatiger Tuberkulostatika-Therapie bzw. Befundverschlechterung (Wiederauftreten positiver Bakterienbefunde).
2. Einleitung operativer Maßnahmen.
3. Anwendung von Kortikosteroiden.

Keine Indikation: Erstbehandlung frischer Fälle.

Spiegelbestimmungen: Grundlage für die Art der Applikation und Dosierung eines Chemotherapeutikums ist dessen durchschnittliche Serumkonzentration. Während die Halbwertzeit im Blut die Zeitspanne ist, in der die Serumkonzentration nach Applikation des Medikaments vom Maximalwert auf die Hälfte absinkt, entspricht die Halbwertzeit im Urin der Zeit, in der 50 Prozent der Gesamtausscheidung erfolgt.

Spiegelbestimmungen ermöglichen die Feststellung der Pharmakokinetik (Verteilung und Verweildauer) eines Wirkstoffes im Organismus.

Methode: Quantitativer Agarlochtest der zu prüfenden Körperflüssigkeit unter Bezug auf entsprechende Standardkurven mit bekannten Chemotherapeutikum-Konzentrationen.

Indikation:

1. Kontrolle des Blutspiegels bei Therapieversagern.
2. Ermittlung lokaler Wirkstoffkonzentrationen in Körpersekreten und -exkreten (z. B. Liquor, Galle, Gelenkflüssigkeit, Urin).
3. Einstellung von Langzeit-Chemotherapeutika mit Depotwirkung wegen der Gefahr unterschwelliger Dosierung oder kumulativer Wirkung und Toxizität.

KAPITEL II

Allgemeine Immunologie

Zu den ältesten Erfahrungen der Menschheit gehört, daß das Überstehen bestimmter Infektionskrankheiten vor Neuerkrankungen schützt. Aber erst im 19. und Anfang des 20. Jahrhunderts wurden die Begriffe der Infektionslehre und Seuchenkunde, der Immunität und Allergie, der aktiven und passiven Immunisierung durch experimentelle Erkenntnisse und naturwissenschaftliche Forschungsmethoden begründet.

Heute ist die Immunologie eine selbständige Wissenschaft. Sie hat für die moderne Medizin eine zentrale Bedeutung. Befaßte sich die klassische Immunitätslehre mit der Erkennung, Behandlung und Verhütung von Infektionskrankheiten, so wurden die modernen Gesichtspunkte der Immunologie nach Abgrenzung der Allergielehre und Blutgruppenserologie, der Transplantationslehre, Immunpathologie und Immungenetik vertieft und erweitert; sie erhielten durch die Arbeiten der experimentellen Immuntoleranz und Thymusforschung neue Impulse. Phänomene der serologischen Spezifität wurden durch Arbeiten mit künstlichen Antigenen und bakteriellen Polysacchariden chemisch aufgeklärt. Das Revolutionierende der heutigen Immunologie liegt in der Hinwendung zu genetisch-biologischen Grundprinzipien.

Betrachtet man die Stellung der Immunologie innerhalb der wichtigsten angrenzenden Disziplinen der Klinik und Grundlagenforschung, so ergibt sich folgendes Schema:

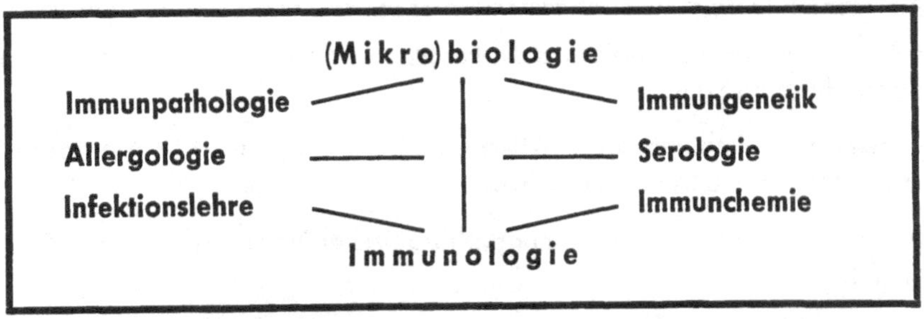

Auf der linken Seite stehen die Fächer des Klinikers und Seuchenarztes, auf der rechten Spezialdisziplinen, deren Bearbeitung stärker durch die Grundlagenforschung im Laboratorium erfolgt.

Medizinische Mikrobiologie ist die Lehre von den medizinisch wichtigen Kleinlebewesen, den Viren, Bakterien, Pilzen und Protozoen.

Infektionslehre befaßt sich mit physiologischen und pathophysiologischen Vorgängen im Organismus, die durch Infektionen mit pathogenen Mikroben hervorgerufen werden.

Allergologie ist das Studium krankmachender Immunreaktionen gegen körperfremde Antigene.

Immunpathologie beschäftigt sich mit fehlgesteuerten Immunmechanismen gegen körpereigene Antigene und mit immunologischen Mangelkrankheiten.

Immungenetik dient der Erforschung vererbbarer Zell- und Gewebsantigene, die die Art- und Individualspezifität der höheren Lebewesen bestimmen.

Serologie umfaßt das Studium der Serumproteine, die durch Antigen-Antikörper-Reaktionen erfaßbar sind.

Immunchemie sucht die Aufklärung der Antigenstrukturen am Beispiel der chemischen Gruppierung, die für die Spezifität der Antikörper verantwortlich ist.

Die Immunologie ist die Lehre von den Regelmechanismen und Abwehrreaktionen, die der Erkennung und Erhaltung der Art- und Individualstruktur der Lebewesen dienen.

Die Aufgaben der immunologischen Forschung für die Klinik erstrecken sich auf drei Hauptgebiete:

1. Anwendung immunprophylaktischer und -therapeutischer Methoden in der Infektions- und Seuchenlehre.

2. Klärung allergischer und immunpathologischer Vorgänge, die zur Krankheit führen.

3. Studium immungenetischer Transplantat- und Blutgruppenreaktionen.

In Abb. II/1 werden die Beziehungen der Immunologie zu den genannten Fächern synoptisch dargestellt (**Immunologie** und **Immunbiologie** sind Synonyma):

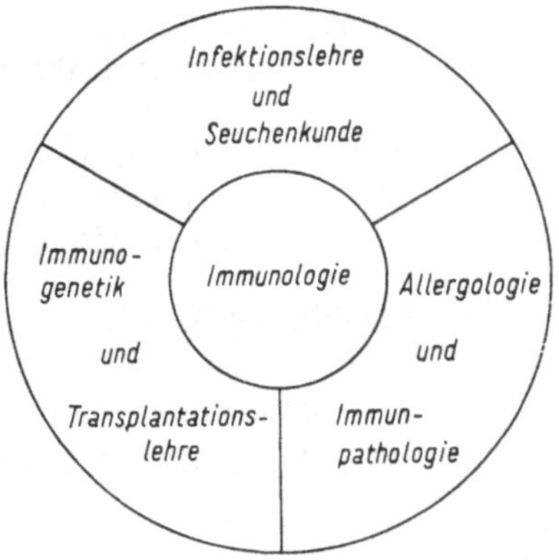

Abb. II/1

Historie:

1883 E. METSCHNIKOW (Wien, später Paris) begründet die Phagozytentheorie.

1899 L. DEUTSCH (Paris) prägt den Ausdruck Antigen für antikörperbildende Substanzen.

1900 Entwicklung der Komplementbindungsreaktion durch BORDET und GENGOU (Brüssel).

1901 P. EHRLICH (Frankfurt am Main) begründet die Seitenkettentheorie.

— Entdeckung der klassischen Blutgruppen durch K. LANDSTEINER (Wien).

1902 RICHET und PORTIER (Paris) beschreiben das Phänomen der experimentellen Anaphylaxie.

1906 v. PIRQUET (Wien) inauguriert den Begriff der klinischen Allergie.

1928 AVERY und GOEBEL (USA) klären die Immunchemie der Pneumokokkenpolysaccharide.

1935 Quantitative Stickstoffbestimmung präzipitierender Antikörper durch HEIDELBERGER und seine Schule (USA).

1939 Bestimmung der elektrophoretischen Wanderungsgeschwindigkeit von Immunglobulinen durch TISELIUS und KABAT (USA).

1942 LANDSTEINER und CHASE (USA) gelingt die passiv kutane Übertragung der Arzneimittelallergie mit Lymphozyten sensibilisierter Spender.

Historie:

1950 Fluoreszenz-Antikörper-Methode wird durch COONS und KAPLAN begründet (USA).

1952 Erste Beschreibung einer angeborenen Störung der Antikörperbildung beim Menschen (Antikörpermangelsyndrom) durch BRUTON (USA).

1953 BILLINGHAM, BRENT und MEDAWAR (London) erarbeiten experimentell den Begriff der Immuntoleranz.

— GRABAR und WILLIAMS (Paris) entwickeln das Verfahren der Immunelektrophorese.

1954 PILLEMER und ECKER (USA) entdecken das Properdin.

1956 HARRIS und HARRIS (USA) gelingt der Nachweis der Antikörperbildung in reinen In-vitro-Systemen.

1957 ISAACS und LINDENMANN (London) entdecken das unspezifisch virushemmende Zellprotein Interferon.

1961 MILLER (London) entdeckt die Bedeutung des Thymus für die Immunabwehr an thymektomierten Babymäusen.

1962 Symmetrischer Aufbau des Gammaglobulinmoleküls aus vier Polypeptidketten nach PORTER (USA).

1963 BRENT und MEDAWAR (London) entwickeln Gewebeverträglichkeits-Hauttest mit homologen Spenderlymphozyten.

— Plaquetechnik ermöglicht Studium der Kinetik der Antikörpersynthese von Einzelzellen: JERNE und NORDIN (USA).

Infektionslehre

Parasitäre Vorgänge sind Auseinandersetzungen zwischen Mikro- und Makroorganismus auf multizellulärer, zellulärer und subzellulärer (makromolekularer) Ebene. Phänomenologisch läßt sich das Problem folgendermaßen darstellen: Abb. II/2.

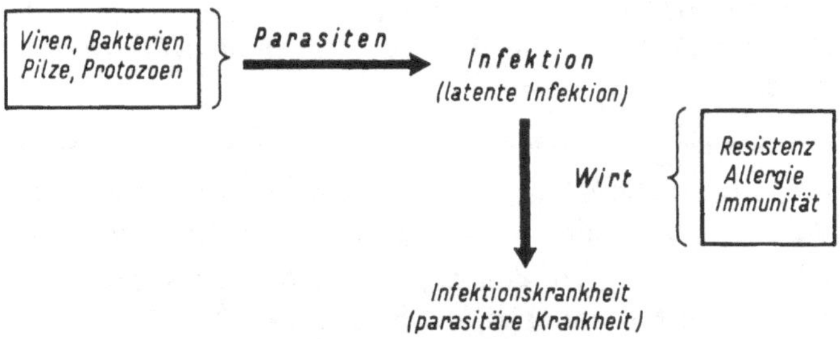

Abb. II/2. Parasitismus durch Mikroben

> **Das Wesen der Infektionskrankheit besteht darin, daß der Organismus aus dem Zustand der Empfänglichkeit gegenüber bestimmten Krankheitserregern in den der Unempfänglichkeit überführt wird (HÖRING).**

Dies vollzieht sich bei **zyklischen Infektionen** in Stadien:

Inkubation ist die Zeit vom Eindringen der Erreger bis zum Ausbruch der Krankheit,

Generalisation die Ausbreitung der Erreger über Lymph- und Blutbahn,

Organmanifestation der Rückzug der Erreger auf ein bestimmtes Organ oder Gewebe.

Gleichzeitig mit der Ausbildung einer zunächst teilweisen, später vollständigen Immunität verändert sich die Reaktionsbereitschaft, die sich ebenfalls zyklisch abspielt und die Stufen „empfindlich" (normergisch) — „überempfindlich" (hyperergisch) — „unterempfindlich" (hypergisch) — „unempfindlich" (anergisch) durchläuft: Abb. II/3.

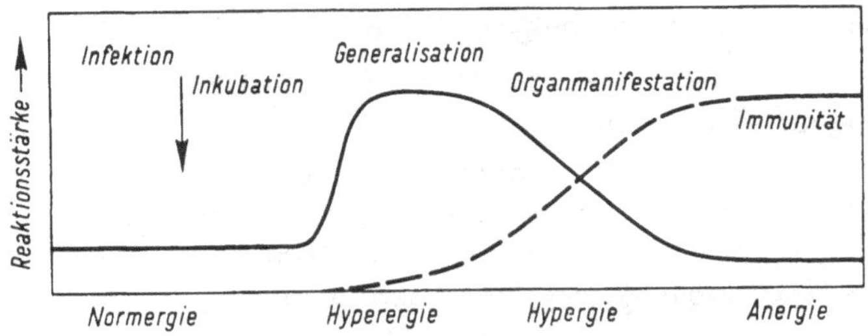

Abb. II/3. Stadien der Empfindlichkeit und Empfänglichkeit

Demgegenüber zeigen **lokale Infektionen** Entzündungserscheinungen am Infektionsherd ohne Stadienverlauf. Sie können sich wiederholen. Neuerkrankungen werden durch entstehende Antikörper bestenfalls abgeschwächt. Generalisierung nach Einbruch in Lymph- und Blutbahnen (S e p s i s) ist pathogenetisch von der Generalisation zyklischer Infektionen zu unterscheiden.

Sepsis ist das „Ende" des lokal fortschreitenden Infektionsprozesses, der mit der Lymph-Blutbahn kommuniziert. Zyklische Infektionen werden dagegen durch die Generalisation (nach normierter Inkubation) „eröffnet".

Ausbreitung der Erreger nach Lokalinfektionen gehört zur Ausnahme, bei zyklischen Infektionen zur Regel. Erstere hinterläßt keine nachhaltige, letztere eine kräftige Immunität.

Infektion ist nicht stets gleichbedeutend mit dem Ausbruch der Infektionskrankheit.

Von der latenten, stummen Infektion zur manifesten Krankheit gibt es alle Übergänge. Führt erstere nach Inkubation, subklinischer (!) Generalisation und Organmanifestation zur „Ausheilung" und Immunität, so sprechen wir von **inapparenter Infektion** (NICOLLE) mit „stiller Feiung".

I n f e k t i o n i s t d a s E i n d r i n g e n (H i n e i n g e l a n g e n) u n d d i e V e r m e h r u n g v o n K r a n k h e i t s e r r e g e r n n a c h d e r D u r c h b r e c h u n g s c h ü t z e n d e r H a u t - S c h l e i m h a u t - B a r r i e r e n.

Voraussetzung für die Infektion ist die A n s t e c k u n g, der Kontakt des empfänglichen Wirts mit dem virulenten Krankheitserreger, vgl. S. 5.

Ubertragbarkeit und **Haftvermögen** (Kontagiosität, Tenazität),
Eindringungskraft und **Vermehrungspotenz** (Invasivität, Vitalität),
ferner **Giftigkeit** (Toxizität)
umfassen die Summe krankmachender Eigenschaften eines Infektionserregers. Diese bezeichnen wir als **Virulenz.** Wenige hochvirulente Keime eines Mikrobenstammes besitzen die gleiche Virulenz wie zahlreiche Keime weniger virulenter Stämme derselben Mikrobenart.

V i r u l e n z ist ein quantitativer Ausdruck für die qualitativ aufzufassende P a t h o g e n i t ä t (Infektiosität), die von der Mikrobenart und der Art des Wirts bestimmt wird.

Die dem **Pathomechanismus** zugrundeliegenden Elementarvorgänge sind dem Wesen nach regulative Enzymadaptationen, also ein wechselseitiger, durch „Wettstreit der Enzyme" (PFANNENSTIEL) geförderter Anpassungsprozeß zwischen Parasit und Wirt.

Man unterscheidet **drei Grundtypen bakterieller Erreger-Wirt-Beziehungen:**

1. Der toxische Typ. Das Toxin wirkt selbst wie ein Enzym, oder es blockiert lebensnotwendige Enzymsysteme ohne Gegenregulation des Wirts.
2. Der (häufige) gemischt toxisch-reaktive Typ. Dieser führt neben toxischen Erscheinungen zu gegenseitigen Wechselwirkungen zwischen Parasit und Wirt.
3. Der reaktive Typ. Hier bestimmt vor allem die vasomotorisch-gewebliche, neurohormonale Reaktion des Wirts das Krankheitsgeschehen.

Abbildung II/4 gibt dieses Verhalten schematisch wieder.

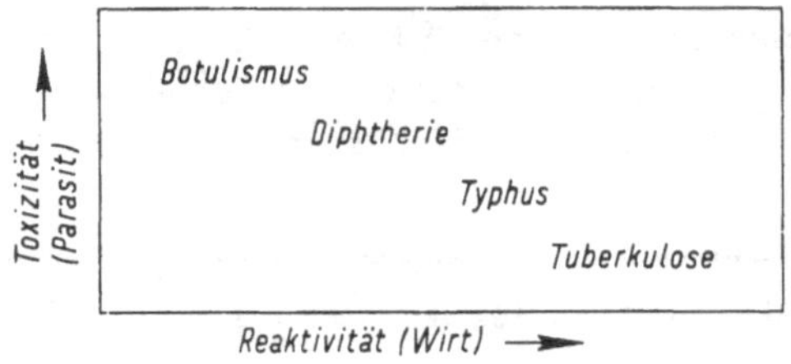

Abb. II/4. Reaktionstypen der Erreger-Wirt-Beziehung (modifiziert nach D. und B. JACHERTS)

Die Empfindlichkeit des Wirtsorganismus bestimmt Schwere und Verlauf zyklischer Infektionen mit normierter Inkubation, weniger die Menge der Erreger (die Infektionsdosis); es genügen für die Infektion schon wenige Keime („Alles-oder-Nichts-Gesetz" der zyklischen Infektionen HÖRINGs). Demgegenüber zeigt der Verlauf lokaler Infektionen eine starke Abhängigkeit von der Zahl der infizierenden Keime („Massenwirkungsgesetz" der Lokalinfektionen HÖRINGs).

Die Entstehung der Infektionskrankheit erklärt sich aus dem lokal und/oder allgemein gestörten physiologischen Gleichgewicht des Wirts.

Der Wirt reagiert auf den Krankheitserreger

1. lokal unspezifisch,

2. allgemein unspezifisch,

3. immunologisch spezifisch.

1. **Lokal unspezifisch** sind die Entzündungszeichen Rötung — Schwellung — Hitze — Schmerz (CELSUS) und verminderte Funktion

(GALEN) als Reaktion des mesenchymalen Gefäßbindegewebes auf infektiös-toxische Reize.

Leitsymptome

für Infektionskrankheiten sind:

Katarrh, Husten-Auswurf-Atemnot (Zeichen der Atemwege und Lunge),

Erbrechen, Durchfall (Zeichen des Magen-Darmkanals),

Leberschwellung, Ikterus (Zeichen des Leber-Gallen-Systems),

blutiger, eitriger Harn, eitriger Ausfluß (Zeichen des Urogenitale),

Exanthem, Eiterung, Geschwürbildung (Zeichen der Haut und sichtbaren Schleimhaut),

Kopfschmerz, Benommenheit, Krämpfe, Lähmungen (Zeichen des Zentralnervensystems),

Schwellung der Lymphknoten und Milz (Zeichen immunologisch aktiver Gewebe).

2. **Allgemein unspezifisch** ist der Stress (Adaptationssyndrom SELYEs), die Summe unspezifischer Reaktionen auf Reizeinwirkung. Die Steuerung erfolgt (neuro)hormonal über das Hypophysen-Nebennierenrinden-System.

Der Organismus reagiert als Ganzheit[1]).

Allgemeinsymptome

für Infektionskrankheiten sind:

Fieber und Schüttelfrost,

Abgeschlagenheit und Übelkeit,

Kreislauferscheinungen,

Blutbildveränderungen,

Erniedrigung des Serumeisenspiegels u. a.

Gleichzeitiges Auftreten mehrerer Leit- und/oder Allgemeinsymptome erweckt den Verdacht auf eine Infektionskrankheit. Fieber ist das Kardinalsymptom[2])!

3. **Immunologisch-spezifisch** vollziehen sich die Abwehrreaktionen über verschiedene, teilweise ineinandergreifende Funktionskreise, die wir den

[1]) Ganzheit im Sinne der modernen Ganzheitslehre bedeutet mehr als die Summe der einzelnen Teile.

[2]) Infektionsfieber hat verschiedene Ursachen. Eine von ihnen ist die Wirkung bakterieller Pyrogene, siehe „Endotoxine" (S. 239).

Begriffen der unspezifischen Resistenz sowie der spezifischen Allergie und Immunität zuordnen.

Verantwortlich sind die natürlichen Haut-Schleimhaut-Barrieren, das retikulo-endotheliale System und immunologisch aktive Gewebe in den lymphatischen Organen Milz, Lymphknoten und Peyer'schen Haufen.

Resistenz = angeborene (unspezifische) Unempfänglichkeit,
Allergie = erworbene (spezifische) Empfindlichkeit,
Immunität = erworbene (spezifische) Unempfänglichkeit
bestimmen die Abwehrlage bzw. Erkrankungsbereitschaft gegenüber Infektionserregern.

Resistenz

Fast alle Menschen (> 99 %) sind resistent gegen Lepra und epidemische Genickstarre,

90 % sind resistent gegen Diphtherie und Bakterienruhr,

< 50 % gegen Keuchhusten und Abdominaltyphus,

< 10 % gegen Pocken und Masern,

alle Menschen sind empfänglich für Gonorrhoe und Syphilis.

Resistenz ist die angeborene, unspezifische Unempfänglichkeit gegen Infektionserreger und deren Gifte.

Sie ist **unspezifisch,** weil sie gegen sehr verschiedene Erregerarten gerichtet ist.

Resistenz und Disposition (Erkrankungsbereitschaft) stehen in reziproker Beziehung zueinander: Zunahme der einen bedeutet Abnahme der anderen und umgekehrt.

Die Komplexität der **Erreger-Wirt-Beziehung** findet durch die Eigenschaft des Wirts „unempfänglich — empfänglich",

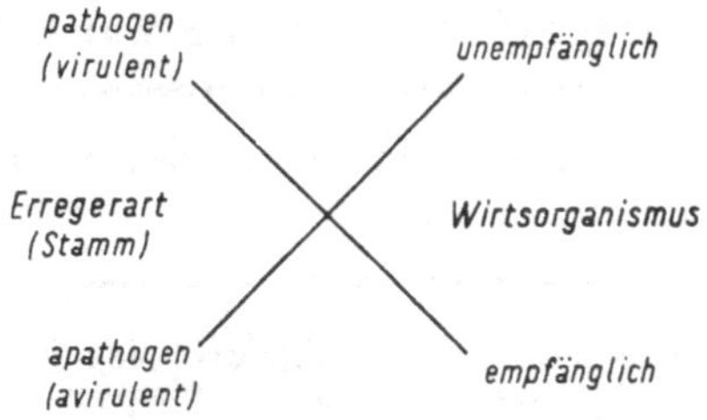

Abb. II/5. Komplexität der Erreger-Wirt-Beziehungen

in den Attributen „apathogen-pathogen" der Erregerart sowie „avirulent-virulent" des Erregerstammes (einer bestimmten Art) ihren Ausdruck (Abb. II/5).

Es gibt **Resistenzunterschiede** zwischen
Arten (Typhusbakterien nur menschenpathogen),
Rassen (Scharlach nur bei Weißhäutigen) und
Individuen (z. B. altersgebundene Resistenz: milder Typhusverlauf im Säuglingsalter), ferner
Organaffinität bestimmter Erreger (Gewebetropismus vieler Virosen).

Als biologisches Phänomen variiert Infektresistenz innerhalb einer bestimmten Population nach dem statistischen Verteilungsprinzip.

Abnahme der Resistenz erfolgt unter anderem durch
lokale oder allgemeine „Verkühlung" (Lobärpneumonie, Infekte der oberen Luftwege),
Ernährungsschäden und Stoffwechselstörungen (Rachitis Wegbereiter der Tuberkulose, Diabetes der Furunkulose),
Epithelschäden (pyogene und putride Wundinfektionen),
Doppelinfektionen (Aktivierung der Lungentuberkulose durch Keuchhusten, Bronchopneumonie nach Masern),
Stress-Situationen (Seuchengipfel in Kriegs- und Notzeiten, Poliomyelitis nach Tonsillektomie, Infekte Strahlengeschädigter)[3]).

Zunahme der Resistenz geschieht durch
optimale ausreichende Ernährung,
ausgeglichene Lebensweise (gesunder Tag-Nacht-Rhythmus, Vermeiden körperlicher und seelischer Exzesse),
Abhärtung und körperliche Ertüchtigung.

Resistenz umfaßt das Zusammenwirken zahlreicher physiologischer Faktoren, die in ihrer Gesamtheit die „erste Alarmstufe" des Organismus gegen Krankheitserreger darstellen. Nach dem Tode erlischt die biologische Abwehr, Mikroben dringen von außen und innen in die vorher keimfreien Gewebe und Organe und bewirken Leichenfäulnis.

Resistenz ist dem Wesen nach dynamischer, nicht statischer Natur.

---

[3]) Die resistenzmindernde Wirkung der Glukokortikoide (Kortison) erklärt sich aus der lokalen Hemmung der Entzündung, Phagozytose und Lymphozytenvermehrung, ferner aus der allgemeinen Bremsung der allergischen und Fieber-Reaktionen sowie des Infektionsschockes (Kortison = Mesenchymbremse).

Biologische Grundlagen der Resistenz

Die Funktionsmechanismen der unspezifischen Abwehr sind noch wenig erforscht.

Wir unterscheiden vier Wirkbereiche der Resistenz:
1. **Bedeutung von Zell-Rezeptoren.**
2. **Haut-Schleimhaut-Barrieren.**
3. **Schutz-Zellen und -Stoffe der Gewebe und Körpersäfte.**
4. **Nahrungsfaktoren.**

1. P. EHRLICH entwickelte die Vorstellung von den **Zell-Rezeptoren** als „Haft-Organellen" für wirtsaffine Mikroben. Pathogene Mikroben zeigen Affinität zu bestimmten Zellen oder Organsystemen des Wirts.

Krankheitserreger benötigen für das „Haften" ein geeignetes „Terrain". Fehlen der Rezeptoren (Oberflächenstrukturen) bedingt Artresistenz.

So binden Nervenzellen des Igels fast kein Tetanustoxin nach EHRLICHs Prinzip des „Corpora non agunt nisi fixata" (lat. — die Stoffe wirken nur, wenn sie gebunden sind), vgl. S. 144, 206, 260.

2. a) **Physiko-chemischer Schutz** durch den physiologischen Säuremantel (Schweiß- und Talgdrüsensekret, Magensäure, Urin), mechanischer Schutz durch Schleimproduktion und gerichteten Zilienschlag des Flimmerepithels, antibiotischer Schutz durch Lysozym zahlreicher Drüsensekrete (FLEMING).

   b) **Biologischer Schutz** durch normale Mikroben-Ökologie. Haut-Schleimhaut-Saprophyten und -Symbionten verhindern das „Angehen" und Überwuchern durch ortsfremde Parasiten. Bedeutung z. B. der Laktobazillen für den physiologischen Reinheitsgrad der Vagina, der Bifidusbakterien für den muttermilchernährten Säugling.

Die Haut-Schleimhaut-Barriere des Gesunden ist ein entscheidendes Hindernis für zahlreiche pathogene und potentiell pathogene Mikroorganismen.

3. a) **Schutzzellen** (Phagozyten METSCHNIKOWs) nehmen als bewegliche Mikrophagen (Leukozyten) Partikel bis zur Größe von Bakterien und als überwiegend sessile Makrophagen [retikulo-endotheliales System ASCHOFFs[4])] darüber hinaus Fremdzellen und Zelltrümmer auf.

[4]) RES oder genauer RHS (retikulo-histiozytäres System) ist die Gesamtheit der hochpotenten resorbierenden und verdauenden Zellen, die die Innenfläche des Körpers, seiner Organe und Gewebe, bilden.

Den mit Phagozytose[5]) ausgestatteten Zellen obliegt die „Polizeifunktion" der Blutclearance von abgenutzten körpereigenen und körperfremden Korpuskeln und Agenzien.

In Gegenwart spezifischer Antikörper (Bakteriotropine) wird die normalerweise durch unspezifische Serumstoffe (Opsonine)[6]) und Komplement (siehe unten) vermittelte Phagozytose verstärkt und beschleunigt.

b) **Schutzstoffe** der Körpersäfte sind Komplement und Properdin, der Zellen z. B. das Interferon.

Komplement (P. EHRLICH)[7]) ist die Gesamtheit der Serumkomponenten (C'1, C'2, C'3, C'4 und weiterer Faktoren), die die schützende (lysierende und letale) oder krankmachende Wirkung von Antikörpern vollstrecken. C'1 und C'2 sind thermolabil und werden durch Erhitzen auf 56° C zerstört (inaktiviert). Dadurch sistiert die Funktion des Gesamtkomplements.

Bindung des Komplements bzw. bestimmter Komplementkomponenten an Antigen-Antikörper-Komplexe und Mitwirkung am Properdinsystem weisen auf die zentrale Funktion des Komplements bei zahlreichen immunologischen Vorgängen im Organismus.

Beispiel: Spezifische Immunhämolyse; beteiligt sind Erythrozyten (E), spezifische Antikörper gegen Erythrozyten (Ak, sogenannte Immunhämolysine), 4 Komplementkomponenten (C'1—C'4) und Metallionen als Katalysatoren.

$E + Ak \rightleftharpoons EAk$ (Komplex): Sensibilisierung[8])

$EAk + C'1 \xrightleftharpoons{Ca^{++}} EAkC'1$: Aktivierung

$EAkC'1 + C'4 \xrightarrow{Ca^{++}} EAkC'1{,}4$
$EAkC'1{,}4 + C'2 \xrightarrow{Mg^{++}} EAkC'1{,}4{,}2$ } Übertragung

$EAkC'1{,}4{,}2 + C'3 \rightarrow$ Schädigung der Erythrozytenmembran = Stroma + Hämoglobin: Lösung

---

5) Phagozytose ist die Aufnahme fester Stoffe, Pinozytose der Flüssigkeitstransport durch Einstülpung und Bläschenbildung der Zellmembran.

6) Opsonine (WRIGHT) gehören zu „Normal-Antikörpern", Tropine zu Immunantikörpern (Bildung nach Immunisierung), vgl. Fußnote S. 109.

7) Synonyma „Alexin" (BUCHNER), „Zytase" (METSCHNIKOW).

8) Serologisch bedeutet Sensibilisierung die spezifische Bindung des Antikörpers an das Antigen. Diese Bindung ist reversibel.

P r o p e r d i n (PILLEMER) ist ein Makroglobulin („natürlicher Antikörper")[9]) mit einem Molekulargewicht über 1 000 000, das mit Komplement und Magnesiumionen als Katalysator (gramnegative) Bakterien tötet, Viren neutralisiert und Zellen lysiert. Es wird im Gegensatz zu Komplement nicht an Immunaggregate gebunden (Abb. II/6).

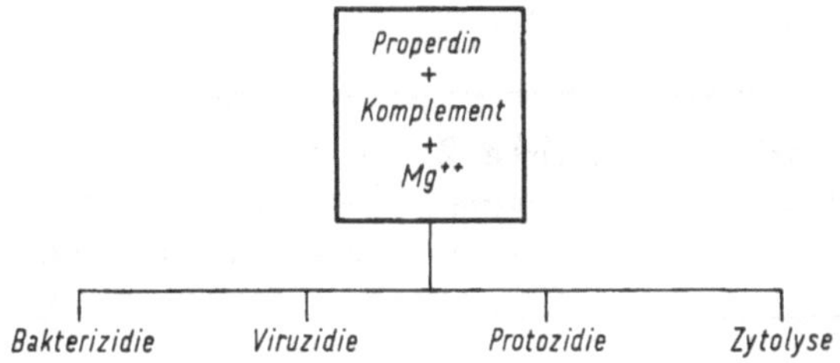

Abb. II/6. Wirkung des Properdinsystems (modifiziert nach PILLEMER)

Hochmolekulare Polysaccharidkomplexe aus Bakterien (der Endotoxinkomplex WESTPHALs) und Mukopolysaccharide tierischer Zellen binden Properdin in vitro und verändern den P r o p e r d i n - B l u t - s p i e g e l in vivo (Abb. II/7).

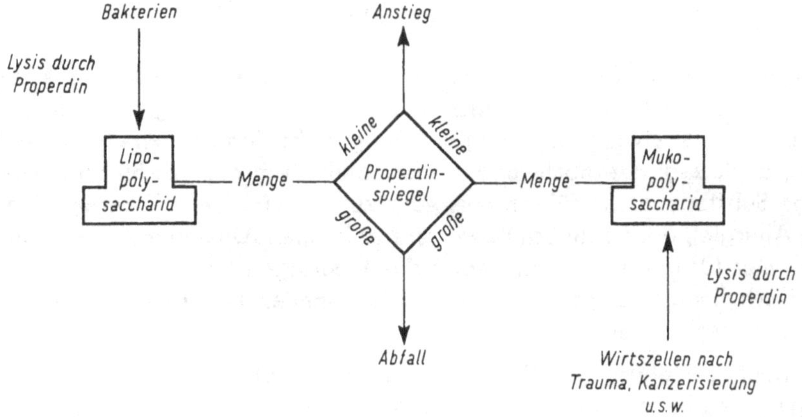

Abb. II/7. Dosiswirkung von Polysaccharidkomplexen auf Properdinspiegel (nach PILLEMER)

Offenbar steht die Höhe des Properdintiters mit der Infektresistenz im Zusammenhang. Endotoxin steigert außerdem die Aktivität des RES.

[9]) „Natürliche" oder „N o r m a l - A n t i k ö r p e r" betrachtet man in der theoretischen Immunologie als genetisch präformiert (keine vorangegangene Immunisierung). Sie sind experimentell von Immun-Antikörpern (Entstehung nach Immunisierung) nicht sicher abzugrenzen. Hiernach verhält sich Properdin wie ein polyvalenter Normal-(Immun-)Antikörper.

Trauma, Strahlenschäden, Schockzustände, Kanzerosen wirken sich gegenteilig aus.

Interferon (ISAACS und LINDENMANN) ist ein universelles Zellprotein (Molekulargewicht um 30 000), das von der Wirtszelle nach der Adsorption oder dem Eindringen von (lebenden oder inaktivierten) Viren gebildet wird. Es schützt Zellen vor der Synthese von Virusnukleinsäure.

Interferon schützt artgleiche Zellen gegen verschiedene Virusarten. Es gehört zur primären Wirtsresistenz und wirkt, noch bevor Antikörperbildung in Gang kommt.

Interferon ist ein wichtiger Faktor im Mechanismus der Virusinterferenz[10]), vgl. S. 263.

4. Der **Bifidusfaktor,** ein Oligosaccharid aus Muttermilch (KUHN und Mitarbeiter, 1958), fördert die Ansiedlung säuretoleranter Bifidusbakterien im Säuglingsdarm als natürlichen Schutz gegen das Haften und Angehen pathogener Darmbakterien.

Allergie

Allergie ist im umfassenden Sinn v. PIRQUETs die veränderte Reaktionsbereitschaft des Organismus nach wiederholter Berührung mit Allergenen. Allergen ist etwa gleichsinnig mit Antigen. Es sind Krankheitserreger und Gifte, auch ungiftige hoch- und niedermolekulare, organische und anorganische Substanzen. Sie führen entweder zur Krankheit (Überempfindlichkeit, Allergie), oder zum Schutz vor Erkrankungen (Unempfindlichkeit, Immunität). Der Organismus kann gegen das Eindringen von Krankheitserregern spezifisch immun, zugleich gegenüber bestimmten Leibesbestandteilen derselben allergisch sein.

Der heutige Allergiebegriff beschränkt sich auf gesteigerte Reaktivität, Hyperergie mit krankhaften Erscheinungen, im Unterschied zur Im-

[10]) Virusinterferenz ist die Hemmung der Virussynthese (Virusvermehrung) durch ein anderes Virus (Hetero-Interferenz) oder durch Vertreter derselben Virusart (Auto-Interferenz) in den Zellen des Wirts.

Nichtvirusinduziertes Interferon, z. B. durch Bakterienendotoxin, kann ebenfalls die Virusvermehrung hemmen.

Der Virusinterferenz phänomenologisch verwandt ist die Promunität (MORGENROTH), eine unspezifische, einige Tage währende Steigerung der lokalen Resistenz gegen Bakterien nach Vorinjektion gleicher oder anderer Bakterien, auch Bakterienprodukte und verschiedener unspezifischer Substrate (z. B. Bouillon, physiol. Kochsalzlösung). Der Mechanismus beruht offenbar auf lokalentzündlicher Reizung des Gewebes, das die nachfolgende Infektion trifft.

munität, der veränderten Reaktionsfähigkeit ohne klinische Manifestationen.

Allergie ist die erworbene Überempfindlichkeit der lebenden Zellen und Gewebe bei Berührung mit dem spezifischen Allergen (Antigen).

Erstmaliger Antigenkontakt trifft den normergischen, wiederholte Berührung den sensibilisierten (allergischen und/oder immunen) Organismus.

Sensibilisierung (Allergisierung, Immunisierung) bewirkt die Bildung spezifischer Antikörper gegen das ursächliche Antigen (Allergen), Abb. II/8.

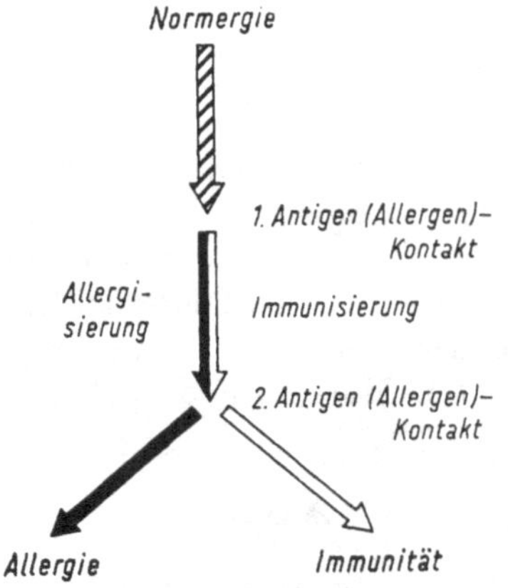

Abb. II/8. Antigenkontakt und Sensibilisierung

Allergische Reaktionen teilt man in zwei Hauptgruppen: Früh- und Spätreaktionen.

Klinisch unterscheidet man drei Formenkreise:

1. Atopie = natürlich erworbene Allergie (COCA),
2. Anaphylaxie = künstlich (experimentell) erzeugte Allergie (RICHET),
3. Infektallergie[11]) = lokale Mikrobenallergie und/oder allgemeine Infektionskrankheitsallergie (LETTERER).

[11]) Hierzu gehört die Kontakt-Allergie, die lokale Hautüberempfindlichkeit gegen (chemisch definierbare Arzneimittel-)Allergene.

Die Hauptunterschiede zwischen Früh- und Spätreaktionen (Reaktionen vom Sofort- oder anaphylaktischen Typ, vom verzögerten oder Tuberkulintyp) gibt Tab. II/1 wieder. Die klinischen Allergieformen wurden mit berücksichtigt.

Tab. II/1

	Überempfindlichkeit vom	
	Soforttyp	verzögerten Typ
Klinik	Atopie, Anaphylaxie	Infektallergie (Kontaktallergie)
Auftreten der Reaktion	nach Minuten, Dauer 1 Stunde	nach Stunden, Dauer mehrere Tage
Histologie, Morphe	Kapillarerweiterung, Ödembildung	Monozyteninfiltration, Induration
Passive Übertragbarkeit	Serum	Zellen

Frühreaktionen erreichen ihren Höhepunkt innerhalb 15—30 Minuten, Spätreaktionen in 24—48 Stunden. Sofortreaktionen treten exsudativ in vaskularisierten Geweben, Spätreaktionen proliferativ auch in nichtvaskularisierten Geweben auf. Frühreaktionen sind mit Serum (zirkulierenden Antikörpern), Spätreaktionen mit lebenden Zellen (Lymphozyten, zellständigen Antikörpern) passiv übertragbar. Mischformen sind häufig.

Atopie

Neigung zur Überempfindlichkeit nach zufälligem Antigenkontakt ist bei Allergosen[12]) (Asthma-Heufieber-Ekzem-Urtikaria-Gruppe) erbbedingt. Man spricht von „allergischer Diathese".

Für Spontanallergosen gilt die „Kontaktregel" in bezug auf die allergenbetroffenen Erfolgsorgane.

Der Sensibilisierte reagiert an der Berührungsstelle mit dem Antigen.

Inhalationsallergene treffen den Atemtrakt
(Schnupfen, Asthma bronchiale),

---

[12]) Atopie, Idiosynkrasie sind Synonyma. Stoffe, die schon beim ersten Kontakt ohne Sensibilisierung (Antikörperbildung) Überempfindlichkeitsreaktionen zeigen, nennt man Allergenoide. Nichtallergenbedingte familiäre Anfälligkeit gegenüber physikalischen (Wärme und Kälte, Strahlenempfindlichkeit) und emotionalen Reizen werden einbezogen.

D a r m a l l e r g e n e den Verdauungstrakt
(Stomatitis, Gastritis, Kolitis),

H a u t a l l e r g e n e das Integument und angrenzende Schleimhäute
(Ekzem, Dermatitis, Konjunktivitis),

R e s o r p t i o n s a l l e r g e n e die Blutgefäße
(Schock, Migräne).

K l i n i s c h können Allergosen durch gleiche Allergene bei verschiedenen Individuen verschiedene Symptomatik, durch verschiedene Allergene beim selben Individuum auch gleiche Symptome zeigen.

Anaphylaxie

Stoffe, die Immunität bewirken, können unter Umständen Reaktionen mit tödlichem Ausgang verursachen. RICHET nannte dieses Phänomen Anaphylaxie (Schutzlosigkeit). Anaphylaxie wird im Gegensatz zur Atopie künstlich (experimentell) erzeugt, erbliche Disposition ist unerheblich. Das Anaphylaktogen[13]) besitzt im Gegensatz zum Atopen meist Proteinnatur.

Schockgewebe sind Blutgefäße und glatte Muskulatur.

Die Schockorgane differieren bei verschiedenen Spezies, sind aber bei derselben Spezies meist die gleichen. Klinisch unterscheiden wir das Arthus-Phänomen, den anaphylaktischen Schock oder dessen „Fragmente", ferner die Serumkrankheit.

Arthus-Phänomen:

Die Arthus-Reaktion ist die l o k a l e A n a p h y l a x i e des sensibilisierten Organismus nach wiederholter Applikation des betreffenden Antigens. Am Injektionsort entstehen Erythem, Ödem, Infiltration, Thrombose und Hämorrhagie, gegebenenfalls Nekrose. Höhepunkt der geweblichen Veränderung nach mehreren Stunden, die m i k r o s k o p i s c h erkennbare Sofortreaktion vollzieht sich an den Kapillaren.

Anaphylaktischer Schock:

Er ist die a l l g e m e i n e F o r m der Anaphylaxie.

Das klassische Versuchstier ist das Meerschweinchen.

G r u n d v e r s u c h :
Sensibilisierende (antikörperbildende) Erstinjektion — Inkubation (Bildung der spezifischen Antikörper) — schockauslösende Erfolgsinjektion.

[13]) A n a p h y l a k t o i d e Reaktionen sind nicht immunologisch bedingt. Sie entstehen nach Injektion kolloider Substanzen in die Blutbahn, wahrscheinlich durch Freisetzung von „Mediatoren" (Abb. II/9, S. 116).

Die Erstinjektion wird lokal, die zweite intravenös 14 Tage später mit mindestens zehnfacher Antigendosis der Erstinjektion appliziert.

Unter Krämpfen innerhalb Minuten Tod des Versuchstieres an Asphyxie.

Pathologische Anatomie: Lungenblähung infolge Bronchospasmus, Hämorrhagien der inneren Organe, Lungenödem.

Beispiel aus der Humanpathologie:

Serumschock nach Injektion von artfremdem Serum, Hämolyseschock nach Transfusion mit gruppenfremdem Blut, Penizillinschock.

Der anaphylaktische Schock des Menschen gleicht dem Meerschweinchentyp.

Akute Atemnot durch Bronchospasmus und Larynxödem, Exanthem, Blutdruckabfall, Schock und Tod innerhalb weniger Minuten bis Stunden post injectionem.

Häufigkeit: Serumschock $\leqq$ 0,1 %.
Penizillinschock: $\leqq$ 1 Todesfall auf 100 000 Behandelte.

Serumkrankheit:

Serumkrankheit ist die protrahierte Form der Anaphylaxie, eine Mischung allergischer Früh- und Spätreaktionen nach Injektion von artfremdem Serum, das den Körper sensibilisiert.

Inkubation 7—12 Tage, nach wiederholter Seruminjektion (Zweitinjektion mindestens 10 Tage nach der ersten) beschleunigter (2—6 Tage) oder sofortiger Beginn (innerhalb 24 Stunden).

Klinik:

Stark juckende, meist urtikarielle Exantheme am Injektionsort, ferner Fieber, Schwellung der Lymphknoten, der Gelenke, Übelkeit und Erbrechen. Dauer mehrere Tage.

Häufigkeit: 2—5 % bei Verwendung gereinigter, konzentrierter Seren.

Infektallergie

Im Gegensatz zu den primär allergischen Krankheiten (Atopie, anaphylaktischer Formenkreis) ist die Infektallergie eine Begleiterscheinung des durch vermehrungsfähige Krankheitserreger bedingten lokalen oder allgemeinen Infektionsprozesses.

Wir unterscheiden lokale Uberempfindlichkeit (bakterielle Allergie) von allgemeinen Formen bei zyklischen Prozessen (Infektionskrankheitsallergie) (LETTERER).

Wir begegnen der l o k a l e n bakteriellen Allergie als Spielform der Kontaktallergie an der Eintrittspforte der Erreger, der g e n e r a l i s i e r t e n am Ausbreitungsweg derselben im Organismus.

Unvollständige Immunität nach Sensibilisierung der Körpergewebe während der Generalisation ist wegbereitend (Abb. II/3, 101). Gemischt proliferativ-exsudative Prozesse werden beobachtet.

Prototyp der Infektallergie sind die Tuberkulinreaktion und der Koch'sche Grundversuch.

Normale Personen vertragen hohe Dosen Tuberkulin, tuberkulös Infizierte, Erkrankte und BCG-Geimpfte reagieren schon auf Minimalmengen.

Tuberkulinkonversion (Umschlag der Hautprobe von negativ in positiv) ist ein Hinweis auf ablaufende oder abgelaufene Infektionen, nicht auf den aktuellen Krankheitsprozeß. Das gilt für alle diagnostischen Hautproben, z. B. mit Abortin (Brucellose), Toxoplasmin (Toxoplasmose), Histoplasmin (Histoplasmose), auch die Frei'sche Reaktion bei Lymphogranuloma venereum.

Mechanismus der allergischen Reaktionen

Ursache allergischer Krankheitsprozesse ist die krankmachende Antigen-Antikörper-Reaktion in vivo.

Hierfür sprechen **drei Kriterien:**

1. Auslösung durch bestimmte Antigene.
2. Sensibilisierungsdauer (Inkubation) entspricht der Zeit der Antikörperproduktion (etwa 10 Tage).
3. Passive Übertragbarkeit der spezifischen Antikörper mit Serum oder Zellen.

Frühreaktion:

1. Spezifische (unsichtbare) A n t i g e n - A n t i k ö r p e r - B i n d u n g ,
2. unspezifische (unsichtbare) Freisetzung von „M e d i a t o r e n" (Mittlersubstanzen) (Abb. II/9, 2 a—e),

3. unspezifische (sichtbare) Symptomatik.

Entscheidend ist die

Zellständigkeit der Antikörper.

Hinzutreten des Antigens bewirkt innerhalb Minuten die sichtbare Reaktion, eine serös exsudative Entzündung am Schockorgan, siehe Schema (Abb. II/9).

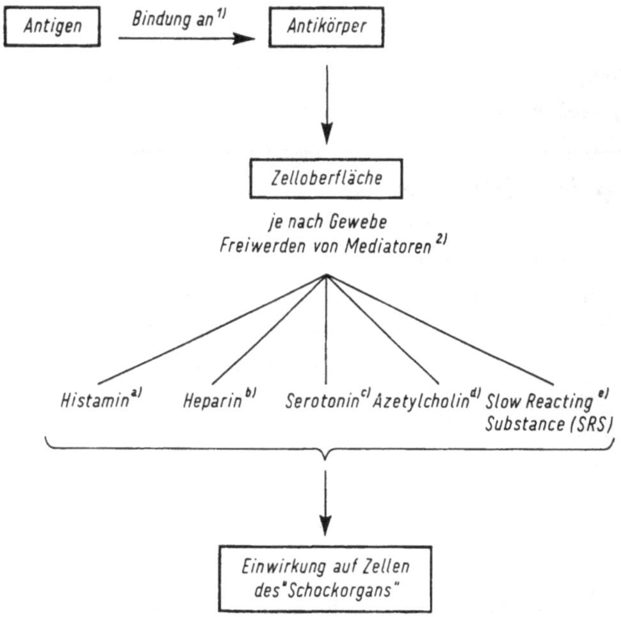

Abb. II/9. Mechanismus der allergischen Reaktion

Spätreaktion:

1. Antransport und spezifischer Kontakt lymphozytenständiger Antikörper mit dem ursächlichen Antigen bzw. mit antigenbeladenen „Zielzellen" (Antigen-Antikörper-Bindung).

[1]) Mitwirkung von Komplement bei allergisch-anaphylaktischen Reaktionen. Komplementspiegel des Blutes ist im anaphylaktischen Schock signifikant erniedrigt.

[2]) a) Ein Gewebshormon, der Prototyp entzündungserregender „**H**-Substanzen" (von **H**yperreaktivität); Bildung in den Gewebsmastzellen (nicht identisch mit den basophilen Leukozyten des peripheren Blutes).

b) Gerinnungshemmender Stoff in Gewebsmastzellen.

c) 5-Hydroxytryptamin aus Blutplättchen, bewirkt Kontraktion der glatten Muskulatur.

d) Aktionssubstanz des Nervensystems, klassischer Vagusstoff, Gewebshormon mit Wirkung auf Kreislauf und glatte Muskulatur.

e) Englisch — langsam reagierende Substanz (SRS), bewirkt Kontraktion der glatten Muskulatur.

2. a) Freisetzung eines „Monozyten-aggregierenden Faktors" (durch sensibilisierte Lymphozyten).
   b) Unspezifische Lyse der Lymphozyten und Zielzellen (Freiwerden von Wirkstoffen), vgl. auch Abb. II/19, S. 132.
3. Unspezifische, sichtbare Symptomatik.

Entscheidend ist die
Zellgebundenheit des Antigens.

Erkennung — Behandlung — Vorbeugung

Erkennung:

Erkennung allergischer Krankheiten erfordert Spezialerfahrung auf klinischem und immunologischem Gebiet.

Für die Erkennung der allergischen Natur einer Krankheit ist der Nachweis der immunologischen Natur der Krankheitsursache notwendig:

1. Passive Übertragbarkeit der Antikörper durch Serum oder Zellen (Tab. II/1), S. 112,
2. Hautüberempfindlichkeit nach Kontakt mit dem spezifischen Antigen (Abweichung von der Normergie bei Hauttestung),
3. Abhängigkeit der Krankheitssymptomatik vom Antigenkontakt[14]).

[14]) Expositions-Karenz-Versuch: der Kranke wird dem Antigen unter natürlichen Bedingungen ausgesetzt bzw. dem Allergeneinfluß entzogen.

Tab. II/2. Antikörpernachweis bei Allergie (schematisch)

	in vitro	in vivo
Atopie	Nichtpräzipitierende Reagine[1]), Coombs-Test[2])	Prausnitz-Küstner-Versuch[3]), Hauttest: Sofortreaktion
Anaphylaxie	Präzipitine, Ringpräzipitation, Schultz-Dale-Versuch[4])	Hauttest: Sofortreaktion
Infektallergie	Lymphozytenständige Antikörper, Lymphozytolyse-Test (FAVOUR)[5])	Hauttest: Spätreaktion

[1]) Nicht zu verwechseln mit Wassermann-Reaginen der klassischen Luesserologie! Antikörper im Serum von Allergikern, die sich an Zellen binden und die Haut gegen Allergen empfindlich machen. (Fortsetzung der Fußnoten auf Seite 118)

Behandlung:

> **Wir unterscheiden**
> **a) spezifische Verfahren auf immunologischer Grundlage und**
> **b) unspezifisch (symptomatisch) medikamentöse Verfahren.**

a) Spezifische Desensibilisierung:

Prinzip: Applikation des spezifischen Antigens in unterschwelligen, langsam ansteigenden Dosen führt zur (vorübergehenden) Aufhebung der Hyperergie der Gewebe.

Anaphylaxie: graduelle Absättigung der sessilen Antikörper.

Atopie: Bildung blockierender Antikörper, die im Gegensatz zum Reagin das Allergen neutralisieren und wahrscheinlich die Bindung Allergen-Reagin verhindern.

Tuberkulinallergie: Erschöpfung lymphozytengebundener Antikörper. Immunität gegen Tuberkulose bleibt erhalten.

> **Cave gefährliche Herd- und Allgemeinreaktionen (Herxheimer-Reaktion)!**

b) Prinzip: Antiphlogistika, Antihistaminika, im Schock Adrenalin, Kortison (Mesenchymbremse, unspezifischer Schutz des Schockorgans).

Bei bestimmten Kollagenosen und Autoimmunkrankheiten (S. 120) Versuch mit Zytostatika (Immunsuppressiva).

Vorbeugung:

> **Gründliche Anamnese vor Injektion von Fremdprotein!**
> **Vortestung (cave anaphylaktischen Schock)!**
> **Negativer Hauttest schließt allergisch-anaphylaktische Reaktionen nicht sicher aus!**

Methoden der Vorprüfung:

a) Hauttest: 0,1 ml 1:10 verdünntes Antigen intrakutan injizieren. Quaddelbildung innerhalb weniger Minuten positiv, Reaktion verschwindet nach 60 Minuten.

(Fortsetzung der Fußnote von Seite 117)

[2]) Verfahren der passiven Hämagglutination zum Nachweis inkompletter Antikörper (s. Abb. II/22, S. 135).

[3]) Verfahren der passiv kutanen Sensibilisierung; gesunde Versuchsperson erhält Allergikerserum intrakutan, 24 Stunden später an der gleichen Stelle das spezifische Allergen; positiv = Frühreaktion.

[4]) Glattes Muskelgewebe eines sensibilisierten Meerschweinchens, suspendiert in physiologischer Salzlösung, kontrahiert sich nach Zugabe kleinster Mengen des spezifischen Antigens.

[5]) Lymphozyten sensibilisierter Spender lysieren nach Kontakt mit dem spezifischen Antigen.

b) Konjunktivaltest: 1 Tropfen 1:10 verdünntes Antigen ins Auge tropfen. Positiv = Rötung, Jucken, Tränenfluß in wenigen Minuten.

Bei positivem Vortest entweder Wechsel der Tierart (Pferd-Rind-Hammel), Desensibilisierung nach BESREDKA (kleine Vorspritze, einige Stunden später große Nachspritze) oder nach MACKENZIE (Applikation in steigenden Dosen mit stündlichem Abstand, beginnend mit sehr kleinen Dosen bis zur Gesamtdosis).

Anhang: Immuntoleranz - Immunpathologie

Immuntoleranz ist das Nichtreagieren auf Substanzen, die normalerweise Allergie und/oder Immunität bewirken (MEDAWAR).

Während der immunologischen Unreife im Embryonal- und Fetalleben ist Immuntoleranz physiologisch[15]. Nach der Geburt, mit Erlangung der immunologischen Reife, bleibt der Organismus nur gegenüber körpereigenen Antigenen immuntolerant; fremde Antigene werden im Sinne von Allergie und/oder Immunität beantwortet.

Unterscheidung zwischen „Selbst" und „Nichtselbst" (Körpereigen — Körperfremd), „immunologische Selbsterkenntnis", ist das Kennzeichen für immunologisch reifes Gewebe.

Die antigene Verwandschaft zwischen körpereigenen und -fremden Geweben wird durch (Haut-)Transplantationen[16] ermittelt. Man unterscheidet heterologe, homologe, isologe und autologe Beziehungen zwischen Spender und Empfänger (S. 132).

Normalerweise werden isologe und autologe Transplantate toleriert. „Entgleisung" der immunologischen Selbstkontrolle führt zur Sensibilisierung gegen „Selbst" (Auto-Antikörperbildung): Durchbrechung des „Horror autotoxicus" P. EHRLICHs.

---

[15] OWEN entdeckte 1945 das Phänomen bei zweieiigen Rinderzwillingen: bei beiden Partnern bleiben die gruppendifferenten Blutkörperchen im gleichen Mischungsverhältnis; sie werden samt den Vorstufen durch Gefäßanastomosen vor der Geburt ausgetauscht. Derartige Blutchimären tolerieren gegenseitig Hauttransplantate.

[16] BRENT und MEDAWAR entwickelten 1963 einen Kutantest auf Gewebeverträglichkeit (NLT-Reaktion = **N**ormal-**L**ymphozyten-**T**ransport-Reaktion) mit homologen Spenderlymphozyten: Unverträglichkeit ergibt nach 48 Stunden Spätreaktion (Transplantat-gegen-Wirt-Reaktion), nach weiteren sieben Tagen Spätreaktion als Ausdruck für Wirt-gegen-Transplantat-Reaktion.

Autoantikörper trifft man

a) als Zufallsbefund,

b) als Nebenbefund (Begleitsymptom) bei anderen Grundleiden,

c) als Hauptbefund (Ursache) von Autoimmunkrankheiten (Autoaggressionskrankheiten).

Zwei **Ursachen** der Autosensibilisierung kommen in Betracht (BURNET):

1. Entgleisung (Fremdwerden) körpereigener Antigene durch exogene Einflüsse: Durchbrechung der Immuntoleranz von außen (Beispiel: Hämolytische Anämie nach Virushepatitis).

2. Entgleisung (Verlust der immunologischen Selbstkontrolle) antikörperbildender Zellen durch endogene Einflüsse (genetische Variation): Aufhebung der Immuntoleranz von innen (Beispiel: Familiäre hämolytische Anämie mit „Antikörperdiathese"[17]).

a) Autosensibilisierung als Zufallsbefund.

Beispiel: Unspezifisch positive Wassermann-Reaktion Gesunder, Häufigkeit $\leqq 0{,}1\,\%$.

Bei einigen dieser Fälle entwickeln sich später Systemerkrankungen, vgl. „b".

b) Autosensibilisierung als Nebenbefund.

Beispiel: Autoantikörper bei Kollagenosen[18]): unspezifisch positive WaR, Häufigkeit $\geqq 1\,\%$, Rheumafaktor bei primär chronischem Gelenkrheumatismus (rheumatoider Arthritis)[19]),

Lupus erythematodes-Faktor (L. E.-Faktor) bei Lupus erythematodes disseminatus, Nachweis siehe Abb. II/10.

c) Autosensibilisierung als Hauptbefund.

Beispiel: Autoaggressionskrankheiten des Blutes, erworbene hämolytische Anämie, Leukopenie, Thrombozytopenie.

Experimentelle Enzephalitis (Modell für postvakzinale Enzephalitis)[20]).

---

17) Angeborene Neigung zu multipler Antikörperbildung gegen körpereigene Antigene.

18) Kollagenosen (KLEMPERER) sind ätiologisch verschiedene Krankheiten, bei denen das kollagene Bindegewebe verändert wird (fibrinoide Verquellung, Nekrose); unter anderem akuter und primär chronischer Rheumatismus, Lupus erythematodes disseminatus, Periarteriitis nodosa.

19) Rheumafaktor, ein 19 S-Makroglobulin, bindet sich an 7 S-Gammaglobulin (Auto-Antikörper), Nachweis z. B. im Waaler-Rose-Test (Rheumaserologie bei Streptokokkosen).

20) Injektion von Hirnextrakt plus Freund'schem Adjuvans erzeugt bei derselben Tierart Enzephalitis, die mit Lymphozyten des erkrankten Tieres passiv übertragbar ist.

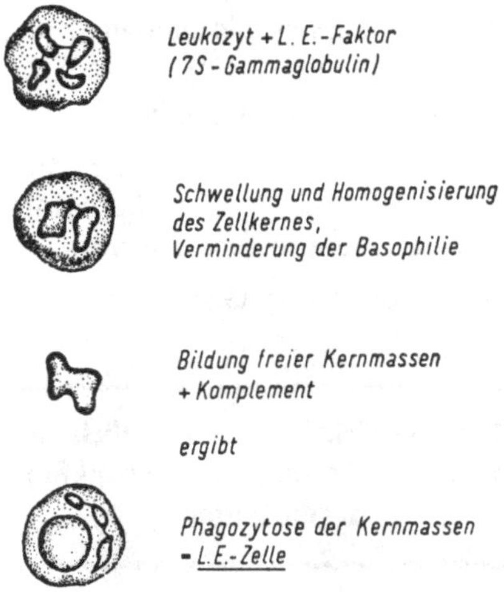

Abb. II/10. Lupus erythematodes-Phänomen (Nachweis des antinukleären Faktors)

Erkennung: Der Nachweis gegebenenfalls pathogener Autoimmunreaktionen erfolgt im Prinzip wie bei den klassischen allergischen Krankheiten:

1. Untersuchung auf Autoantikörper (Methoden der Serologie),
2. Prüfung der Antigenlokalisation (Methoden der Immunhistologie und Fluoreszenzserologie),
3. Nachweis der Zellschädigung am Ort der Antigen-Antikörper-Reaktion (Methoden der Immunhistologie und Serologie).

Immunität

Überstehen von Pocken, Masern, Windpocken, Keuchhusten
bedingt lebenslange Immunität,
von Abdominaltyphus, Scharlach, Fleckfieber
Jahrzehnte andauernde Immunität,

aktive Immunisierung mit Lebendvakzinen (Pocken, Gelbfieber, Tuberkulose) und Toxoidimpfstoffen (Diphtherie, Tetanus)
bedingt mehrere Jahre andauernde Immunität,
mit Totvakzinen (Typhus, Keuchhusten, Kinderlähmung)
einige Monate bis Jahre währende Immunität;

Überstehen von Virusgrippe, Bakterienruhr, Diphtherie
hinterläßt mehrere Monate anhaltende Immunität,

passive Immunisierung mit tierischen Sera (Diphtherie, Tetanus) und menschlichen Gammaglobulinen (Masern, Mumps, Keuchhusten)

einige Wochen dauernde Immunität.

Infektionsimmunität (Prämunität, „unsterile" Immunität) ist der für die Dauer einer Infektion anhaltende Schutz gegen Superinfektionen[21]) (Beispiel: Tuberkulose, Syphilis, Lepra, Dauerausscheider von Typhusbakterien).

Keine Immunität nach Überstehen von Gonorrhoe, Erysipel, Tetanus, Virusschnupfen.

Immunität ist die natürlich oder künstlich erworbene spezifische Unempfänglichkeit gegenüber Krankheitserregern und deren Giften.

Immunität ist spezifisch, sie richtet sich gegen einen bestimmten Krankheitserreger oder ein bestimmtes Gift. Absolute Immunität verhindert das Haften und Eindringen des Erregers, relative Immunität den Ausbruch der (schweren) Erkrankung; Durchbrechung letzterer geschieht durch hohe Infektionsdosen. Lokale Immunität entwickelt sich am Ort der Infektion, z. B. Choleraimmunität der Darmschleimhaut, Influenzaimmunität der Schleimhaut des Respirationstrakts; allgemeine Immunität bildet sich in allen Geweben und Organsystemen des Körpers, z. B. Immunität gegen Typhus, Masern, Fleckfieber.

Mobilisierung körpereigener Abwehr bedingt aktive Immunität, Zuführung körperfremder Schutzstoffe (Antikörper) passive Immunität; transplazentarer Ubertritt mütterlicher Antikörper auf das Kind entspricht der natürlichen passiven Immunität („Leihimmunität").

Aktive Immunität fehlt im Embryonal- und Fetalstadium (Zeit der Immuntoleranz, der physiologischen Unreife der Immunabwehr); Einschränkung der Immunität nach der Geburt

a) physiologisch im ersten Trimenon (Zeit der Reifung der Immunmechanismen),

b) pathologisch beim Antikörpermangel-Syndrom und nach Strahlenbelastung, Zytostatika und Kortison (Immunsuppression, Näheres im Abschnitt „Impflehre"), S. 157.

---

[21]) Superinfektion ist die wiederholte Infektion mit Krankheitserregern (derselben Art), bevor Immunität eingetreten ist (vgl. auch S. 84).
Reinfektion die erneute Infektion nach erloschener Immunität.

Immunität ist ursprünglich ein klinischer Begriff und bedeutet das sichtbare Gefeitsein gegen bestimmte Infektionskrankheiten. Abgrenzung gegenüber den Begriffen der Allergie und Resistenz bringt Tab. II/3.

Tab. II/3

Resistenz	Immunität	Allergie
angeboren	erworben (angeborene Störungen)[1]	erworben („allergische Diathese")[2]
sofort unspezifisch	nach Sensibilisierung[3] spezifisch[4]	
Unempfänglichkeit bei Erstkontakt		Überempfindlichkeit bei erneutem Kontakt

[1]) Verschiedene Formen des Antikörpermangel-Syndroms.

[2]) Im Sinne der angeborenen Neigung zur allergisch-hypergischen Reaktivität.

[3]) Immunologisch bedeutet Sensibilisierung Antikörperbildung nach Antigenkontakt, serologisch Antikörperbindung an das spezifische Antigen.

[4]) Bezüglich der beteiligten Antikörper und des ursächlichen Antigens.

Biologische Grundlagen der Immunität

Unter dem Schutz mütterlicher Antikörper vollzieht sich die Reifung der kindlichen Immunabwehr. Mütterliche Antikörper werden innerhalb drei bis sechs Monate nach der Geburt vom Kind ausgeschieden (Halbwertszeit von Immunglobulinen 20 Tage). Die Ausreifung ist gegen Ende der Säuglingszeit abgeschlossen (Abb. II/11).

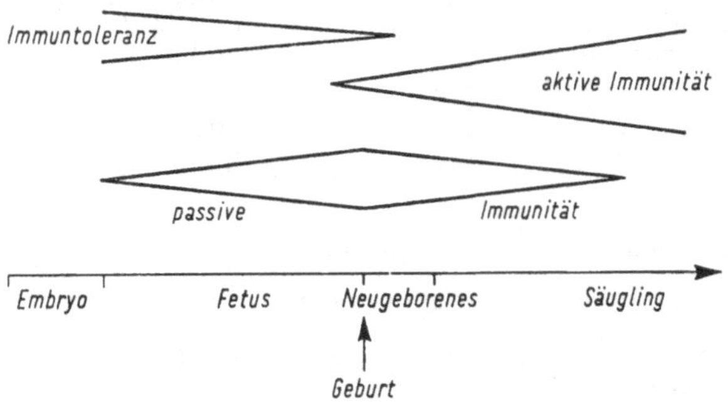

Abb. II/11. Immuntoleranz und Immunität im frühen Lebensalter

Zwischen der Zeit der ausklingenden pränatalen Immuntoleranz und der einsetzenden aktiven Immunität des Säuglings liegt die „Nullperiode" des Neugeborenenalters mit mütterlicher Leihimmunität und fehlender eigener Immunität. Eigene Antikörper des Kindes erscheinen frühestens 100 Tage nach der Geburt, Abb. II/12.

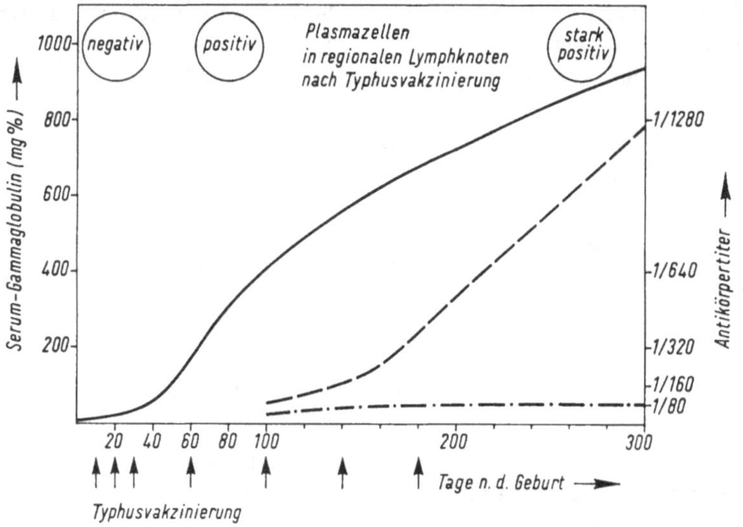

———— Serum-Gammaglobulin des Kindes
— — — Anti-Typhus-O-Agglutinine
— · — Blutgruppen-Isoagglutinine

Abb. II/12. Gammaglobulinspiegel und Immunisierbarkeit des Kindes bei erworbenem Antikörpermangel-Syndrom der Mutter (nach BRIDGES und Mitarbeitern, 1959)

Die immunologische Entwicklung wird entscheidend vom Thymus bestimmt[22]).

Der Thymus ist ein **lymphoepitheliales Organ** ektodermal-entodermalen Ursprungs. Er entspringt der dritten Schlundtasche und ist erstmalig in der sechsten Embryonalwoche erkennbar. Zur Zeit der Geburt ist er das größte und bis zur Pubertät das aktivste lymphozytenbildende Organ.

Die zentrale Stellung des Thymus unter den lymphatischen Organen ergibt sich aus folgenden anatomischen und funktionellen Besonderheiten (BURNET):

1. Epithelialer Ursprung, Entwicklung der Lymphozyten aus Epithelzellen.
2. Stärkste Lymphozytenproduktion ohne Bildung von Keimzentren[23]).

[22]) Thymektomierte neugeborene Mäuse zeigen Ausfälle in der Entwicklung immunologischer Funktionen, fehlende Tuberkulin- und Transplantatreaktionen, Lymphopenie und Lymphatrophie, gelegentlich Verminderung der Antikörperbildung und sterben häufig an „Kümmerwuchs" (engl. runt disease).
Beim Menschen entspricht angeborene Thymusaplasie mit Agammaglobulinämie und lymphoretikulärer Aplasie sowie prognostisch infaustem Verlauf nach dem ersten Trimenon dem Verhalten thymektomierter Jungmäuse.

[32]) Keimzentren sind Ansammlungen großer, blasser, pyroninophiler „Germinoblasten" (unreife Frühformen antikörperbildender Zellen, umgeben von dichten Lymphozytenhaufen), die in der weißen Milzpulpa, den Peyer'schen Haufen und der Rinde der Lymphknoten als Antwort auf antigene Reize frühestens nach mikrobieller Besiedlung post partum entstehen („Reaktionszentren").

3. Keine Zellvermehrung nach Antigenstimuli, keine Bildung von Plasmazellen und Antikörpern.

Für die Entwicklung des Immunsystems der Säugetiere vermutet man einen humoralen und zellulären Reifungsmechanismus des Thymus (MILLER und Mitarbeiter, 1962) (Abb. II/13).

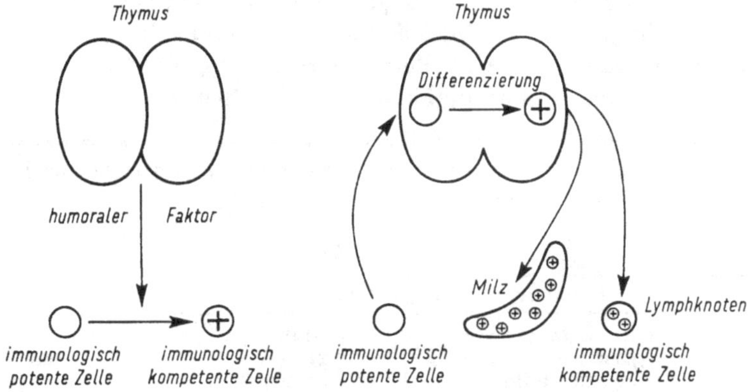

Abb. II/13

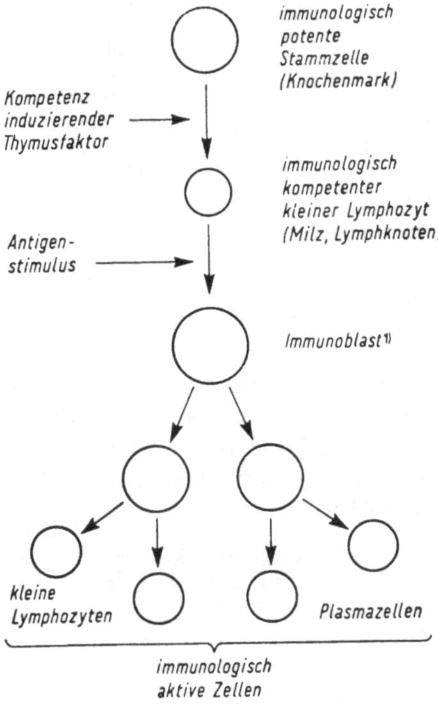

[1]) Andere Bezeichnungen: Hämozytoblast, „Übergangszelle“:
Große runde Zelle mit stark basophilem (pyroninophilem) Zytoplasma und feiner Chromatinstruktur des Kerns und Kernkörperchens.

Abb. II/14

Entwicklung und Differenzierung der für spezifische Immunreaktionen verantwortlichen Immunzellen vollzieht sich (vereinfacht) nach folgendem Schema: Abb. II/14 (modifiziert nach MILLER, 1965).

„Immunzellen" (Immunozyten = kleine Lymphozyten) sind Abkömmlinge des lymphoretikulären Gewebes. Sie haben die Fähigkeit, antigene Reize durch Vermehrung, Differenzierung und Antikörperbildung zu beantworten.

Folgende Methoden sind für das Studium der Entwicklungsdynamik immunologisch aktiver Zellen besonders geeignet: Tab. II/5.

Tab. II/5

Autor	Methode	Immunozyten	Ergebnis
LANDSTEINER und CHASE 1942	Passiv kutane Allergisierung gegen Arzneimittel	Peritonealzellen, Milzzellen, Lymphknotenzellen, Blutleukozyten des Spendertieres	Hautreaktion vom Spättyp beim Empfängertier
HARRIS und HARRIS 1956	Passive Sensibilisierung immuntoleranter (röntgenbestrahlter) Empfängertiere	Plasmazellen aus Lymphknoten nach In-vitro-Antigenkontakt	Antikörperbildung beim Empfängertier
SIMONSEN 1957	Transplantat-gegen-Wirt-Reaktion bei neugeborenen Empfängertieren	Spender-Milzzellen von erwachsenen Tieren	Milzvergrößerung beim Empfängertier, ggf. Tod an Kümmerwuchs[1])
JERNE und NORDIN 1963	Antikörperbildung der Einzelzelle im Agargel	Milzzellen von immunisierten Versuchstieren	Plaquebildung nach Antigenkontakt

[1]) Engl. runt disease.

Bei Vögeln ist die Funktion des Säugetierthymus auf zwei Organe verteilt, Thymus und Bursa fabricii. Letztere ist ein (phylogenetisch jüngeres) lymphoepitheliales Organ vom Enddarm-Ektoderm/Entoderm. Bursektomierte Tiere bilden keine Antikörper, thymektomierte ergeben keine Tuberkulin- und Transplantatreaktion (Tab. II/6).

Tab. II/6. Immunologische Reaktionen bei Vögeln (nach SZENBERG und WARNER, 1964)

	Bursektomie	Thymektomie
Antikörperbildung	—	+
Tuberkulinreaktion	+	—
Transplantatreaktion	+	—

Bursektomierte Vögel gleichen Menschen mit Antikörpermangel-Syndrom, thymektomierte entsprechen dem Immundefekt zum Beispiel bei fortgeschrittener Lymphogranulomatose.

Die intakte Immunabwehr umfaßt

1. **das Makrophagen-Retikulumzell-System, das das Antigen einfängt, verarbeitet und in geeigneter Form an das lymphatische Gewebe weiterreicht;**
2. **immunologisch „potente" Knochenmark-Stammzellen, die als Vorläufer für antikörperbildende Immunzellen dienen;**
3. **den Thymus bzw. analoge Organe, die immunologisch potente Stammzellen in immunologisch „kompetente" (auf Antigen ansprechbare) Immunzellen umwandeln.**

In einem **„Stufenschema der Immunität"** hat GÜNTHER (1964) die Entwicklung immunologischer Funktionen zusammengefaßt. Hiernach besitzt der komplexe Immunmechanismus der höheren Wirbeltiere die drei Stufen der unspezifischen Phagozytose (Vorstufe), der spezifischen Gewebeimmunität (zelluläre Immunität, 1. Stufe) und der spezifischen humoralen Immunität (2. Stufe) (Abb. II/15).

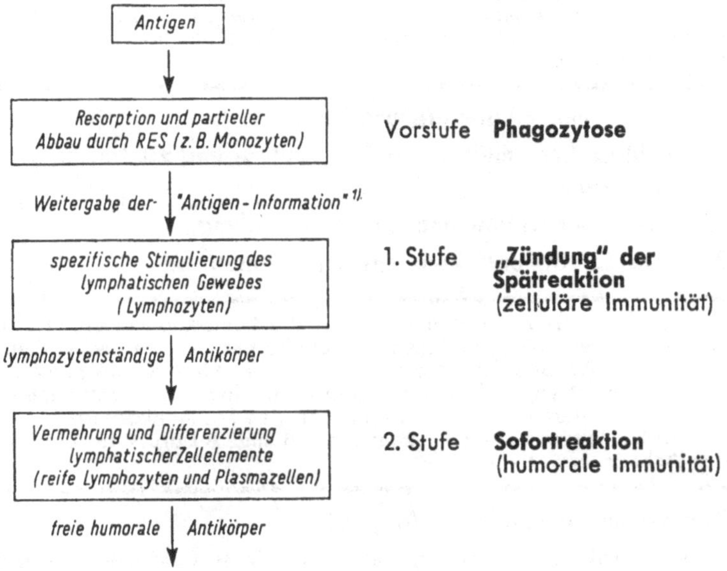

Abb. II/15. Stufenschema der Immunität (modifiziert nach GÜNTHER, 1964)

Je nach Art des Antigens sowie Stärke und Dauer der Antigeneinwirkung werden die Stufen unterschiedlich durchlaufen und angesprochen. Die mannigfaltigen Immunitätsspektren werden durch äußere und innere Einflüsse ständig modifiziert.

1) Monozyten-RNS + Antigendeterminanten.

Durch gegenseitige Hemmung der Immunitätsarten (-stufen) (Immuninterferenz) werden spezifische Abwehrvorgänge blockiert, vgl. die immunologische Förderung des Tumorwachstums, S. 144.

Grundlage der Immunität sind schützende Antigen-Antikörper-Reaktionen in vivo.
Die spezifische Immunabwehr ist eine Funktion des Mesenchyms: Phagozytose obliegt den Makro- und Mikrophagen, spezifische Antikörperbildung den Lymphozyten und Plasmazellen.

Vorstufe der Immunität ist die Phagozytose. Man findet sie im gesamten Tierreich, bei Einzellern und niederen Tieren allerdings ohne Spezifität. Höhere Wirbeltiere besitzen polymorphkernige Leukozyten (Mikrophagen), die Partikel bis zur Bakteriengröße aufnehmen, und Monozyten (Makrophagen), die außerdem ganze Zellen, z. B. Leukozyten mit eingeschlossenen Bakterien, phagozytieren[24]).
Die resorbierten Antigene werden teilweise abgebaut und zum ortsständigen Lymphgewebe und zur Milz transportiert. Dort reizen antigenbeladene Monozyten (Monozyten-Ribonukleinsäure plus Antigendeterminanten) Lymphozyten (immunologisch kompetente Zellen) zur Vermehrung und Differenzierung: „Zündung der Spätreaktion" durch „Antigeninformation".
Erste Stufe der Immunität ist die zelluläre oder Gewebeimmunität. Sie erscheint phylo- und ontogenetisch früher als die humorale Immunität. Träger der Gewebeimmunität sind Lymphozyten mit zellgebundenen Antikörpern. Prototyp sind die Tuberkulinreaktion (allergische Reaktion vom Spättyp) und der Koch'sche Grundversuch.

Zur ersten Immunitätsstufe gehören:
1. **Zelluläre Immunität gegen Tuberkulose und zahlreiche Viruserkrankungen,**
2. **Tuberkulinreaktion und Granulombildung,**
3. **Transplantat- und Autoimmunreaktionen.**

Zweite Stufe der Immunität ist die humorale Immunität. Träger sind immunologisch aktive Zellen, und zwar die antikörperbildenden reifen Lymphozyten und Plasmazellen. Prototyp ist die anaphylaktische Reaktion (allergische Reaktion vom Soforttyp). Wir unterscheiden die phylo- und ontogenetisch früher erscheinenden „schweren" 19 S-Antikörper von den 7 S-Antikörpern. 7 S-Antikörper bewirken starke, langanhaltende Immunität und sind Ausdruck für eine späte, reife Form der Antikörpersynthese.

Zur zweiten Immunitätsstufe gehören:
1. **Humorale Immunität gegen zahlreiche bakteriell bedingte Erkrankungen und Vergiftungen,**
2. **Sofortreaktionen und allergisch-anaphylaktische Vorgänge,**
3. **Bestimmte Formen der Transplantat- und Autoimmunreaktionen.**

---

24) In Gegenwart spezifischer Antikörper erfolgt schnellere und stärkere Aufnahme der Antigenpartikel: spezifische Phagozytose, z. B. durch Bakteriotropine („Sensibilisierung" der Monozyten).

Antigene - Antikörper

Antigene

(Voll-)Antigene sind Stoffe, die Antikörper bilden und spezifisch binden,
Halbantigene (Haptene) sind Stoffe, die Antikörper spezifisch binden, jedoch nicht ohne Hilfsfaktoren bilden.

LANDSTEINER verknüpfte Antigen und Antikörper in reziproker Weise; ein Partner wird durch den anderen definiert und umgekehrt. Der Landsteiner'sche Antigenbegriff betrachtet die Antigenfunktion (Antikörperbildung und -bindung) im engeren Sinn.

Der heutige Antigenbegriff umfaßt im weiteren Sinn klinische und allgemeinbiologische Phänomene (Abb. II/16).

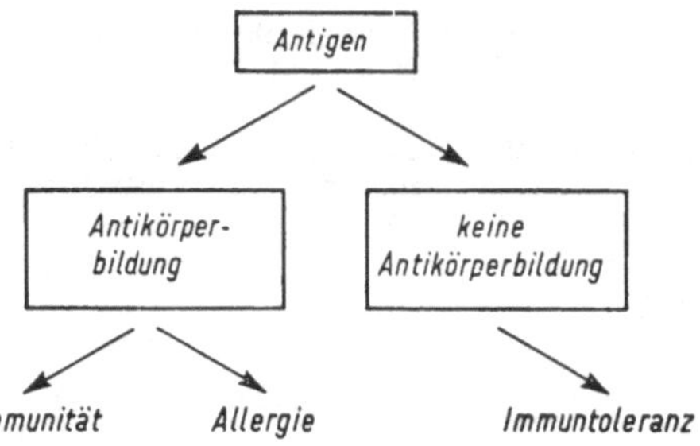

Abb. II/16. Spezifische Antigenwirkungen

Antigene bewirken entweder eine positive Antwort (Antikörperbildung) im Sinne von spezifischer Immunität (Schutz vor Erkrankung) oder Allergie (Erkrankung), oder eine negative Antwort (keine Antikörperbildung) im Sinne von spezifischer Immuntoleranz (keine Immunität, keine Allergie).

Unberücksichtigt bleibt bei dieser Betrachtung die unspezifische (Antigen-)Resorption und Verdauung durch Phagozyten, die im Tierreich bis zu den Einzellern reicht. Bei Wirbeltieren ist die Resorption körperfremder, nichtdegradierter Stoffe an spezifische Reaktions(Immun)mechanismen gekoppelt.

Bau und Funktion der Antigene:

Antigene bestehen strukturell und funktionell aus dem hochmolekularen Träger (meist Protein) für die Bildung, ferner den niedermolekularen „determinanten Gruppen" für die Bindung und Spezifität des Antikörpers.

Die meisten natürlichen Antigene sind Makromoleküle mit einem Molekulargewicht von ≧ 10 000. Sie besitzen zahlreiche verschieden konfigurierte determinante Gruppen (Multivalenz der Antigene). So bestehen Mikroben- und Zellbestandteile aus Komplexen von Proteinen, Kohlenhydraten, Lipoiden und Nukleoproteiden oder aus überwiegend einem dieser biochemischen Bausteine. Sie bilden ein Mosaik aus verschiedenen Partialantigenen. Die Analyse der Feinstruktur geschieht mit Methoden der Immunchemie (Beispiel: Polysaccharide bakterieller Kapsel- und Körperantigene, ferner von menschlichen Blutgruppenantigenen). Bis zur chemischen Identifizierung begnügt man sich mit empirischen Bezeichnungen wie Namen, Buchstaben oder Ziffern.

Die Erweiterung des Antigenbegriffs auf niedermolekulare Substanzen, die zur Antikörperbildung einen „Schlepper"[25] (Protein) benötigen, führte LANDSTEINER zur Aufstellung des Haptenbegriffes. Niedermolekulare Stoffe, die im Organismus schnell abgebaut und ausgeschieden werden, erhalten die Möglichkeit der Antikörperbildung nach Bindung an Plasmaproteine oder Zelloberflächen (Beispiel Arzneimittelallergene).

Der Zusammenhang zwischen Antigenstruktur und -funktion wurde von LANDSTEINER mit künstlichen Antigenen aufgeklärt.

LANDSTEINER kuppelte bestimmte Benzolabkömmlinge mit Azobrücken an Eiweiß als Trägermolekül und erzeugte mit diesen „Chemo-Azoprotein-Antigenen" Antikörper beim Kaninchen.

Die Antikörper reagieren nicht nur mit dem hochmolekularen Vollantigen, sondern auch mit dem niedermolekularen Benzolmolekül (Abb. II/17).

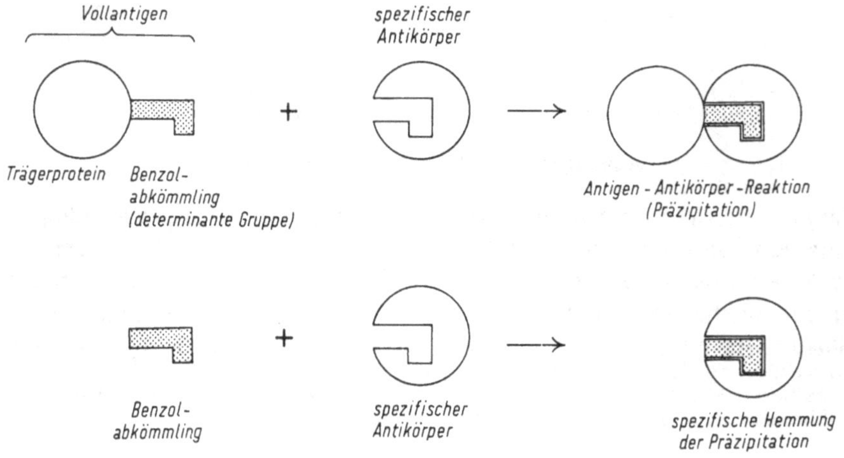

Abb. II/17. Bau und Funktion des Antigens (stark schematisch)

Enthält das Reaktionsgemisch Vollantigen, Benzolabkömmling und spezifische Antikörper, so verhindert die Bindung der kleinen Benzolmoleküle die Bindung des Vollantigens und damit die Entstehung präzipitierender Antigen-Antikörper-Komplexe. Serologisch ist dieser Vorgang eine spezifische Hemmungsreaktion.

[25]) Schlepper dienen als Vehikel für den Transport zu den antikörperbildenden Zellen (Schleppertheorie von SACHS).

Spezifische Hemmungs-Teste ermöglichen die Aufklärung chemischer Strukturen von determinanten Gruppen.

Die Konkurrenz zwischen Vollantigen und determinanter Gruppe um den gleichen Bindungsort am Antikörpermolekül gehorcht dem Massenwirkungsgesetz. Der Ablauf der Reaktion wird entsprechend einem chemischen Gleichgewicht von der Konzentration der anwesenden Partner bestimmt.

Spezifität und Affinität:

Spezifität und Bindungskraft (Affinität und Avidität) zwischen Antigen und Antikörper beruhen auf der stereochemischen, spiegelbildlichen Ähnlichkeit ihrer reaktionsfähigen Molekülgruppen.

E. FISCHER verglich dieses Verhalten mit dem Passen eines Schlüssels zum Schloß (Schlüssel-Schloß-Prinzip), HAUROWITZ mit einer Matrize (Schablone) und ihrem Abguß.

Stereochemisch (räumlich) entsprechen dem eigentümlichen Muster der Antigenoberfläche spezifisch geformte Einbuchtungen der Antikörper. Sie bewirken, daß die miteinander reagierenden Makromoleküle stärker einander genähert werden, als es die schwächeren intermolekularen (van-der-Waals'schen) Bindungskräfte zulassen.

Die Spezifität von Antigen und Antikörper ist nicht absolut: es gibt Schlüssel, die zu verschiedenen Schlössern passen.

Besitzen artverschiedene Lebewesen zum Teil gleiche biochemische Bausteine (heterospezifische Antigene)[26]), so entstehen serologisch Kreuzreaktionen. Zwei Antigene „X" und „Y" sind serologisch identisch, wenn sie mit den Antiköpern „Anti-X" und „Anti-Y" homolog und heterolog (über Kreuz) gleichstark reagieren (Abb. II/18).

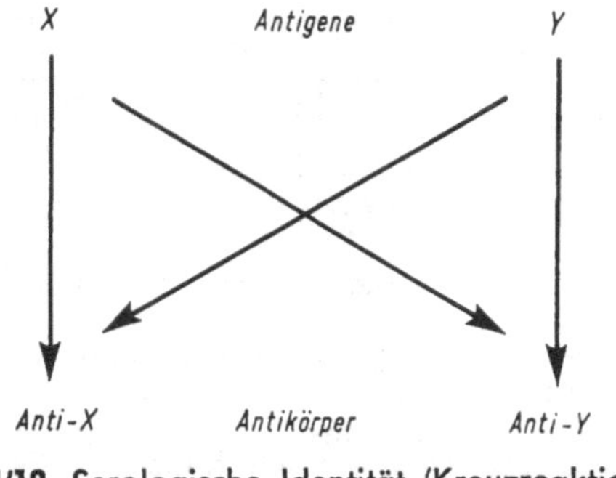

Abb. II/18. Serologische Identität (Kreuzreaktion)

[26]) Ein im Tierreich weitverbreitetes Antigen ist das Forssman-Antigen in den Organen von Schaf, Pferd, Maus und Meerschweinchen (nicht dagegen in Ratten und Kaninchen), ferner in menschlichen A-Blutkörperchen und in Kolibakterien.

Serologische Identität ist nicht unbedingt gleichbedeutend mit chemischer Identität.

Wir unterscheiden artspezifische, organspezifische und individualspezifische Antigene.

So lassen sich menschliche Proteine von tierischen Proteinen serologisch unterscheiden (Bedeutung in der Gerichtsmedizin und Nahrungsmittelkontrolle). Kreuzreaktionen entstehen bei verwandten Arten, z. B. Menschenaffen.

Organspezifische Antigene, z. B. Nierenprotein, findet man bei Individuen derselben, aber auch verwandter Arten, individualspezifische Antigene nur bei ein und demselben Individuum. Letztere bewirken als Transplantatantigene die Gewebeverträglichkeit zwischen Spender und Empfänger derselben Art[27]).

Ihre Bestimmung erfolgt in Transplantationsversuchen, und zwar bei immunologisch reifen Lebewesen durch die spezifische Transplantatreaktion (Wirt-gegen-Transplantat-Reaktion, Transplantatabstoßung), bei immunologisch unreifen durch den Nachweis der spezifischen Immuntoleranz.

Die Transplantationslehre unterscheidet die immungenetischen Spender-Empfänger-Beziehungen: heterolog (xenogen) — homolog (allogen) — isolog (syngen) und autolog.

Heterolog: Spender gehört zur anderen Spezies (artfremd).
Homolog: Spender artgleich, aber individualfremd (erbdifferent).
Isolog: Spender artgleich, individualgleich (erbgleich)[28]).
Autolog: Spender und Empfänger sind identisch.

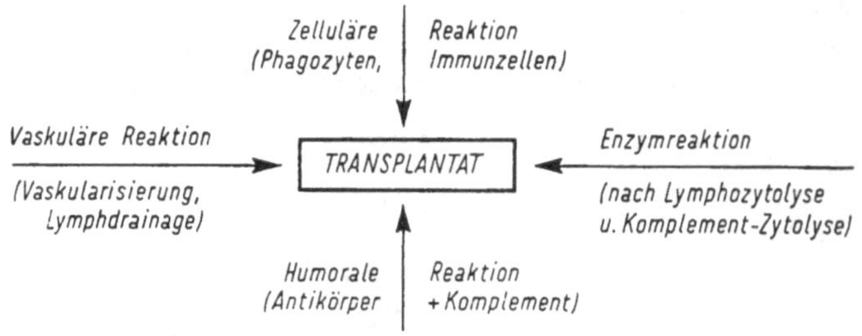

Abb. II/19. Transplantatreaktion, schematisch vereinfacht nach AMOS

27) Transplantatantigene („T"-Antigene) werden durch Gewebeverträglichkeitsgene vererbt und liegen in der Zellmembran.

28) Isolog sind eineiige Zwillinge und Tiere gleicher Inzuchtlinien; das sind Tierzuchten nach mindestens 20 aufeinanderfolgenden Generationen von Bruder-Schwester-Paarungen. Isologe Gewebeüberpflanzungen werden reaktionslos angenommen.

In der Serologie kennzeichnet isolog die Spezifität von Antikörpern gegen verschiedene Individuen derselben Art, z. B. menschliche Iso-Agglutinine gegen A- oder B-Blutkörperchen des Menschen.

Den Vorgang der Transplantatreaktion hat AMOS (1962) folgendermaßen zusammengefaßt (Abb. II/19):

Vaskularisierung und Lymphdrainage sind Voraussetzung für das Angehen und die Ernährung des Transplantats. Mit dem Lymphstrom gelangen Transplantatantigene zum Lymphgewebe des Wirts. Das weitere Schicksal entscheidet die Verwandtschaft zwischen Spender und Empfänger:

1. Zelluläre Reaktionen betreffen den Kontakt zwischen sensibilisierten Empfängerlymphozyten und „Zielzellen" des Transplantates (1. Immunitätsstufe nach GÜNTHER). Lymphozytolyse und Phagozytenaggregation beeinflussen enzymatisch die Gefäßpermeabilität mit Thrombosierung und Wandnekrose.
2. Humorale Reaktionen wirken meist nach Zweit-Transplantation (engl. second set-reactions); hierbei führen freie „zytophile" Antikörper in Gegenwart von Komplement zur Auflösung der „Zielzellen" des Transplantats. Auch dieser Vorgang aktiviert Enzyme.

Antikörper

Antikörper sind Globuline tierischer Zellen mit spezifischer Affinität zum ursächlichen Antigen.

Als Gammaglobuline verschiedener Größenordnung gehören sie zu den biologisch hochaktiven Makromolekülen.

Letztere umfassen die Größe 1 bis 100 nm (physikalische und chemische Vorgänge der Atome und Moleküle spielen sich im Größenbereich 1 bis 10 Å ab; 1 Å = 1 Ångström = 0,1 nm). Ein Gammaglobulinmolekül besteht aus wenigstens 20 000 Atomen. Blutflüssigkeit enthält rund 1 % Gammaglobuline, somit 10^{17} Gammaglobulinmoleküle im Milliliter Serum (< 0,01 mg Antikörperstickstoff). Entknäuelt und hintereinandergereiht ergeben sie eine Strecke von der Erde zum Mond.

Bau- und Funktion der Antikörper:

Mit der Ultrazentrifuge unterscheiden wir 19 S-Antikörper von 7 S-Antikörpern[29]).

7 S-Antikörper sind zylindrische Moleküle mit den Abmessungen 240 x 20 x 60 Å. Sie bestehen aus 4 Polypeptidketten, 2 leichten (L-Ketten, von engl. light, Molekulargewicht um 20 000) und 2 schweren (H-Ketten, engl. heavy, Mol.-gew. um 55 000), die untereinander durch Disulfidbrücken verbunden sind. An den beiden Enden des Antikörpermoleküls befinden sich spezifisch geformte Bezirke für die Bindung des Antigens, in der Mitte des Moleküls der für biologische Wirkungen verantwortliche Bereich (Abb. II/20).

[29]) S = Svedberg-Einheit (Einheit des Sedimentationskoeffizienten 10^{-13} sec in Wasser bei 20° C).

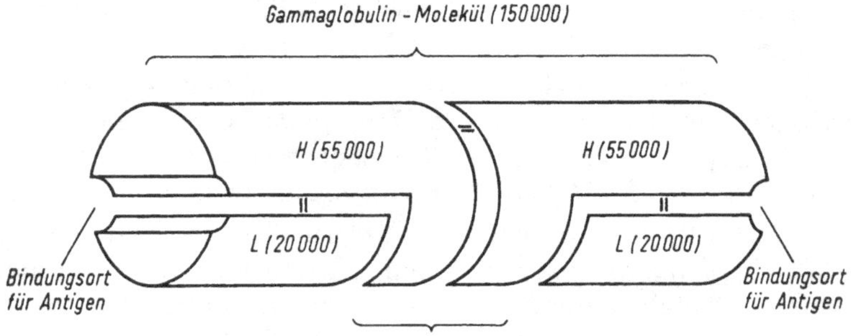

Reaktive Bezirke für:
1. Komplementbindung
2. Gm-Spezifität und Bindung des Rheumafaktors
3. Hautfixation und Plazentapermeabilität

Abb. II/20. Modell für 7 S-Gammaglobulin (ergänzt nach EDELMANN, 1964)

19 S-Antikörper bestehen aus sechs 7 S-Untereinheiten. Die Hauptunterschiede der beiden wichtigsten Antikörperglobuline sind in Tab. II/7 zusammengestellt:

Tab. II/7. Wichtige Immunglobuline (Übersicht)

	19 S-Antikörper	7 S-Antikörper
Bezeichnung	Gamma M (IgM)	Gamma G (IgG)
Molekulargewicht	900 000	150 000
Kohlenhydratanteil	10 %	2,5 %
Anteil am Gesamtgammaglobulin	10 %	85 %
Zerstörung durch Merkaptoäthanol	ja	nein
Natürlicher Antikörper[1])	ja	nein
Auflösung von Erythrozyten	ja	nein
Förderung von Phagozytose	stark	schwach
Neutralisation von Toxinen	nein	ja
Transplazentare Übertragung	nein	ja
Genetische Gm-Faktoren[2])	nein	ja

[1]) Vgl. Fußnote S. 109.

[2]) Gm-Faktoren sind vererbbare Antigendeterminanten des Gammaglobulinmoleküls. Bildung von Untergruppen und Erbgang gleichen dem Rh-Faktorensystem menschlicher Blutgruppen.

Wertigkeit und Quantität der Antikörper:

Unter Wertigkeit (Valenz) eines Antikörpers versteht man die Bindungsfähigkeit (Zahl der Bindungsgruppen) gegenüber Antigenen.

19 S-Antikörper sind mehrwertig, ihre Valenz beträgt ≧ 2, wahrscheinlich 6. 7 S-Antiköper sind zweiwertig. Multi- bzw. bivalente Antikörper verbinden sich mit mehreren bzw. zwei Antigenmolekülen zu leicht fällbaren Gitterstrukturen von Antigen-Antikörper-Komplexen.

Multivalente Antigene reagieren mit bi- und multivalenten Antikörpern in konstanten und multiplen Proportionen.

Ihre Zusammensetzung hängt von den relativen Konzentrationen der beiden Partner im Reaktionsgemisch ab, vgl. Abb. II/23, S. 136.

Demgegenüber binden einwertige (univalente) Antikörper nur ein Antigenmolekül ohne Ausbildung von Antigen-Antikörper-Netzen (Abb. II/21).

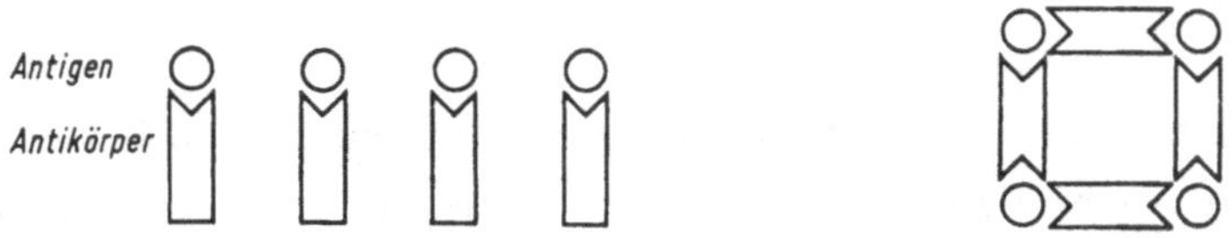

Abb. II/21. Antikörpervalenz und Gitterbildung

Univalente Antikörper nennen wir wegen fehlender Präzipitation (Agglutination) inkomplett, bi- und multivalente Antikörper komplett.

Der Nachweis inkompletter Antikörper gelingt mit serologischen Spezialmethoden, z. B. mit dem Antiglobulin-Test nach RACE und COOMBS (Coombs-Test), einer *indirekten* Häm- bzw. Bakterienagglutination.

Prinzip: Mit inkompletten Antikörperglobulinen beladene Antigenteilchen (z. B Erythrozyten, Bakterien) werden durch Zusatz von spezifischem Antiglobulinserum (Coombs-Serum) ausgefällt (Abb. II/22).

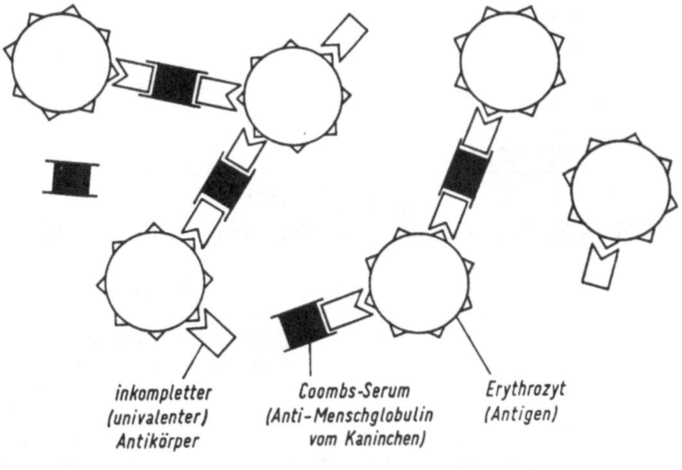

Abb. II/22. Coombs-Test (Anti-Menschglobulin-Test)

Quantitative serologische Methoden werden dazu benutzt, den einen der beiden Partner durch Titration zu ermitteln. Hierbei wird ein Partner (z. B. Antigen) konstant gehalten, der andere (Antikörper) abgestuft verdünnt.

Der Titer bezeichnet die Menge eines Antikörpers oder Antigens, die noch eine positive Reaktion ergibt. Serologische Titrationen ermitteln relative, keine absoluten Werte.

Beispiel:

Serum-verdünnungen	$^1/_{50}$	$^1/_{100}$	$^1/_{200}$	$^1/_{400}$	$^1/_{800}$	$^1/_{1600}$
Reaktion	+	+	+	+	—	—
Ergebnis	Grenztiter 1 : 400 oder reziproker Wert Titer 400.					

Immunchemische Methoden liefern durch Mikro-Kjeldahlbestimmungen des Gesamtstickstoffs absolute Meßwerte von gewaschenen Antigen-Antikörper-Präzipitaten.

Beispiel: Serum eines Kaninchens, das wiederholt lösliches Eialbumin als Antigen injiziert erhielt, wird in einer Reihe Röhrchen zu je 1 ml mit steigenden Mengen Antigen (Eialbumin) zusammengemischt. Die entstehende Präzipitation zeigt folgendes Verhalten (Abb. II/23).

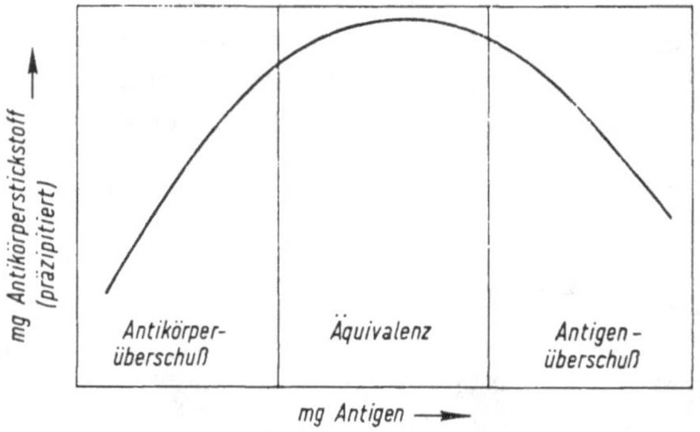

Abb. II/23. Reaktionszonen zwischen Antigen und Antikörper

Ergebnis: Zone im *Antikörperüberschuß:* es sind noch ungebundene Antikörper vorhanden.

Äquivalenzzone: Alles Antigen und alle Antikörper sind gebunden und präzipitiert. Subtrahiert man die Menge Antigenstickstoff, die man dem Röhrchen zugegeben hat, vom Gesamtstickstoff des Präzipitats, so erhält man die gesuchte Menge Antikörperstickstoff.

Zone im *Antigenüberschuß:* Es bilden sich lösliche Antigen-Antikörper-Komplexe, die die Präzipitation zum Teil verhindern; ein Teil des Antigens bleibt ungebunden.

Art und Stärke der Antikörperbildung:

Die ersten Serumantikörper treten allgemein 7 bis 10 Tage nach der ersten Antigeninjektion auf. Wiederholte Antigenapplikation führt zum schnelleren und stärkeren Antikörperanstieg (**Boosterung**) (Abb. II/24).

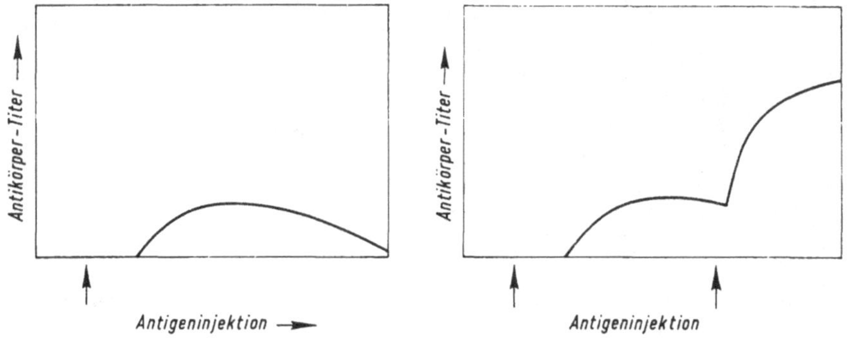

Abb. II/24. Antikörperbildung nach Boosterung

„Erinnerungsreaktionen" sind ein Grundphänomen immunologischer Vorgänge, Voraussetzung ist ein funktionsfähiges „immunologisches Gedächtnis". Hierfür sind vermutlich langlebige, sensibilisierte Lymphozyten verantwortlich.

Durch sehr hohe, langdauernd applizierte Antigendosen wird die Antikörperbildung unterbunden. Diese fehlende immunologische Reaktivität bezeichnet man als (aktiv) erworbene Immuntoleranz[30]. Sie entspricht der physiologischen Immuntoleranz Neugeborener. Immunologisch unreife Lebewesen werden leichter immuntolerant als immunologisch reife. Daher gehört Immuntoleranz durch Antigenkontakt vor der Geburt zur Regel, im späteren Leben zur Ausnahme.

Auch der erwachsene Organismus kann unter extremen Bedingungen immuntolerant werden.

Wählt man zur Vereinfachung der Darstellung die Antigenmenge und immunologische Reife als voneinander abhängige Größen, so ergibt sich folgendes Diagramm (Abb. II/25).

30) FELTON beschrieb 1949 fehlende Immunreaktionen der weißen Maus nach hohen Dosen Pneumokokkenpolysaccharide. Er nannte das Phänomen (spezifische) Immunparalyse.
Immunparalyse ist ein Beispiel für erworbene Immuntoleranz.

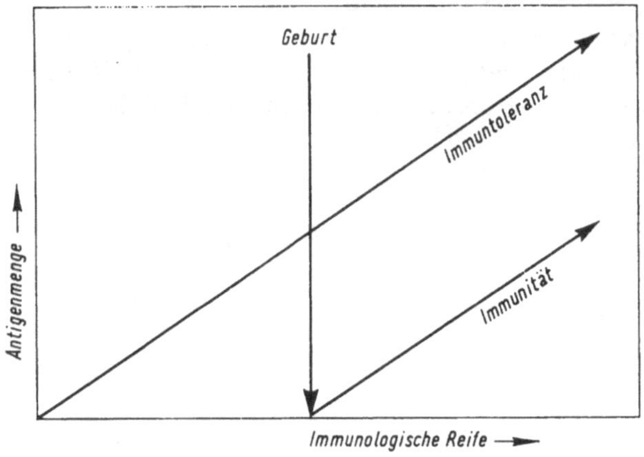

Abb. II/25. Immuntoleranz, Antigenmenge und immunologische Reife

Je reifer immunologisch kompetentes Gewebe, um so größer muß die Antigenmenge sein, die zur Toleranz führt. Antigendosen, die Immunität bewirken, sind um ein Vielfaches geringer.

Adjuvantien:

Stoffe, die nach Vermischung mit Antigen die Antikörperbildung verstärken, heißen Adjuvantien (Aktivatoren der Antikörperbildung).

Die Verstärkung der Antigenität hängt von der Art (Öle, Mineralien, Endotoxine) und dem Wirkmechanismus der Adjuvantien ab. In der Impfstoffproduktion ist Aluminiumhydroxyd ein vielverwendetes Adjuvans, es zeigt

1. Depotwirkung (feinere Verteilung mit wirksamer Resorption der Antigenpartikel),
2. Vehikelfunktion (verstärkten Antigentransport zum lymphoretikulären Gewebe),
3. vermehrte lokale Entzündung (Förderung der Phagozytentätigkeit).

In der experimentellen Immunologie ist Freund'sches Adjuvans das Mittel der Wahl, eine wäßrige Antigen-Öl-Emulsion. Komplettes Freund'sches Adjuvans besteht aus abgetöteten Mykobakterien (Prinzip endotoxinartige Lipopolysaccharide) in Paraffinöl plus Lanolin als Emulgator.

Theorien der Antikörperbildung

Immunitätstheorien müssen drei Tatsachen erklären:

1. Die Unterscheidung zwischen körpereigenen und -fremden Antigenen („immunologische Selbsterkenntnis").

2. Die Speicherung des Mechanismus der Antikörper-Synthese („immunologisches Gedächtnis").
3. Die spezifische Synthese von Immunglobulinen gegen verschiedenste natürliche und künstliche antigene Reize („universelle Reizbeantwortung").

Immunologische Selbsterkenntnis, Erinnerung und Omnipotenz der adaptiven Immunglobulin-Synthese sind die entscheidenden Prüfsteine für moderne Immunitätstheorien.

Keine der heutigen Immunitätstheorien ist mit allen experimentellen Daten ohne Hilfshypothesen in Einklang zu bringen[31]).

Die älteste und bekannteste ist die Ehrlich'sche Seitenkettentheorie. Sie enthält den Kern unserer heutigen Vorstellungen über das Wesen der Spezifität, die komplementäre Struktur der miteinander reagierenden Antigene und Antikörper.

Zwei modernen Theorien, der Instruktionstheorie (HAUROWITZ) und Selektionstheorie (BURNET), liegt die Ehrlich'sche Konzeption von der Komplementarität der Reaktionspartner zugrunde. Der Hauptunterschied zwischen beiden besteht darin, daß nach der Instruktionstheorie Antikörper nach dem Antigenkontakt entstehen („a posteriori", qualitativ neue Antikörperproteine), während nach der Selektionstheorie geringe Mengen Antikörperstrukturen vor der Antigenapplikation vorhanden sind („a priori", quantitativ präformierte Antikörperglobuline). Die Instruktionstheorie ist chemisch-strukturell, die Selektionstheorie biologisch-dynamisch ausgerichtet. In Abb. II/26 werden die unterschiedlichen Auffassungen schematisch dargestellt:

Instruktions(Matrizen)theorie:

Antigen (A) bzw. dessen Fragmente (determinante Gruppen) gelangen in die Zelle und prägen als „Matrize" oder „Stempel" die entstehenden Globulinmoleküle zu

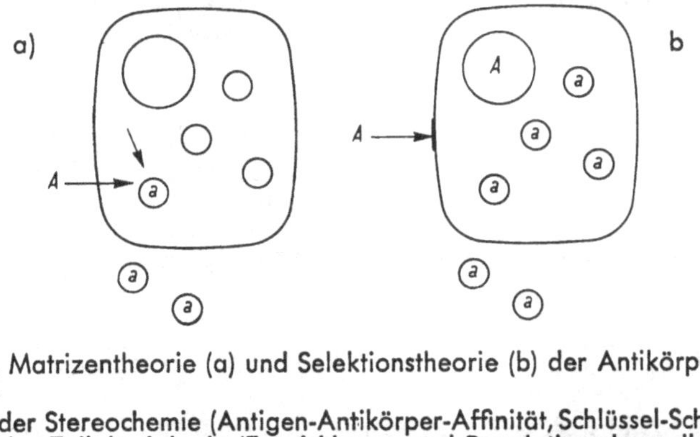

Abb. II/26. Matrizentheorie (a) und Selektionstheorie (b) der Antikörperbildung

[31]) Probleme der Stereochemie (Antigen-Antikörper-Affinität, Schlüssel-Schloß-Prinzip), der Zellphysiologie (Entwicklungs- und Populationsdynamik der Immunzelle) und Genregulation der Immunglobulin-Synthese (Verschlüsselung und Regelmechanismus der Antigen-Information, vgl. S. 197 und 201).

spiegelbildlich geformten Antikörperglobulinen (a) um. Die Theorie verlangt eine gegebenenfalls jahrzehntelange Persistenz der Antigenfragmente in den antikörperbildenden Zellen.

Selektions(Klonselektions)theorie:

Zelloberflächen globulinbildender Zellen besitzen genetisch vorbestimmte Antikörperglobulinstrukturen (A). Dazu passende Antigene (A) führen zur Vermehrung der betreffenden Zelle (Stadium der Proliferation nach Induktion) mit nachfolgender Differenzierung und Antikörperbildung (a) (Stadium der Produktion). Die Antigeninduktion ist ein Sonderfall der sich natürlicherweise durch Mutation und Selektion[32] verändernden Population globulinsynthetisierender Zellstämme. Die erbgleichen Nachkommen der Mutterzelle gehören zum selben antikörperbildenden Zellklon. (Von den insgesamt 10^{14} Zellen eines erwachsenen Menschen gehören mindestens 10^{12} Zellen zu Abkömmlingen des lymphoretikulären Gewebes!).

Nach dieser Auffassung werden Antikörper vor dem Antigenkontakt als „natürliche" (Normal-)Antikörper, nach der Antigeninduktion durch Stimulierung des entsprechenden Zellklons, nach Eliminierung des Antigens auf genetischer Grundlage weiterproduziert.

Die biologisch-dynamische Konzeption der Antikörperbildung ist eine Annäherung an darwinistische Entwicklungsgesetze der allgemeinen Biologie.

Phänomene des immunologischen Gedächtnisses (Boosterung) und der immunologischen Selbsterkenntnis (Immunität — Allergie → Immuntoleranz) lassen sich mit der Klonselektionstheorie besser interpretieren als mit der Instruktionstheorie. Abb. II/27 gibt die Zusammenhänge zwischen Selektion, Immuntoleranz und Immunität vereinfacht schematisch wieder:

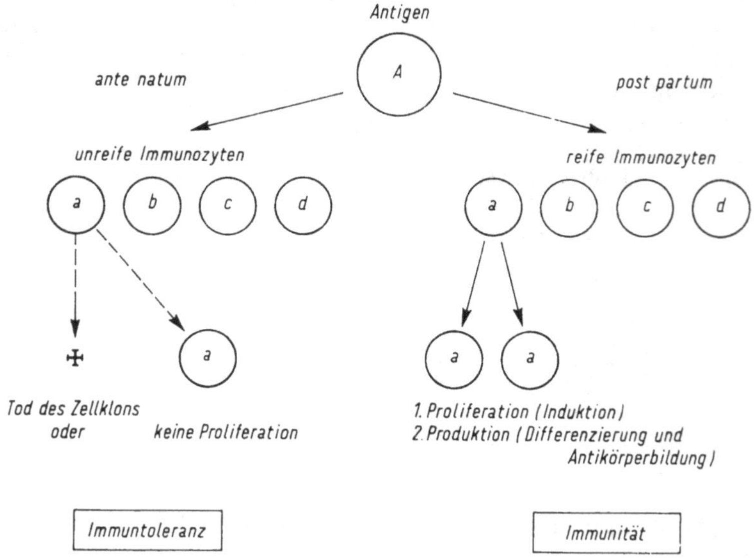

Abb. II/27. Selektion — Immuntoleranz — Immunität

[32]) Entwicklung der Arten durch „Zufall und Auswahl" (DARWIN), vgl. S. 187.

Antigen-Antikörper-Reaktionen

Das Primäre aller Antigen-Antikörper-Reaktionen ist die Bindung des Antikörpers an das Antigen.

Nach der Zweiphasentheorie BORDETs ist die Bindung spezifisch. Während der zweiten unspezifischen Phase führen physikochemische Einflüsse des Versuchsmilieus (Elektrolyte, pH-Wert, Temperatur- und Zeitfaktoren) in vitro bzw. Reaktionen des Organismus in vivo zu sichtbaren Änderungen am Antigen-Antikörper-Aggregat bzw. im Verhalten des Organismus.

Die (spezifische) Bindung zwischen Antigen und Antikörper führt zu sichtbaren (unspezifischen) Wirkungen. Einteilung und Benennung der Antikörper erfolgt nach diesen Wirkungen.

Die Messung der Wirkung von Antigen-Antikörper-Reaktionen gelingt
a) serologisch in vitro,
b) immunologisch in vivo.

Tab. II/8 gibt eine Kurzübersicht über einige wichtige Antikörper:

Tab. II/8. Antikörperwirkungen

in vitro	in vivo zellschützend	 zellschädigend
Präzipitine	Antitoxine	Hämolysine (Zytotoxine)
Agglutinine	Bakteriolysine	Reagine
komplementbindende Antikörper	virusneutralisierende Antikörper	lymphozytenständige Antikörper
phagozytosefördernde Antikörper (Opsonine, Bakteriotropine)		
virushämagglutinationshemmende Antikörper		

I. Antigen-Antikörper-Reaktionen in vitro

Serologische Verfahren dienen der Erkennung von Antigenen und/oder Antikörpern in vitro.

So hilft die Bestimmung der Serumantikörper mit bekannten Antigenen z. B. bei der Diagnose von Infektionskrankheiten; umgekehrt ermöglichen bekannte Antisera die Identifizierung von Krankheitserregern, die bei einem Infektionsprozeß isoliert wurden.

1. **Bedeutung der Antigengröße.**

   a) Kolloiddisperse („gelöste") Antigene (Größe ≦ 100 nm) heißen Präzipitinogene, Antikörper Präzipitine, die Antigen-Antikörper-Reaktion P r ä z i p i t a t i o n.

   Beispiele: Flockungsreaktionen der Luesserodiagnostik, Streptokokkendiagnostik nach LANCEFIELD, Thermopräzipitation nach ASCOLI, Präzipitation in der Gerichtsmedizin nach UHLENHUTH.

   b) Suspensoiddisperse („korpuskuläre") Antigene (Größe ≧ 100 nm) heißen Agglutinogene, Antikörper Agglutinine, die Antigen-Antikörper-Reaktion A g g l u t i n a t i o n.

   Beispiele: Gruber-Widal-Reaktion, Weil-Felix-Reaktion, Blutgruppen-Hämagglutination, Paul-Bunnell-Reaktion, Waaler-Rose-Test, passive (indirekte) Hämagglutination (z. B. Coombs-Test).

2. **Bedeutung des Reaktionsmilieus.**

   a) Anwesenheit von Komplement führt zur K o m p l e m e n t b i n d u n g an Antigen-Antikörper-Komplexe, vgl. Abb. II/9, S. 116 und II/19, S. 132.

   Beispiele: Komplementbindungsreaktion (KBR) bei Syphilis (Wassermann-Reaktion, Kardiolipin-Kolmer-Test), KBR bei Gonorrhoe, Toxoplasmose, Virus-Infektionen.
   Spezifische Immobilisation (z. B. Nelson-Test bei Syphilis).

   b) Anwesenheit von Leukozyten führt in Gegenwart von Opsoninen zur beschleunigten P h a g o z y t o s e.

   Beispiel: Opsonophagozyten-Test.

II. Antigen-Antikörper-Reaktionen in vivo

Immunologische Vorgänge in vivo haben entweder zellschützende oder krankmachende Folgen.

In beiden Fällen sind Antigen-Antikörper-Reaktionen nach vorangegangener Sensibilisierung des Organismus (Antikörperbildung = Immunisierung oder Allergisierung) ursächlich beteiligt, vgl. S. 111.

1. **Schützende Antigen-Antikörper-Reaktionen.**

   Sie sind die Grundlage der Immunität. Immunität ohne nachweisbare freie (humorale) Antikörper entspricht der zellulären oder Gewebeimmunität (1. Immunitätsstufe nach GÜNTHER).

a) Antitoxine bewirken Toxinneutralisation.

Beispiele: Immunisierung gegen Diphtherie, Tetanus, Gasbrand, Botulismus.

b) Antibakterielle und antivirale Antikörper bewirken Bakterizidie, Bakteriolyse, Virusneutralisation.

Beispiele: Immunisierung gegen zahlreiche Bakterien- und Virusinfektionen, Näheres im Kapitel „Impflehre", S. 146.

2. **Krankmachende Antigen-Antikörper-Reaktionen.**

Sie sind die Ursache allergischer Prozesse, sowohl der Früh- als auch der Spätreaktionen.

a) Präzipitine und nichtpräzipitierende Reagine führen zur Hautallergisierung bzw. Sensibilisierung innerer Organe (S. 117).

Beispiele: Hauttestung (Reaktionen vom Soforttyp) bei Atopie und Anaphylaxie.

b) Lymphozytenständige Antikörper bewirken Haut- und Gewebeallergie.

Beispiele: Hauttestung (Reaktionen vom Spättyp) bei Infektallergie; Transplantatreaktionen, infektiöse Granulome, Autoallergie (S. 120).

Anhang: Experimentelle Tumorimmunologie

Krebs entsteht aus entarteten Körperzellen, die fortgesetzt unter Zerstörung gesunder Gewebe und Organe wuchern.

Krebs wächst und zerstört zugleich (K. H. BAUER).

Tumor-Wirt-Beziehungen ähneln Erreger-Wirt-Beziehungen:

Präkanzerose[33]), Metastasierungsmuster	→	Gewebetropismus,
ruhende Krebszelle	→	latente Infektion,
lokaler Beginn (gute Prognose)	→	Lokalinfektion,
Metastasierung (schlechte Prognose)[34])	→	septische Ausbreitung,
Rezidiv	→	Superinfektion,
Häufigkeit im Alter, akuter Verlauf während früher Kindheit und Schwangerschaft	→	Disposition im Alter, während früher Kindheit und Schwangerschaft.

33) Es gilt der Satz: „Fast jeder Krebs hat seinen Vorkrebs, nicht jeder Vorkrebs aber führt zum Krebs."

34) Aus der Weltliteratur von 1900 bis 1956 sind 125 Spontanheilungen an Krebs bekannt (EVERSON und COLE).

Diese Zeichen sprechen für lokale und allgemeine Gegenregulationen bei Infektionskrankheiten u n d beim Krebs, Abb. II/28, vgl. auch Abb. II/2 (S. 101).

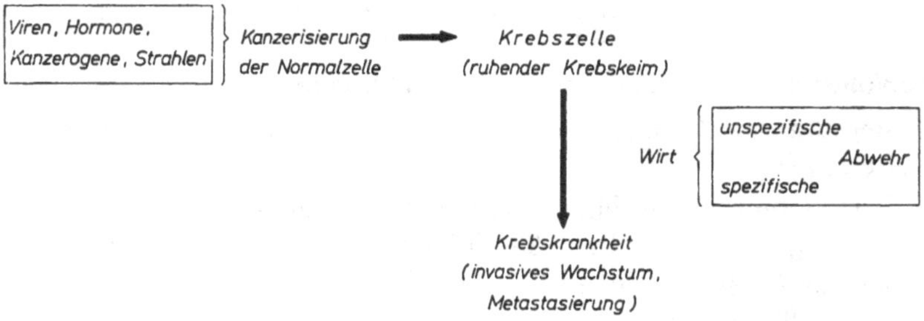

Abb. II/28. Parasitismus durch Krebszellen

Im Gegensatz zu vielen Infektionen (Seuchen) ist Krebs des Menschen (horizontal)[35]) nicht ansteckend.

Krebszellen entstehen auf geeignetem „Terrain" aus normalen Körperzellen: Bedeutung der Präkanzerosen; Krankheitserreger „haften" in mikrobenaffinen Zellen des Wirts. Mikrobielle Antigene fördern die spezifische Immunabwehr, die eigenen Körperzellen werden dagegen immunologisch toleriert.

Kernfragen der Krebsimmunologie sind:

1. **Besitzen Tumorzellen wirtsfremde Antigene, die die Immunabwehr spezifisch anregen?**
2. **Warum vermehren sich Krebszellen trotz intakter Immunabwehr?**

Im einfachsten Fall ist das Gleichgewicht zwischen Abwehr und Tumorprogression zugunsten letzterer verschoben. Spezifische Hemm-Mechanismen der immunologischen Tumor-Abwehr können afferenter, zentraler und efferenter Natur sein: Abb. II/29 (nach BILLINGHAM und Mitarbeitern, 1956).

[35]) Vertikale Übertragung mit Milch von Muttertieren auf Babymäuse siehe Bittner'scher Milchfaktor (S. 270).

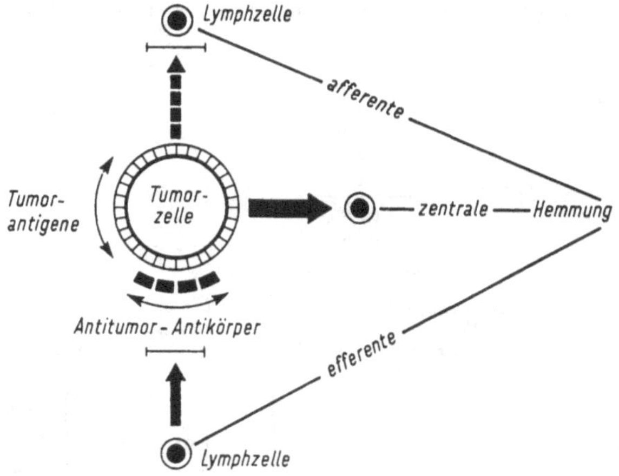

Abb. II/29. Krebswachstum infolge Hemmung der Immunabwehr

1. Afferente Hemmung bedeutet verzögerte Antigenabgabe oder schwaches Tumorantigen.
2. Zentrale Hemmung entspricht der erworbenen Immuntoleranz, dem Ausbleiben der Immunantwort, z. B. durch überstarke Antigenbelastung (vgl. Abb. II/25, S. 138).
3. Efferente Hemmung bewirkt Wachstumsförderung durch tumorspezifische Antikörper (engl. immunological enhancement). Letztere blockieren nach ihrer Bindung an die Tumorzelle den zellauflösenden Kontakt zwischen sensibilisierten Lymphozyten und „Tumorzielzellen" (vgl. Abb. II/19, S. 132) (KALISS, 1958).

An experimentellen Tumoren von Inzucht-Labortieren[36]) gelingt der Nachweis krebsspezifischer, wirtsfremder Antigene.

Im Tierexperiment finden sich keine Kreuzreaktionen zwischen chemisch oder physikalisch erzeugten Krebsen (kanzerogene Kohlenwasserstoffe, UV-Strahlen). Partielle Kreuzreaktionen ergeben sich bei virusinduzierten Tumoren (z. B. Mäuseleukämien). Wenn autochthone Menschentumoren ebenfalls entweder Individualspezifität des Tumors oder partielle Antigengemeinschaft zwischen verschiedenen Tumoren zeigen, wäre dies in Analogie zu den Tierexperimenten ein Hinweis auf deren Ätiologie. Nach J. HUXLEY (1960) gehört jeder Krebs zu einer taxonomisch neuen Spezies.

Tumoreigene, den Normalzellen fehlende Antigene sind die Voraussetzung für spezifische Krebs-Immunreaktionen[37]).

---

[36]) Genetisch und antigenetisch übereinstimmende, isologe Tiere, vgl. S. 132.

[37]) Durch BCG-Impfung wird die unspezifische Abwehr gegen zahlreiche Krankheitserreger und verschiedene Tiertumoren für mehrere Monate erhöht (Stimulierung des RES).

Folgende immunologische Methoden finden Anwendung (OLD und BOYSE, 1964):

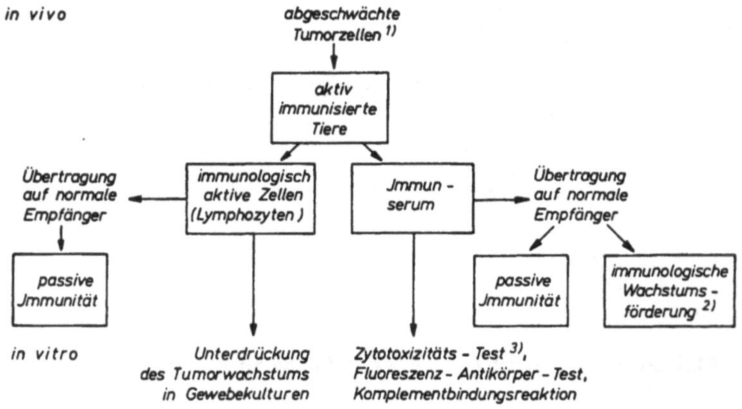

Abb. II/30. Methoden zum Nachweis tumorspezifischer Antigene

Immunisierte Tiere sind gegen vermehrungsfähige Zellen des Originaltumors spezifisch geschützt. Hierbei wird das Angehen oder die schnelle Vermehrung der Tumorzellen, verglichen mit nichtimmunisierten Kontrolltieren, je nach Art der Immunität (aktive — passive, zelluläre — humorale) und der Art, Menge und Vitalität der Tumorzellen gehemmt.

---

[1]) Z. B. bestrahlte Tumorzellen, die weiterleben, sich aber nicht fortgesetzt teilen.

[2]) Die Wachstumsförderung (engl. immunological enhancement) ist dosisabhängig; so werden bestimmte Tumoren durch kleine Dosen spezifischen Antiserums im Wachstum gefördert, durch große Dosen gehemmt; bei anderen Tumoren verhält es sich umgekehrt.

[3]) Zerstörung der Tumorzellen in Gegenwart von Komplement.

Allgemeine Impflehre

Im Weltmaßstab haben Seuchenmikroben nicht aufgehört zu existieren. Sie wurden zurückgedrängt, nicht ausgerottet!

Die Abnahme früher verbreiteter Krankheitserreger führt zum Rückgang natürlicher Durchseuchungsimmunität. Das erfordert verstärkte Anwendung spezifisch immunprophylaktischer Methoden. Schutzimpfungen gewinnen daher im Rahmen der gesetzlichen Seuchenbekämpfung immer mehr an Bedeutung.

Schutzimpfung[38]) (aktive Immunisierung) ist ein gezielter Eingriff zur Erzeugung spezifischer Abwehrkräfte gegen Krankheitserreger und deren Gifte.

Serumprophylaxe und -therapie (passive Immunisierung) bezweckt die parenterale Zufuhr antitoxischer und/oder antiinfektiöser Immunkörper.

Impfen kann für den **Impfling**, wenn auch in seltenen Fällen, eine Beeinträchtigung der Gesundheit zur Folge haben.

Stets ist das Einverständnis des Impflings oder der für ihn verantwortlichen Person notwendig. Durch **Impfaufklärung** soll der Impfling über Erfolgsaussicht und mögliche Folgen unterrichtet sein.

Der **Impfarzt** muß daher

1. mit der Klinik und Epidemiologie der Infektionskrankheiten,
2. mit der Grundlage und Technik der Impfverfahren,
3. mit Vorbeugungs- und Heilmaßnahmen gegen Impfschäden und -komplikationen,
4. mit rechtlichen Grundsätzen

vertraut sein.

In dem immer wieder auftretenden Streit zwischen Ärzten und **Impfgegnern** sollen Impferfolge nicht übertrieben, Mißerfolge nicht bagatellisiert werden. Der Appell an die Impffreudigkeit der Bevölkerung setzt klar abgegrenzte Impfindikationen voraus.

Hauptziel der Impfung ist die Schließung von Immunitätslücken zur allgemeinen und persönlichen Seuchenprophylaxe.

Allgemeine **Impfindikationen,** z. B. im Impfkalender zur Eindämmung von Heimseuchen oder zur Abwehr von Fremdseuchen, sind ein Kompromiß zwischen Wirksamkeit und Unschädlichkeit des Impfstoffs und der Durchführbarkeit von **Impfprogrammen.** Auch die individuell gezielte Indikation zum Schutz gefährdeter Personen (Berufsgruppen, Auslandsreisende) und Gegenindikation müssen unter Berücksichtigung des Einzelfalls gegeneinander abgewogen werden. Keineswegs darf das Impfrisiko größere Gefahren mit sich bringen als die Unterlassung der Impfung.

Für prophylaktische und therapeutische Impfungen gilt der Grundsatz des Arztes:

„primum nil nocere“[39]).

---

38) Impfen ist das deutsche Lehnwort für (lat.) imputare — einschneiden.

39) Lat. — „vor allem keinen Schaden zufügen“.

Unter den Arzneimitteln haben **Sera und Impfstoffe** auf Grund ihrer biologischen Herkunft eine Sonderstellung. Sie müssen bezüglich Gewinnung, Vertrieb und Anwendung bestimmte Mindestforderungen erfüllen. Gesetzliche Prüfvorschriften sollen dem neuesten Stand der medizinischen Forschung und Technik entsprechen und den beiden Hauptbedingungen der Unschädlichkeit und Wirksamkeit des Impfstoffes Genüge leisten.

Impfstoffe sind mikrobielle Substanzen, die aktive Immunität verleihen. Alle gebräuchlichen Impfstoffe sind Antigene bakterieller oder viraler Herkunft.

Hierzu gehören

1. Lebendvakzinen (virulenzgeschwächte Bakterien, modifizierte bzw. attenuierte Viren),
2. Totvakzinen (inaktivierte bzw. abgetötete Bakterien oder Viren),
3. Toxoide (entgiftete, antigenwirksame Bakterienektotoxine).

Schutz- und Heilserum ist die von künstlich immunisierten Tieren (meist Pferd, Rind oder Hammel) oder Menschen gewonnene antitoxinhaltige bzw. virusneutralisierende Blutflüssigkeit, die inkubierten oder erkrankten Personen prophylaktisch oder therapeutisch verabfolgt wird.

Gleichbleibende Qualität ist nicht immer oder nur innerhalb bestimmter Grenzen gegeben, biologische Wertbemessung im Tierversuch nicht immer ausreichend. So müssen in Zweifelsfällen

1. klinische und serologische Prüfung,
2. epidemiologischer Feldversuch[40]),
3. gründliche, genügend lange geführte Gesundheits- und Seuchenstatistik

die endgültige Beurteilung des Impferfolges absichern. Entwicklung standardisierter Impfstoffe mit fehlender Virulenz, aber hoher Immunogenität (Schutzkraft), gegebenenfalls in Mischvakzinen mit Adjuvantien, die die höheren Stufen der Immunität ansprechen, ist ein vordringliches Anliegen der theoretischen und angewandten Immunologie.

Historie:

Schon Chinesen und Inder kannten vor mehr als 2000 Jahren das Verfahren der **Variolation,** wodurch gesunde Menschen an abgeschwächten Pocken erkrankten, um gegen spätere schwer oder tödlich verlaufende Pockeninfektionen gefeit zu sein. Von Indien gelangte die Variolation über Vorderasien (Konstantinopel) 1721 nach England. In zahlreichen Herrscherhäusern

[40]) Prinzip des Feldversuchs (engl. field trial): Gegenüberstellung vergleichbarer Gruppen von geimpften, nichtgeimpften und placebogeimpften Personen aus gleichen Altersklassen und Geschlechtsverteilungen mit gleichen Lebensbedingungen und Infektionsgelegenheiten.

Europas ließ man sich variolieren. Es war ein teures, umständliches und gefährliches Verfahren, denn es bestand die Möglichkeit der Verbreitung des inokulierten, nicht abgeschwächten Pockenvirus.

Erst die Einführung der **Vakzination** (Kuhpockenimpfung) durch E. JENNER (1796) hat dem Pockentod Einhalt geboten. Bahnbrechende Arbeiten Louis PASTEURs, Robert KOCHs und deren Schüler, ferner die Entdeckungen der modernen Virologie schufen die experimentelle Voraussetzung für die spezifische Vorbeugung und Bekämpfung gefährlicher Seuchenerreger.

Die Einführung der Zellkultur nach ENDERS, ROBBINS und WELLER (USA, 1949) war der entscheidende Schritt für die Verbesserung alter und die Entwicklung neuer Virusvakzinen. Die meisten derzeitigen Impfmethoden basieren wegen noch ungenügender Kenntnis der Grundvorgänge postinfektiöser Immunität auf Erfahrung.

Medizinische Bakteriologie, Virologie und Immunologie bilden die Grundlage für die Erprobung bewährter und die Entwicklung neuer Immunisierungsverfahren.

1796 Edward JENNER (England) führt den Beweis, daß Kuhpocken gegen Menschenpocken schützen; Vakzination tritt an die Stelle der Variolation.

1874 Einführung des Reichsimpfgesetzes, allgemeine Impfpflicht gegen Pocken; Herstellung von Kälbervakzine in staatlichen Impfanstalten; Pocken aus Deutschland verbannt.

1881/1885 Louis PASTEUR (Paris) impft Schafe mit abgeschwächten Milzbrandbazillen; erfolgreiche Tollwutimpfung des Menschen mit „Virus fixe", Erweiterung des Begriffs Vakzination auf alle aktiven Immunisierungsverfahren.

1890 Passive Immunisierung mit Heilserum gegen Diphtherie und Tetanus durch die Robert-KOCH-Schüler v. BEHRING und KITASATO (Berlin).

1896/1897 PFEIFFER und KOLLE (Berlin) entwickeln Phenolimpfstoff gegen Typhus, KOLLE (Berlin) Phenolimpfstoff gegen asiatische Cholera.

1898 Staatliche Prüfvorschrift für Diphtherieheilserum, Spezielles Standardprinzip Paul EHRLICHs (Frankfurt/Main).

1908/ 1921	Züchtung und Anwendung des Tuberkulose-Impfkeims BCG durch CALMETTE und GUÉRIN (Lille/Paris).
1921	GLENNY und SÜDMERSEN (London) erproben Diphtherieformoltoxoid.
1925	RAMON und Mitarbeiter (Paris) verwenden Tetanusformoltoxoid für die humane Vakzinierung.
1935	„Allgemeines Standardprinzip" für die Wertbemessung von Impfstoffen (Beispiel Diphtherietoxoid) durch R. PRIGGE (Frankfurt/Main).
—	Erfolgreiche Impfung gegen Pest mit Lebendvakzine „Tjiwidej" durch OTTEN (Java).
1936	17 D-Lebendimpfstoff gegen Gelbfieber nach jahrelangen Vorarbeiten mehrerer Forschergruppen: Isolierung des Stammes „Asibi" durch STOKES und Mitarbeiter 1928 (Westafrika), Attenuierung durch LLOYD und Mitarbeiter (USA) sowie THEILER und Mitarbeiter (USA).
1938	Phenolisierte Rickettsienvakzine aus Eidotter nach COX (USA).
1949	Einführung der Zellkultur für Viruszüchtung durch ENDERS, ROBBINS und WELLER (USA).
1953	Erfolgreiche Erprobung inaktivierter Polio-Vakzine durch SALK und Mitarbeiter (Pittsburgh, USA).
—	Attenuierte Polio-Lebendvakzine nach SABIN (USA).
1958	ENDERS entwickelt Lebendimpfstoff gegen Masern, der sich bei Menschen bewährt (KATZ und Mitarbeiter, USA).
1959/ 1960	SCHUMAKOW (UdSSR) verwendet mit Erfolg Sabin-Lebendvakzine im Großversuch gegen Poliomyelitis.

Sera und Impfstoffe

Sera und Impfstoffe sind biologischer Herkunft. Sie können weder durch chemische noch physikalische Methoden genauer charakterisiert werden.

Zwischen Herstellung und Anwendung des Impfstoffs liegt die Aufsichtsbefugnis der Kontrollbehörde (Staatliches Prüfinstitut). Für Herstellungsstätten und Kontrollaboratorien gelten Sondervorschriften.

In Deutschland gilt seit Einführung der staatlichen Prüfung für Diphtherieheilserum durch P. EHRLICH (1898) und seit Entwicklung von Wertbemessungsverfahren für Diphtherie-Impfstoffe durch PRIGGE (1935) die Gepflogenheit, daß Heilsera und Impfstoffe staatlich zu prüfen sind, wenn neben der Unschädlichkeit die Wirksamkeit in Maßeinheiten (Schutzeinheiten) festgelegt werden kann.

Die Messung des zu testenden Präparates erfolgt unter gleichen Versuchsbedingungen mit einem stabilen Vergleichspräparat (Standardpräparat). Diejenige Menge des zu testenden Präparates, die einer bestimmten Menge des Vergleichspräparates wirkungsgleich ist, wird in Schutzeinheiten pro Milliliter angegeben (Standardprinzip).

Internationale biologische Standards sind Substrate, die durch Internationale Einheiten (IE, engl. IU) definiert werden. Die Einheit ist die spezifisch biologische Wirksamkeit, die in einem bestimmten Gewicht des Standards enthalten ist (HARTLEY).

Tab. II/9. Internationale Standards für Antigene und Antikörper

Antigene		Antikörper	
Präparat	erster Standard	Präparat	erster Standard
Alttuberkulin	1931	Diphtherie-Antitoxin	1922
Gereinigtes Tuberkulin	1951	Tetanus-Antitoxin	1928
Tetanustoxoid	1951	Gasbrand-Antitoxin:	
Diphtherietoxoid	1951	Perfringens	1931
		Novy	1934
Schick-Test-Toxin (Diphtherie)	1954	Septicum	1934
		Histolyticum	1935
Diphtherietoxoid (adsorbiert)	1955	Anti-Tollwut-Serum	1955
Pertussisvakzine	1957	Anti-Polio-Serum:	
		Typ I	1962
Tetanustoxoid (adsorbiert)	1965	Typ II	1962
		Typ III	1962
		Anti-Gelbfieber-Serum	1962
		Botulismus-Antitoxin:	
		Typ A	1963
		Typ B	1963
		Typ E	1963
		Anti-Masern-Serum	1964
		Anti-Pocken-Serum	1965

An Hand des Internationalen Standards werden nationale Substandards für die Kontrolle der nationalen Impfstoffproduktion eingesetzt. Tab. II/9 gibt eine Übersicht über immunologische Substanzen (Antigene, Antikörper), die gegenwärtig als Internationale Standards bereitgehalten werden (WHO, 1966).

Die biologische Kontrolle der Impfstoffe und Heilsera erfolgt auf Unschädlichkeit und Wirksamkeit.

Unschädlichkeit eines Impfstoffs (Heilserums) ist die Sammelbezeichnung für das Freisein von

lebenden Fremd- bzw. virulenten Vakzinekeimen (Sterilität, Identität),

Zerfallsstoffen (Pyrogenfreiheit) und giftigen Substanzen (Ungiftigkeit),

störenden Begleitsubstanzen (Proteinen, Myelin) (Allergenfreiheit).

Sterilität:

Sterilität ist das Freisein von vermehrungsfähigen Mikroben und deren Dauerformen (S. 43).

Bei Lebendvakzinen bedeutet Sterilität das Freisein von fremden Keimen, die aus dem Ausgangsmaterial, während der Herstellung oder beim Abfüllen hineingelangt sein können.

Bei Totvakzinen bedeutet Sterilität außerdem, daß keine Impfkeime den Abtötungsprozeß lebend überdauert haben.

Prinzip der Prüfung:

Ausreichend große Stichprobe der Produktionscharge wird in flüssigen Kultursubstraten bebrütet,

a) zum Nachweis aerober und anaerober Bakterien (bakteriologischer Sterilitätstest),

b) zum Nachweis von Pilzen (mykologischer Sterilitätstest).

Bedeutung optimaler Nährmedien und Kulturbedingungen, Berücksichtigung keimhemmender Substanzen im Prüfgut (Anlegen von Subkulturen, in denen sich ruhende Keime vermehren können).

Nachweis absoluter Keimfreiheit durch Wachstums-Teste ist problematisch, Einhaltung aseptischer Kautelen beim Produktionsprozeß daher unerläßlich.

Das gilt in noch stärkerem Maß für virologische Sterilitätstests; fehlen geeignete Zellsubstrate (Versuchstier, Brutei, Gewebe- oder Zellkultur), ist virologische Sterilität nicht zu beweisen.

Identität:

Identität ist die Ubereinstimmung von Vakzinekeimen und Stammvakzine (Ausgangs-Vakzinestamm) in den entscheidenden morphologischen und physiologischen Charakteristika.

Prinzip der Prüfung:
Bakterien mikroskopisch, kulturell-biochemisch, serologisch, Lysotypie oder Tierversuch (Virulenztest),
Viren serologisch, kulturell-genetisch (Plaque-Technik, „Marker"-Prinzip) und Tierversuch (Pathogenitätstest).

Bedeutung der Rückmutation des Impfstammes zum virulenten Ausgangsstamm (Wildtyp)!

Pyrogenfreiheit:

Pyrogenfreiheit ist das Freisein von fiebererzeugenden Substanzen (S. 59).

Pyrogene sind bakterielle Substanzen, die parenteral in kleinsten Mengen (< 1 Mikrogramm pro Kilogramm Körpergewicht) Fieber und gefährliche Kreislaufreaktionen hervorrufen, vgl. auch Endotoxine, S. 239.

Prinzip der Prüfung:
Kaninchen erhalten die zu prüfende Flüssigkeit intravenös injiziert und werden rektal temperaturkontrolliert.

Ungiftigkeit:
Meerschweinchen erhalten intraperitoneal fünf Menschendosen, Mäuse eine halbe Menschendosis. Auf Gewichtsverlust und Krankheitszeichen achten.

Es gibt keine Labormethode, die völlige Reaktionslosigkeit einer Vakzine beim Menschen vorherzusagen gestattet.

Deswegen empfiehlt sich die Vortestung frischer Impfstoffchargen an Gruppen freiwilliger Versuchspersonen; Beobachtung von Lokal- und Allgemeinreaktionen (Abgeschlagenheit, Fieber, Übelkeit-Erbrechen-Durchfall).

Wirksamkeit:

Wirksamkeit ist die im Vergleich mit dem Standard in Schutzeinheiten pro Milliliter bestimmbare Wirkung eines Impfstoffs oder Serum[41]).

[41]) Nach dem Allgemeinen Standardprinzip ist Wirkung von Wirksamkeit zu trennen. Die Wirkung (Beispiel: Antigenität) ist keine genügende Charakterisierung der Schutzkraft einer Vakzine (Immunogenität), wenn der Vergleich mit dem Standard unterbleibt oder unmöglich ist.

Die Prüfung erfolgt entweder auf antitoxische, antibakterielle oder antivirale Wirksamkeit.

Prinzip der Prüfung:

a) Aktiver Schutztest: Ein geeignetes Tierkollektiv wird mit dem Impfantigen vorimmunisiert, anschließend mit sicher tödlichen Dosen virulenter Keime oder Gifte belastet (engl. challenge).

b) Passiver Schutztest: Tiere, Bruteier oder Zellkulturen erhalten fertige Serum-Schutzkörper (antitoxische bzw. virusneutralisierende Antikörper, bakterizide oder bakteriolytische Antikörper), anschließende Belastung wie im aktiven Schutztest.

Vergleich mit Standard-Vakzine und Mitführen von geeigneten Kontrollen sind unerläßlich!

Impferfolge

Antikörpertiter nach Impfungen weisen auf die antigene Stärke einer Vakzine (**Antigenität,** Bildung von Antitoxinen, Agglutininen, komplementbindenden Antikörpern). Sie entsprechen mit Ausnahme der Toxoidimpfstoffe nicht der Schutzwirkung (**Immunogenität**) eines Impfstoffes. Letztere mißt man in Schutz-Testen.

Art, Stärke und Dauer des Schutzes sind abhängig

1. von der Art und Applikationsweise des Impfstoffs,
2. von dem Pathomechanismus der betreffenden Infektion (oberflächliche lokale oder tiefgreifende Allgemeininfektion, Intoxikation),
3. vom epidemiologischen Charakter der Infektion (Stärke der Kontagiosität, Art der Immunität).

Der Schutz richtet sich entweder gegen das Haften und die Infektion des Erregers, gegen die Schwere des Krankheitsverlaufs (Komplikationen, Nachkrankheiten, Letalität) oder gegen toxisch bedingte Krankheitserscheinungen.

Lebendvakzinen sind leicht applizierbar, billig herzustellen und geben meist starken, langwährenden Schutz. Nachteile sind schwierige Standardisierbarkeit, Übertragung der Impfkeime auf Ungeschützte, Möglichkeit der Rückmutation der Impfviren zum virulenten Ausgangsstamm (Wildtyp).

Totvakzinen werden meist parenteral appliziert, sind umständlich herzustellen (Problem der schonenden [!] Inaktivierung), die Schutzdauer ist meist kürzer. Vorteile sind leichtere Standardisierbarkeit, genauere Dosierung (intrakutan, subkutan, intramuskulär) und bessere Kontrolle von Impfkampagnen.

Toxoidimpfstoffe werden wie Totvakzinen parenteral appliziert, schützen jedoch nachhaltig wie Lebendvakzinen.

Tab. II/10 gibt eine Übersicht (vereinfacht nach RAETTIG):

Tab. II/10. Wirkungsweise der Impfstoffe — Impferfolge

	Lebend-vakzinen	Totvakzinen	Toxoide
Applikation	lokal	parenteral	parenteral
Antikörperanstieg	ja	ja	ja
Immunität	zellulär	Grundlage zellulär, Wirkung humoral	Grundlage zellulär, Wirkung humoral
Verhindern der Haftung und Infektion,	ja	nein	nein
von Komplikationen und Letalität	ja	ja	ja

L e b e n d i m p f s t o f f e werden häufig an oder in der Nähe der natürlichen Eintrittspforte appliziert (dermotropes Vakzinevirus kutan, enterotropes Poliovirus per os, pneumotropes Influenzavirus per inhalationem, BCG per os oder intrakutan). Die Immunität ist z e l l u l ä r. Sie entspricht wegen des natürlichen Infektionsverlaufs des Impfkeims der antiinfektiösen Immunität zyklischer bzw. einiger Lokalinfektionen (Beispiel Pocken- und Gelbfieberimpfung zyklisch, Influenzavakzination lokal).

Lebendimpfung schützt je nach Grundkrankheit ein bis zehn Jahre und hemmt den Krankheitserreger an der Weiterverbreitung in der Bevölkerung!

Bei langanhaltender, kräftiger Immunität und fehlendem tierischen Erregerreservoir führen Lebendvakzinen zur Verdrängung bzw. zum Aussterben der betreffenden Seuchenerreger in der immunisierten Bevölkerung (Beispiel: Pockenimpfung, Polio-Schluckimpfung).

T o t i m p f s t o f f e gibt man allgemein parenteral (Polio-inaktiv, Pertussis- und Typhusvakzinen). Der Schutz wirkt überwiegend h u m o r a l, der Erreger wird erst in der zweiten Krankheitsphase (Generalisation) aufgefangen und neutralisiert. Inkubation und Infektion werden nicht wesentlich beeinflußt, abortive Erkrankungen des Impflings sind häufig.

Impfschutz nach Totvakzinierung je nach Grundkrankheit einige Monate bis (5) Jahre. Die Weiterverbreitung von Seuchenerregern wird nicht entscheidend gehemmt.

Toxoidimpfstoffe werden parenteral (intramuskulär) injiziert. Die antitoxische humorale Immunität richtet sich gegen bestimmte Gifte lokaler Infektionserreger und unterdrückt die hierdurch verursachten Krankheitssymptome (Senkung der Morbidität und Letalität). Während die im Blut kreisenden freien Antitoxine sofort zur Verfügung stehen, beruht die Antitoxinreserve auf der Fähigkeit des Immunisierten, nach erneutem Antigenkontakt rasch und stark Antitoxin zu bilden und ins Blut zu werfen (Prinzip der Auffrischungsimpfung oder „Boosterung").

Leistungsfähige Toxoide schützen mehrere (5 bis 10) Jahre. Die Verbreitung der Infektionserreger in der Bevölkerung wird nicht aufgehalten[42]).

Impfprogramme

Planung und Kontrolle von Impfprogrammen liegen in der Hand zentraler Gesundheitsbehörden, die Ausführung bei den lokalen Organen:

1. Wahl und Kombination des Impfstoffs,
2. Applikationsweise und Dosierung,
3. Zeitpunkt der Immunisierung und Impfintervalle

werden von immunologischen, epidemiologischen und organisatorischen Gesichtspunkten bestimmt.

Mehrfachvakzinen, Adjuvantien:

Mehrfachimpfstoffe erleichtern das Impfprogramm durch Verminderung der Impftermine.
Adjuvantien ermöglichen die Herabsetzung des Dosisvolumens und der Zahl der zu applizierenden Dosen.

Ausbalancierte Mischimpfstoffe führen beim Menschen zu additiven, in der Kombination Toxoid plus Endotoxin zu potenzierten Schutzwirkungen. Endotoxin, z. B. Pertussiskeime im DPT-Impfstoff (Diphtherie-Pertussis-Tetanus), wirkt als Adjuvans. „Konkurrenz der Antigene" (gegenseitige Hemmwirkung gleichzeitig zugeführter differenter antigener Stoffe) ist beim Menschen im Gegensatz zu Tierversuchen selten. Je

[42]) Bestimmte Forscher, z. B. RAMON und Mitarbeiter, erklären den Rückgang der Diphtheriemorbidität in Ländern mit Impfpflicht (z. B. Frankreich) mit der verminderten Erkrankungsbereitschaft und dem hiermit verbundenen Rückgang „aktiver" Infektionsquellen, vgl. dagegen S. 15.

reiner und stärker die einzelnen Antigenquoten sind, desto mehr lassen sich kombinieren.

Für die Mischung von Impfstoffen gilt folgende allgemeine Regel:

1. Bakterienantigene und Toxoide (Beispiel DPT);
2. Toxoide und inaktivierte Virusantigene (Beispiel Diphtherie-Tetanus-Polio);
3. Inaktivierte virale Antigene (Beispiel Grippevirus-Adenovirus).

Applikation, Dosierung:

Es besteht ein gesetzmäßiger Zusammenhang zwischen Antigenzufuhr und Menge der gebildeten Antikörper. Verteilung einer Antigendosis in geeignetem Intervall auf zwei Injektionen führt zur stärkeren Antikörperbildung (Boosterung).

Grundimmunisierung parenteral applizierter Totimpfstoffe und Toxoide verlangt meist zwei Injektionen mit ein- bis mehrwöchigem Intervall, Auffrischungsimmunisierung (Boosterung) eine Injektion nach ein bis fünf Jahren.

Gebräuchliches Dosisvolumen 1,0 ml subkutan oder intramuskulär, 0,1 ml intrakutan.

Die Schnelligkeit der Antigenresorption steigt in der Reihenfolge intrakutan — subkutan — intramuskulär.

Lebendvakzinen werden allgemein nach der Zahl vermehrungsfähiger Impfkeime dosiert und einfach appliziert. Auffrischung je nach Vakzine ein bis zehn Jahre später.

Zeitpunkt der Impfung, Impfintervall:

Wichtig ist die Beachtung der immunologischen Reaktivität des Impflings!

Einschränkung bzw. Unfähigkeit der spezifischen Immunantwort hat verschiedene Ursachen:

1. **Immuntoleranz** (Einschränkung der zellulären und humoralen Gesamtimmunität):

   a) Physiologisch vor der Geburt, aktiv spezifisch[43]).

Es gibt keine Immuntoleranz Neugeborener gegenüber den derzeitigen Impfantigenen.

[43]) Erzeugung spezifischer Immuntoleranz nach der Geburt gelingt im Tierversuch mit hohen und wiederholten Antigendosen, siehe auch Abb. II/25, S. 138.

b) Nach der Geburt, aktiv unspezifisch (allgemeine Immundepression) bei vorgerückter Karzinose, Leukose, Tuberkulose, in der Rekonvaleszenz nach Masern und Keuchhusten,

passiv unspezifisch nach Strahlenbelastung, Zytostatika, Kortison.

2. **Antikörpermangel-Syndrom** (Einschränkung der humoralen Immunität)[44]):

a) Angeboren bei Knaben (klassische Form der Agammaglobulinämie), Jugendlichen und Erwachsenen oder physiologisch im ersten Trimenon (Zeit der Reifung der humoralen Immunmechanismen).

b) Erworben (symptomatisch) bei anderen Grundleiden, z. B. lymphatischer Leukämie, Karzinose, Nephrose.

Impfungen in Epidemiezeiten werden von Fall zu Fall entschieden. Wichtig ist die Berücksichtigung der „negativen Phase"[45]). Gefürchtet sind Inkubationsimpfungen bei Erstimpflingen gegen Abdominaltyphus, sie provozieren Abkürzung der Inkubationszeit und schweren Krankheitsverlauf (RAETTIG).

Große Zurückhaltung mit Impfungen während der Schwangerschaft, vor allem mit Virus-Lebendimpfstoffen in der ersten Schwangerschaftshälfte!

Abstände zwischen heterologen Impfungen sowie äußeren Eingriffen (z. B. Tonsillektomie) erfordern bestimmte Karenzzeit.

Impfintervalle betragen je nach Impfung 3 — 6 — 12 Wochen.

Beispiel:	Impfintervall nach BCG-Impfung	12 Wochen,
	nach Pockenimpfung	$\geqq$ 6 Wochen,
	nach anderen Impfungen	3—6 Wochen.

---

[44]) Antikörpermangel-Syndrom ist der Sammelbegriff für Krankheiten, die durch fehlende Bildung humoraler Antikörper entstehen.
Klinisch besteht große Infektanfälligkeit vor allem gegenüber Eiterkokken mit Tendenz zum septischen Verlauf. Keine Einschränkung der Immunität gegen Tuberkulose und Virosen (intakte zelluläre Abwehr!), normale allergische Spätreaktion, normaler Pockenimpfverlauf.
Diagnose: Nachweis fehlender qualitativer, spezifischer Antikörperbildung nach künstlicher Immunisierung. Elektrophoretisch bestehen quantitative Übergänge vom agamma- und hypo- zum normo- und hypergammaglobulinämischen (paraproteinämischen) Verhalten. Therapie s. S. 168.

[45]) *Sensibilisierte (Vorimmunisierte)* zeigen nach Antigenapplikationen kurzfristigen Sturz der Serumantikörper-Titer infolge schneller Resorption der gebildeten Antigen-Antikörper-Komplexe. Vorübergehende spezifische Immundepression ist die Folge.

Impfindikation und Kontraindikation

Impfungen richten sich gegen
Infektionskrankheiten mit hoher Kontagiosität (Beispiel Keuchhusten),
fehlender Therapie (Viruskrankheiten) und
häufigen Defektheilungen (Diphtherie, Tuberkulose).

Die allgemeine Impfindikation richtet sich gegen den Ausbruch von Heimseuchen (Tuberkulose, Pertussis, Diphtherie) und den Einbruch von Fremdseuchen (Pocken).

Impfkalender:

Der Impfkalender ist ein Zeitplan für die Einhaltung von Impfterminen im Säuglings- und Kindesalter. Angestrebt wird die im frühen Kindesalter beginnende, in bestimmten Zeitabständen aufzufrischende Immunität der Mehrzahl der Bevölkerung. Allgemein verhindert 70prozentige Durchimmunisierung das Angehen von Seuchen, zum Beispiel von Pocken.

Im Weltmaßstab empfiehlt man folgendes Rahmenprogramm:
Erstes Lebensvierteljahr BCG-Impfung und Polio-Schluckimpfung,
zweites Lebensvierteljahr Dreifachimpfung (Diphtherie-Pertussis-Tetanus),
drittes Lebensvierteljahr Pockenimpfung.
Wiederholungsimpfungen in späteren Jahren je nach Seuchenlage.

Der Impfkalender ist kein starres Schema. Er soll bei Seuchengefahr oder nach Einführung neuer Vakzinen, zum Beispiel Masern-Lebendimpfstoff, der neuen Situation angepaßt werden. In Deutschland wird die Durchführung des Impfkalenders auf Grund unterschiedlicher Verfassungen verschieden gehandhabt: in der BRD sind die Impfungen gegen Pocken die einzige Pflichtimpfung, in der DDR darüber hinaus die Impfungen gegen Tuberkulose, Kinderlähmung, Diphtherie, Wundstarrkrampf und Keuchhusten[46]).

[46]) Der Gesetzgeber unterscheidet zwischen *Allgemeiner Pflichtimpfung (Begrenzter Pflichtimpfung) und Freiwilliger Impfung.* Impfungen sind ein Eingriff in die körperliche Unversehrtheit und damit — nach den gültigen Verfassungen — in ein Grundrecht des Menschen.
Außerdem hängen Impfmaßnahmen mit der jeweiligen Seuchensituation zusammen. So sind in der BRD begrenzte Pflichtimpfungen gegen Pocken (Wiederimpfung), Cholera, Typhus und Diphtherie vorgesehen. Es handelt sich um zeitlich, örtlich und personell begrenzte Maßnahmen.
Freiwillige Impfungen werden jedem von der Gesundheitsbehörde empfohlen. Sie ist für die Abhaltung der Impftermine verantwortlich.
In sozialistischen Ländern befolgt die UdSSR ähnlich der BRD das Prinzip der Freiwilligenimpfung, die CSSR das der Pflichtimpfung, während die DDR einen Mittelweg geht.

In der BRD haben die Gesundheitsämter den Auftrag, öffentliche Impftermine zur Durchführung unentgeltlicher Schutzimpfungen abzuhalten. In der DDR werden mit Hilfe von Dauerimpfstellen, die meist den Mütterberatungsstellen und Kinderpolikliniken angeschlossen sind, die Impftermine unentgeltlich wahrgenommen. In beiden Fällen haftet die Gesundheitsbehörde für entstehende Impfschädigungen. Jeder Impfling erhält bei seiner Erstimpfung einen Impfausweis, in dem alle Impfungen eingetragen werden.

Besondere, individuelle Impfindikationen bezwecken die persönliche Impfprophylaxe bei starker Infektionsgefährdung (beruflicher Umgang mit Krankheitserregern, Auslandsreisen).

Impfungen für Auslandsreisende:

Unter den im internationalen Verkehr vorgeschriebenen Schutzmaßnahmen gegen die quarantänepflichtigen Großseuchen Cholera, Fleckfieber, Gelbfieber, Pest, Pocken und Rückfallfieber können nach den internationalen Gesundheitsvorschriften der Welt-Gesundheits-Organisation (WHO) vom Einreiseland Impfungen gegen

Cholera, Gelbfieber und Pocken

gefordert werden. Andere Impfungen (z. B. gegen Typhus, Poliomyelitis und Tetanus) können nur empfohlen werden.

Die erforderlichen Impfungen müssen im Internationalen Impfpaß, einem von der WHO herausgegebenen gelben Impfheft für „Internationale Bescheinigungen über Impfungen", vorschriftsmäßig eingetragen werden.

Folgendes Impfschema wird viel benutzt:
Gelbfieberimpfung: 1. Impftag;
Typhus-Paratyphus-Choleraimpfung: 2. bis 4. Impftag;
Pockenimpfung: 4. Impftag.
Jeweils eine Woche Intervall zwischen den Impftagen 1 bis 4.

Kontraindikation:

Die Grundregel der Impfkontraindikation lautet:
Zurückstellung kranker Menschen sowie gesunder Menschen, wenn deren Gesundheit durch die Impfung gefährdet erscheint.

Die ärztliche Impfgegenindikation folgt keinem starren Prinzip. Sie wird bei verschiedenen Impfungen unterschiedlich geübt. Zum Beispiel erfolgt die Rückstellung von der Pockenimpfung auch dann, wenn die Gesundheit von Personen aus der Wohngemeinschaft des Impflings gefährdet erscheint.

Schutzwirkung und Schädlichkeit der Impfung, Infektionsgefährdung (Exposition) und epidemiologische Gesamtlage sind abzuwägen.

Die allgemeine Kontraindikation betrifft die Abhaltung öffentlicher Impftermine. Sie wird von der Gesundheitsbehörde gefällt, z. B. beim Ausbruch anderer Seuchen.

Schädigende Einflüsse der Impfung treten vor allem am erkrankten Organismus auf. Die **Impffähigkeit** wird daher besonders durch bestimmte Krankheitsgruppen eingeschränkt.

Impfzurückstellung durch den Impfarzt wird bei folgenden Krankheitsgruppen erwogen:

1. **Akute und chronische Infektionskrankheiten (Beispiel „banaler Infekt", Tuberkulose);**
2. **Konsumierende Krankheiten verschiedener Ursache (Beispiel Nierenleiden, Stoffwechselkrankheiten);**
3. **Hautkrankheiten (Beispiel Ekzem, Furunkel);**
4. **Nervenkrankheiten (Beispiel Krämpfe, Fallsucht).**

Impfung erfolgt nach Wiedererlangung der Leistungsfähigkeit (Schulbesuch, Aufnahme der Arbeit), allgemein 2—4—6 Wochen nach Abklingen der akuten klinischen Erscheinungen.

Impfschäden:

Die von den Nebenwirkungen der Impfung abzugrenzenden gesundheitlichen Schädigungen des Impflings haben drei Hauptursachen:

1. Fehlerhafte Impftechnik (Mißachtung steriler Kautelen), Gefahr lokaler und Allgemeininfektionen (Eitererreger, Tetanus, Gasödem).
2. Fehlerhafte Impfstoffe (Unsterilität, Virulenz, Pyrogenität, Toxizität, Allergisierung).
3. Abnorme Impfreaktionen:
   a) Schwere Lokal- und/oder Allgemeinreaktion, postvakzinale Enzephalitis;
   b) Aktivierung anderer Grundleiden (Tuberkulose, Rheumatismus, Hepatitis, Asthma).

Schwerste und gefürchtetste Impfkomplikation ist die postvakzinale Enzephalitis, insbesondere nach Pockenimpfung.

Vorschädigung des Gehirns führt zur Disposition (Anamnese!), Häufigkeitszunahme bei „überalterten" Pocken-Erstimpflingen: jenseist des dritten Lebensjahres steigt die Häufigkeit größenordnungsmäßig von $^1/_{100\,000}$ auf mehr als $^1/_{1000}$.

Inkubation: 8 bis 14 Tage, Dauer 1 bis 3 Wochen, Tod in den ersten 3 bis 5 Tagen, Heilung mit Dauerschäden, Letalität 30 bis 50 %.

Prophylaxe: Vorimmunisierung (nach HERRLICH) mit formolinaktivierter Zellkulturvakzine bewirkt beim Erstimpfling, 14 Tage vor der Erstimpfung, eine unterschwellige Immunität: der Erstimpfling wird zum Wiederimpfling. Die Gefahr der postvakzinalen Enzephalitis ist bei Wiederimpflingen sehr gering.

Impftabellen

Die wichtigsten Immunisierungen, unterteilt in aktive und passive Immunisierungsverfahren, allgemeine und individuelle Indikation sowie in bakterielle und virale Impfstoffe, bringen nachfolgende Impftabellen.

Die allgemeine Immunisierungsregel lautet:

Beginn des Impfschutzes zwei bis vier Wochen nach aktiver Grundimmunisierung, Dauer des Schutzes Monate bis Jahre.

Beginn des Schutzes nach passiver Immunisierung mit der Injektion, Dauer des Schutzes zwei bis vier Wochen.

Simultanimmunisierung verbindet Sofortwirkung der passiven mit der (verzögerten) Dauerwirkung der aktiven Immunisierung.

Tab. II/11. Aktive Immunisierung aus allgemeiner Indikation (Impfkalender)
a) Bakterienimpfstoffe

Krankheit — Impfstoff	Applikation — Immunität	Bemerkungen
Tuberkulose — BCG (Bacillus CALMETTE GUÉRIN); auf Gallenährböden virulenzgeschwächter boviner Tuberkelbakterienstamm.	Intrakutan; eine Injektion; 5—10jährige Gewebeimmunität (1. Stufe nach GÜNTHER), Verminderung der Morbidität und Letalität. Nachimpfung bei tuberkulinnegativen Schulanfängern und -abgängern, ferner bei beruflicher Exposition.	Tuberkulinkonversion 4 Wochen post vaccinationem, tuberkulöser Primärkomplex, *keine Generalisierung des Impfkeims.*
Diphtherie — Diphtherie-Formoltoxoid, adsorbiert an Aluminiumhydroxyd; kombiniert mit Tetanus-Formoltoxoid und Pertussisvakzine im DPT-Dreifachimpfstoff.	Subkutan; DPT intramuskulär, 3 Injektionen in 4wöchigen Abständen; mehrjährige humorale Immunität, Verminderung der Morbidität und Letalität. Nachimpfung der Schulanfänger und -abgänger.	Schick-Test-Konversion, zunehmende *Toxoidallergie* höherer Altersgruppen, daher geringere Dosierung.
Wundstarrkrampf — Tetanus-Formoltoxoid, adsorbiert an Aluminiumhydroxyd; kombiniert mit Diphtherie-Formoltoxoid und Pertussisvakzine als DPT-Dreifachimpfstoff.	Subkutan; DPT intramuskulär, 3 Injektionen in 4wöchigen Intervallen; mehrjährige humorale Immunität, *Verhinderung der Morbidität.* Nachimpfung der Schulanfänger und -abgänger.	Boosterung tetanusverdächtiger Verletzungen mit 1 Injektion Toxoidimpfstoff, im Zweifelsfall *Simultanprophylaxe* (aktiv-passiv).
Keuchhusten — Merthiolat-inaktivierte Pertussiskeime, meist adsorbiert an Aluminiumhydroxyd und kombiniert mit Diphtherie- und Tetanus-Formoltoxoid im DPT-Dreifachimpfstoff.	Intramuskulär; 3 Injektionen in 4wöchigen Intervallen; wenige Jahre dauernde humorale Immunität, Verminderung von Morbidität und Letalität.	Keine antiinfektiöse Immunität! Endotoxin verursacht Lokal- und Fieberreaktionen.

Tab. II/11 (Fortsetzung)
b) Virusimpfstoffe

Krankheit — Impfstoff	Applikation — Immunität	Bemerkungen
Ubertragbare Kinderlähmung — Sabin-Lebendimpfstoff mit attenuierten Typen I, II, III nach Züchtung auf Affennierenzellen.	Per os, Typ I, 4 Wochen später Typen II und III; mehrjährige Gewebeimmunität, Verhinderung der Infektion durch virulente Polioviren.	Kein Impfschutz bei Interferenz mit anderen Enteroviren (Echo- und Coxsackiegruppe, virulente Polioviren), Nachimpfung (negativer Neutralisationstest)! *Ausscheidung der Impfviren,* Aufnahme durch Nichtgeimpfte ähnlich Impfpockenviren!
Salk-Vakzine mit formolinaktivierten virulenten Polioviren I, II, III von Affennierenzellkulturen, adsorbiert an Aluminiumhydroxyd.	Intramuskulär, 2 Injektionen im Abstand von 4 Wochen, eine weitere Injektion 9 Monate später; wenige Jahre dauernde humorale Immunität, Verminderung der Morbidität und Letalität.	*Keine sichere Verhinderung der Infektion* durch virulente Polioviren. Nachimpfungen in jährlichen Intervallen.
Pocken — „Kälberlymphe", über Wirtswechsel (z. B. Tierpassagen Kaninchen—Kalb) gezüchtetes Impfpockenvirus (Vakzinevirus); „Kaninchenlymphe" nennt man Lapine.	*Zweischnittimpfung,* mehrjährige Gewebeimmunität; je nach Restimmunität *Verhinderung der Infektion,* Abmilderung des Krankheitsverlaufes (Variolois) und Senkung der Letalität. Impfverlauf (Erstimpfung): 3. Tag roter Fleck (Macula), 4. Tag Knötchen (Papula), 5. Tag Bläschen (Vesicula), 7. Tag Pustel (Pustula) mit zentraler Delle; schmaler Entzündungshof (Aula) wird zum erhabenen Rand (Area); Fieber, Leukozytose und Milzvergrößerung; 12. Tag Verschorfung (Crusta), 28. Tag Abstoßung des Schorfs, Narbenbildung (Cicatrix). **Nachschau (7. Tag): erfolgreiche Erstimpfung bei regelrechter Entwicklung einer Impfpustel.**	*Wiederimpfung,* je nach Restimmunität folgender *Impfverlauf:* Sofortreaktion (allergische Macula), Knötchenreaktion, Bläschenreaktion, beschleunigte Pustelreaktion (nekrotische Pustel, scharf begrenzter Entzündungssaum), Pustelreaktion vom Erstimpftyp (modifizierte Pustel mit Fieber). **Nachschau (7. Tag): erfolgreiche Wiederimpfung beim Vorliegen von Knötchen, Bläschen oder Pustel.**
Masern — Enders-Lebendvakzine (Edmonston-Stamm), hühnereiadaptiertes, attenuiertes Masernvirus.	Subkutan, 1 Injektion, mehrjährige Gewebeimmunität, Schutz gegen Infektion.	Katarrhalische Fieberreaktion, abgeschwächtes Exanthem.

Tab. II/12. Aktive Immunisierung aus individueller Indikation

a) Bakterienimpfstoffe

Krankheit — Impfstoff	Applikation — Immunität	Bemerkungen
Typhus — Hitzeinaktivierte, phenolkonservierte Aufschwemmung von Typhusbakterien, in Mischvakzinen mit Paratyphus A- und B-Bakterien (TAB-Impfstoff) und Choleravibrionen (Tetravakzine).	Subkutan, 3 Injektionen in einwöchigem Intervall, mehrjährige humorale Immunität, Verminderung der Morbidität und Letalität. Nachimpfung in mehrjährigen Abständen.	Kein Schutz gegen Infektion, *Vorsicht vor Inkubationsimpfung!* Widal-Grenztiter Immunisierter: O-Agglutinine > $^1/_{400}$, H-Agglutinine nicht verwertbar! (Impfwidal bei Krankheitsverdacht.)
Cholera — Hitzeinaktivierte, phenolkonservierte Aufschwemmung von Choleravibrionen, in Mischvakzinen mit Typhus- und Paratyphus A- und B-Bakterien als Tetravakzine.	Subkutan, 3 Injektionen in einwöchigem Intervall, mehrmonatige humorale Immunität, Verminderung der Morbidität und Letalität. Nachimpfung innerhalb von 12 Monaten.	Kein Schutz gegen Infektion, keine Provokation nach Inkubationsimpfung.
Pest — Otten-Vakzine, avirulenter Stamm „Tjiwidej".	Subkutan, mehrjährige Gewebeimmunität, Verminderung der Morbidität und Letalität.	Wirksamerer Schutz als formolinaktivierte „amerikanische Vakzine" (3 Injektionen in einwöchigen Intervallen).
Leptospirose — Formolinaktivierte Leptospirensuspension der jeweiligen Endemie- bzw. Laborstämme.	Subkutan, 3 Injektionen in einwöchigem Intervall, mehrmonatige humorale Immunität, Senkung der Morbidität und Letalität. Auffrischung in einjährigen Abständen.	Typspezifischer Schutz! Keine Kreuzimmunität.
Rickettsiose — Cox-Vakzine, über Tierpassagen gezüchteter, formolinaktivierter Dottersackimpfstoff, gegebenenfalls Mäuselungenimpfstoff. Weigl-Vakzine (aus infizierten Läusedärmen) nicht mehr im Gebrauch.	Subkutan, 3 Injektionen in einwöchigem Intervall, mehrmonatige humorale (antitoxische) Immunität, Abschwächung der Morbidität, keine Letalität. Jährliche Nachimpfung.	Typspezifischer Impfschutz gegen die in der Vakzine enthaltenen Typen!

b) Virusimpfstoffe

Virusgrippe — Formolinaktivierte Bruteivakzine, adsorbiert an Aluminiumhydroxyd; monovalente, epidemieeigene Influenzavirus-Stämme (Typ A oder B) werden bevorzugt.	Subkutan oder intramuskulär, 2 Injektionen im Abstand einer Woche, mehrmonatige humorale Immunität, Verminderung der Morbidität, Abschwächung des Krankheitsverlaufs. Halbjährliche Wiederholungsimpfungen.	Typspezifische Immunität! *Möglichkeit der Eiereiweiß-Allergie;* Impferfolg wegen zahlreicher, klinisch ähnlich verlaufender Infektionen schwierig einzuschätzen[1]).

[1]) Grippeviren sind die wichtigsten Vertreter virusbedingter Erkrankungen des Respirationstraktes, einer Gruppe von mehreren 100 antigenverschiedenen Virusarten. **Diese Komplexität der Krankheitsätiologie zeigt die Aufgaben und zugleich die Grenze der Möglichkeiten einer modernen Immunprophylaxe.**

Tab. II/12 (Fortsetzung)
b) Virusimpfstoffe

Krankheit — Impfstoff	Applikation — Immunität	Bemerkungen
Attenuierte Lebendvakzine (SMORODINTSEV, ZDANOV, UdSSR), bezüglich Haftung und Infektiosität selektierte Brutei-Influenzavirus-Stämme.	Intranasale Sprayimpfung, mindestens zweimal mit einwöchigem Intervall, mehrmonatige lokale Gewebeimmunität; Abschwächung des Krankheitsverlaufs, Verminderung der Morbidität.	Möglichkeit der Eiereiweiß-Allergie; gegebenenfalls abgeschwächter grippeähnlicher Impfverlauf (!).
Adenovirus-Infektion — Formolinaktivierte, polyvalente Adenovirusvakzine mit Adjuvantien (mehrere Typen Adenoviren) nach Züchtung auf Affennierenzellen.	Intramuskulär, einjährige humorale Immunität, Verminderung der Morbidität. Boosterung nach 1 Jahr.	*Onkogene Wirkung* verschiedener Adenovirustypen für Babyhamster, Vermehrung anderer Adenovirustypen auf Affennierenzellen nur in Gegenwart des hochonkogenen SV_{40}-Virus, vgl. S. 273!
Mumps — Attenuierte Lebendvakzine.	Intramuskulär, mehrjährige Gewebeimmunität, Schutz vor Infektionen.	Formolinaktivierte Mumpsvakzine verleiht nur kurzdauernde Immunität.
Gelbfieber — Attenuierte Lebendvakzine, hühnereiadaptierter Stamm 17 D („Asibi").	Subkutan, mehrjährige Gewebeimmunität, Schutz vor Infektion. Nachimpfung alle 10 Jahre.	*Nur von der WHO zugelassene Stämme verwenden!* Gelegentlich Eiereiweißallergie.
Zeckenenzephalitis — Formolinaktivierte Mäusehirnimpfstoffe (UdSSR) oder Eiimpfstoffe (USA) bestimmter Arbovirustypen der Gruppe B.	Subkutan, 2 Injektionen im Abstand mehrerer Wochen, mehrmonatige humorale Immunität, Schutz vor Erkrankung. Jährliche Nachimpfung.	Typspezifische, gegebenenfalls Kreuzimmunität gegenüber verwandten Typen. *Allergie gegen Hirnsubstanz* bzw. Eiereiweiß!
Tollwut — Hempt-Impfstoff, phenolisierte Schafhirnvakzine mit glyzerininaktiviertem Virus-fixe-Gehalt (Virus fixe = Mutante des „Straßenvirus").	Subkutan, Bauchhaut. a) Nach Infektion (tollwutverdächtige Bisse und Verletzungen!) 6 Injektionen, 1.—5. Tag, Wiederholungsspritze 30. Tag. b) Nach bloßem Kontakt 3 Injektionen. Beginn der humoralen, wenige Monate dauernden Immunität 1 Monat nach der ersten Spritze. *Verhinderung der Krankheit.* Boosterung mit 1 Injektion innerhalb 6 Monaten nach Erstimpfung (bei erneutem Viruskontakt), bei mehr als 6 Monaten erneute regelrechte Impfung.	**Heilimpfung!**[2]) Gleichzeitig Wundexzision und Tetanusprophylaxe. Gefürchtetste Impfkomplikation neuroallergische *Landry-Paralyse* (Paralysefaktor: Myelin des Hirnimpfstoffs). Bei kopfnahen Verletzungen *Simultanimpfung* (aktiv-passiv).

[2]) Heilimpfung, Vakzinetherapie, ist im Prinzip die Anwendung von Impfantigenen nach stattgefundener Infektion bzw. ausgebrochener Erkrankung. Durchführung meist mit krankheits- und patienteigenen Erregern (Autovakzinetherapie), anderenfalls als Heterovakzinetherapie.

Tab. II/13. Passive Immunisierung mit antitoxischen Tiersera

Krankheit — Serumart	Applikation	Bemerkungen
Diphtherie — Fermentativ gereinigte Sera[1]) vom Pferd, Hammel oder Rind.	Intramuskulär, prophylaktisch 50 IE[2]) pro kg Körpergewicht, therapeutisch $\geq$ 500 IE pro kg Körpergewicht.	*Rechtzeitige Therapie* (!) = innerhalb 48 Stunden nach Beginn der Krankheit. *Kein antibakterieller Schutz!*
Tetanus — siehe Diphtherie.	Subkutan, prophylaktisch 3000 IE; intramuskulär (wenn nötig intravenös oder intralumbal), therapeutisch 10- bis 100fache Dosis.	*Aktiv Immunisierte erhalten Boosterinjektion* mit Toxoidimpfstoff; bei schweren, tiefen Verletzungen unter Umständen Simultanimpfung.
Gasödem — Fermentativ gereinigte monovalente Sera gegen Perfringens, polyvalente gegen Perfringens, Novy, Septicum und Histolyticum.	Intramuskulär, prophylaktisch 20 ml, therapeutisch mindestens 10fache Dosis, auch intravenös.	Kombination mit chirurgischer und Chemotherapie!
Botulismus — Fermentativ gereinigte bivalente Sera gegen Typen A und B.	Intramuskulär, prophylaktisch $\leq$ 50 ml, therapeutisch, $\geq$ 50 ml, auch intravenös.	Magenspülung!

[1]) Gewinnung der Sera durch Immunisierung von Großtieren, Konzentrierung der Antitoxine mit fraktionierter Fällung in erhöhter Neutralsalzkonzentration, Wiederauflösung in Aqua dest. und Entfernung der Salze mittels Dialyse. Weitere Konzentration und Reinigung durch tryptische Andauung; Antikörperglobuline bleiben intakt, Nichtantikörperglobuline werden abgebaut. Verminderung der Anaphylaxie gegenüber Begleitproteinen der „Trypto"- oder „Fermo"-Sera.

[2]) IE, Internationale Einheit; die Antitoxinmenge, die eine bestimmte Menge Testtoxin im Vergleich mit Standardantitoxin zu neutralisieren vermag.

Tab. II/14. Passive Immunisierung mit menschlichen Gammaglobulinen

Krankheit	Applikation	Bemerkungen
Keuchhusten	Hyperimmungammaglobulin[1]), prophylaktisch, therapeutisch.	*Rechtzeitige Prophylaxe!* (Innerhalb der ersten Inkubationswoche.)
Pocken	Hyperimmungammaglobulin, prophylaktisch.	*Simultanprophylaxe* gegen postvakzinale Enzephalitis bei „überalterten" Erstimpflingen.
Masern	Gammaglobulin[2]), prophylaktisch.	*Rechtzeitige Anwendung* bis zum 5. Inkubationstag[3]).
Hepatitis infectiosa[4])	Gammaglobulin, prophylaktisch.	Erkrankungen in Wohngemeinschaften, *Schwangere* in den ersten 4 Monaten (Gefahr der Embryopathie).
Röteln	(Rekonvaleszenten-) Gammaglobulin, prophylaktisch.	*Schwangere* in den ersten 4 Monaten *(Rötelnembryopathie).*
Mumps	(Rekonvaleszenten-) Gammaglobulin, prophylaktisch.	Schwangere in den ersten 4 Monaten, kasernierte Jugendliche.
Antikörpermangel-Syndrom	Gammaglobulin, prophylaktisch - substituierend, regelmäßige Injektionen in 4wöchentlichen Abständen.	Therapeutisch zusammen mit Chemotherapeutika.

[1]) Hyperimmungammaglobulin: von immunisierten Freiwilligen gewonnenes Spezial-Gammaglobulin. Hyperimmunisierung (verstärkte Antigeninjektionen) führt zu hochtitrigen Serumantikörpern.

[2]) Gammaglobulin des Handels ist Immunglobulingemisch von Spenderblutproben mit unterschiedlichem Antikörpergehalt. Konzentrierung auf etwa das 20fache mittels Cohn-Fraktionierung (schonende Alkoholfällung in der Kälte), nahezu 100%ige Reinigung. Enthält klinisch wichtige Antitoxine und virusneutralisierende Antikörper.

[3]) Diagnose am 1. Exanthemtag läßt viertägigen Kontakt vermuten.

[4]) Die Möglichkeit der Übertragung homologer Serumhepatitis mit Gammaglobulinen ist nicht sehr wahrscheinlich, im Einzelfall jedoch nicht sicher auszuschließen.

KAPITEL III

Allgemeine Bakteriologie

In der belebten Natur haben Bakterien eine Sonderstellung. Auf Grund ihrer ungeheuren Zahl und der Intensität des Stoffwechsels beteiligen sie sich entscheidend an der Umsetzung organischer Materie.

Ohne Bakterien ist das Leben von Pflanzen und Tieren nicht möglich.

Bakterien hatten in früheren Epochen der Erdgeschichte an der Entstehung der klassischen Energiespender unseres Zeitalters, Kohle und Erdöl, wichtigen Anteil.

Mit den Methoden der Mikroskopie und Reinkultur gelang die Entdeckung zahlreicher Mikroben sowie gefährlicher Krankheits- und Seuchenerreger. Reinkulturen dienen der Krankheitserkennung und Seuchenverhütung, der Gewinnung wichtiger Arzneimittel, zum Beispiel Impfstoffe und Antibiotika. Kontinuierliche Mikrobenkulturen, die sich unbegrenzt lange vermehren, ohne zu altern, werden heute in der industriellen Mikrobiologie für die „Supersynthese" biologischer Wirkstoffe (Fermente, Vitamine usw.), ferner von Nahrungs- und Futtermitteln eingesetzt.

Mikroben sind das wichtigste Versuchsobjekt der modernen Erbforschung. Es gelang in den letzten Jahren, die Erkenntnisse der klassischen Vererbungslehre auf dem Gebiet der Molekularbiologie und -genetik weiterzuführen. Wir kennen heute das Prinzip, nach dem die Gene ihre Informationen, verschlüsselt in den Nukleinsäuren, von Zelle zu Zelle, von Eltern auf Nachkommen, weitergeben und in der Zelle alle Erscheinungen der Lebenstätigkeit kontrollieren.

In der **Medizinischen Mikrobiologie,** der Lehre von den medizinisch wichtigen Kleinlebewesen, stehen Bakterien ebenfalls an besonderer Stelle. Durch den Besitz von Nukleoiden (Kernäquivalenten) wird das Bakterienreich vom Pflanzen- und Tierreich, den Zellen der höherentwickelten Lebewesen mit Chromosomenkern, abgegrenzt. Nachfolgendes Schema zeigt die Stellung der Bakterien in der Welt der Mikroben.

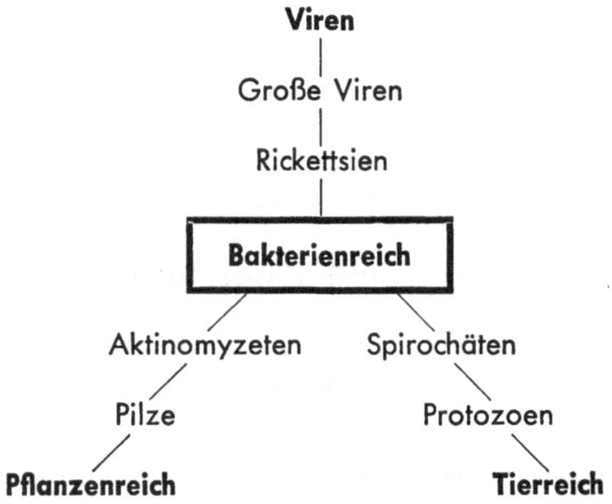

Viren sind infektiöse Teilchen (≦ 0,2 μm) mit „Nukleinsäurekern" und Proteinhülle; ihre Vermehrung erfolgt wegen fehlender eigener Fermente in lebenden Zellen; sie befallen Bakterien, Pflanzen- und Tierzellen, besitzen pathogene Potenzen und zeigen große Anpassungsfähigkeit (Variabilität, Mutabilität, Selektivität).

Große Viren stehen zwischen Rickettsien und echten Viren, ihre Größe liegt um ≦ 0,5 μm, sie vermehren sich intrazellulär wie Viren, jedoch über Entwicklungszyklen, die sich von Viren und Rickettsien unterscheiden; es handelt sich um weitverbreitete Krankheitserreger bei Tieren und Menschen.

Rickettsien stehen zwischen Bakterien und Viren, ihre Größe beträgt um 0,5 μm; sie ähneln und vermehren sich wie Bakterien, jedoch nur in lebenden Zellen wie Viren; es sind Arthropodenparasiten und gefürchtete Krankheitserreger des Menschen.

Bakterien sind ≧ 1 μm, besitzen Zellwand, Zytoplasma und Kernäquivalente und vermehren sich durch Querteilung nach Längenwachstum bzw. Volumenzunahme; eigene Fermentsysteme ermöglichen den Energiestoffwechsel in halb- oder vollsynthetischen Kulturmedien; bestimmte Arten sind obligat tier- und/oder menschenpathogen.

Aktinomyzeten gehören auf Grund ihrer Größe und der Nukleoide zu Bakterien, entwickeln jedoch ein Geflecht von Fäden wie Pilze; sie bilden den Übergang zwischen Bakterien und Pilzen.

Spirochäten sind flexible Schraubenbakterien; ihre Vermehrung erfolgt durch Längenzunahme und Querteilung, die aktive Beweglichkeit teilen sie mit den Protozoen; sie stehen daher zwischen Bakterien und tierischen Einzellern.

Pilze sind chlorophyllfreie niedere Pflanzen der Größenordnung ≧ 10 μm mit Chitinmembran, Protoplasma und Chromosomenkern; den Pilzkörper bildet ein Geflecht von Fäden oder ein Verband von rundlichen Sproßzellen; sie vermehren sich geschlechtlich oder ungeschlechtlich, besitzen einen eigenen Fermentapparat und saprophytäre oder parasitäre Lebensweise.

Protozoen sind tierische Einzeller, ≧ 10 μm, besitzen Zellmembran, Zytoplasma und Chromosomenkern sowie Bewegungsorganellen (Geißeln, Wimpern usw.); die Vermehrung erfolgt geschlechtlich oder ungeschlechtlich, oft über einen komplizierten Entwicklungszyklus; sie sind mit Fermentsystemen höherer Zellen ausgestattet; menschenpathogene Arten sind gefürchtete Krankheitserreger der warmen Länder.

Die Medizinische Mikrobiologie ist ein Teilgebiet der Parasitologie, der Lehre von den Parasiten und den durch sie verursachten Infektionen bzw. Infektionskrankheiten (parasitären Krankheiten). Parasiten findet man in allen Bereichen der belebten Natur, unter Viren, Bakterien und höheren Lebewesen im Pflanzen- und Tierreich, vgl. Ab. II/2, S. 101 (s. auch S. 5).

Parasitische Mikroben sind Viren, Bakterien einschließlich Übergangsformen, die „kleinen" Pilze (lat. Funguli) und Protozoen.

Historie:

1675 A. van LEEUWENHOEK (Holland) sieht als erster mit selbstgeschliffenen mikroskopischen Linsen die Welt der Kleinlebewesen und beschreibt die drei Grundformen der Bakterien.

1849 A. POLLENDER (Wipperfürth b. Köln) beschreibt den ersten Seuchenbazillus, den Erreger des Milzbrandes, ohne dessen pathogene Natur zu erkennen.

1861 L. PASTEUR (Paris) entdeckt das „Leben ohne Sauerstoff" am Beispiel anaerober Buttersäurebazillen.

1876 R. KOCH (Wollstein, ehem. Posen) beweist die krankmachenden Eigenschaften des Milzbrandbazillus und begründet die Seuchenbakteriologie durch Einführung fester Nährmedien für die Gewinnung von Reinkulturen.

1884 Chr. GRAM (Kopenhagen) entwickelt die nach ihm benannte wichtigste Differentialfärbung in der Bakteriologie.

1909 Erste serologische Unterscheidung nahe miteinander verwandter Bakterien (Pneumokokken) durch NEUFELD und HÄNDEL (Berlin).

1928 F. GRIFFITH (London) entdeckt die Transformation kapselloser Pneumokokken durch bekapselte Pneumokokken.

1937 Erster Nachweis des Bakterien-„Kerns" (Nukleoids) mit der Feulgen'schen Nuklealreaktion durch PIEKARSKI (Berlin).

1944 O. T. AVERY, McLEOD und McCARTY (USA) klären die chemische Natur der transformierenden Pneumokokken-Substanz. Beginn der Epoche der Molekulargenetik.

1946 LEDERBERG und TATUM (USA) beschreiben Sexualität bei Kolibakterien durch Erbanalyse der von ihnen entdeckten Bakterien-Konjugation.

1948 Bakterien-Taxonomie nach BERGEY (6. Auflage) wird die international verbindliche Nomenklatur, Einteilung der Bakterien erfolgt nach morphologischen und physiologischen Gesichtspunkten.

1950 LWOFF (Paris) beschreibt das Phänomen der Lysogenie, die Fähigkeit bestimmter Bakterien, Phagen freizusetzen.

1952 ZINDER und LEDERBERG (USA) gelingt die Transduktion, Übertragung von Bakteriengenen durch temperente Phagen.

1961 JACOB und MONOD (Paris) klären den genetischen Regelmechanismus der Enzymadaptation am Beispiel lysogener Bakterien und Stoffwechsel-Mangelmutanten.

1964 ABEL und TRAUTNER (Köln) züchten Vakzineviren (Impfpockenviren) in „kompetenten" Heubazillen; erster In-vivo-Hinweis auf die Universalität des genetischen Kodes in taxonomisch weitentfernten Zellsystemen (Bakterienreich — Tierreich).

1966 Aufklärung des genetischen Kodes als wichtigsten Schlüssel zur Molekularbiologie durch verschiedene Forscherguppen, vor allem um NIRENBERG, OCHOA (USA) sowie CRICK (England).

Morphe

Die drei Grundformen der Bakterien sind Kugeln, Stäbchen und Schrauben.

NÄGELI (München, 1849) nannte sie wegen ihrer Vermehrungsweise Spaltpilze (Schizomyzeten). Seit H. HOFFMANN (Gießen, 1869) gilt die irreführende Sammelbezeichnung Bakterien (griech. Stäbchen). Kommaformen (Vibrionen) sind Schraubenteilstücke, „kokkoide" Stäbchen Übergänge zwischen Kugeln und Stäbchen.

Für die Beschreibung ihrer Gestalt wählt man junge Kulturen, in der medizinischen Bakteriologie meist bei gutem Wachstum nach 24 Stunden. Ungünstiges Nährsubstrat und überalterte Kulturen bewirken zuweilen Gestaltsänderungen (sog. Involutionsformen) mit Fadenbildung, Aufblähung, Knospung oder Gabelung.

Mikroskopie

Bakterien sind im Lichtmikroskop darstellbar.

Dem Auflösungsvermögen des Lichtmikroskops (0,2 μm = halbe Wellenlänge des benutzten Lichtes) entspricht der Durchmesser kleinerer Bakterienarten. Man unterscheidet ungefärbte und gefärbte Präparate.

Ungefärbte Präparate dienen der Lebendbeobachtung in wäßriger Aufschwemmung (Prüfung auf Beweglichkeit).

Voraussetzung ist die Verstärkung des Kontrasts, da die Lichtbrechung der Bakterien sich kaum von der des Wassers unterscheidet. Die drei gebräuchlichen Methoden sind Abblendung des Hellfelds, Phasenkontrastverfahren, Betrachtung im Dunkelfeld.

Üblich sind das Deckglas-Präparat und der Hängende Tropfen.

Bewegliche Bakterien schwimmen aktiv durch das Gesichtsfeld, unbewegliche „tanzen" auf der Stelle (Brown'sche Molekularbewegung).

Auf Grund ihrer ungeordneten Zitterbewegung nannte sie PASTEUR Vibrionen („Zittertierchen").

Gefärbte Präparate dienen der Aufbewahrung angetrockneter, fixierter Bakterien im Objektträger-Ausstrich.

Infolge Trocknung und Hitzefixation entstehen Verzerrungen und Schrumpfungen, Verwechslung mit Artefakten ist möglich. Wenig empfindliche Keime (Staphylokokken, Sporenbildner) überdauern den Färbeprozeß, empfindliche Bakterien werden virulenzgeschwächt (Streptokokken) oder gehen zugrunde (Gonokokken).

Monofärbungen mit basischen Anilinfarben (Methylenblau, Fuchsin) färben den ganzen Bakterienleib (Zytoplasma plus Kernplasma) auf Grund des hohen Nukleinsäuregehalts mit sauren Phosphatgruppen.

Doppelfärbungen dienen der Unterscheidung bestimmter Bakteriengruppen.

Die wichtigste diagnostische Färbung der Bakteriologie ist die Färbung nach GRAM.

Alle Bakterien binden Gramfarbstoff (Kristallviolett) nach Beizung mit Jod. Grampositive Bakterien behalten den Farbstoff-Jod-Komplex nach Behandlung (Differenzierung) mit Alkohol, gramnegative Bakterien verlieren ihn und erhalten danach eine Kontrastfärbung (Fuchsin).

Grampositive Bakterien färben sich tiefblau an, gramnegative rot.

Viele grampositive Bakterien behalten diese Eigenschaft nur in jungen Kulturen.

Theorie der Gramfärbung: Nach der „Membrantheorie" tritt der Alkohol bei gramnegativen Bakterien ungehindert durch die Zellwand, dissoziiert den Jod-Farbstoff-Komplex und wäscht den Gramfarbstoff aus. Bei grampositiven Bakterien erfolgen Durchtritt und Auswaschung langsamer.

Es gilt folgende Gramregel:

Tab. III/1

Grampositiv	Gramnegativ
Kugelbakterien (ausgenommen Gonokokken und Meningokokken)	**Stäbchenbakterien** (ausgenommen Korynebakterien und Laktobakterien)
Sporenbildner	**Spirillen** (starre Schraubenbakterien)
Aktinomzyten (verzweigte Fadenbakterien)	**Spirochäten** (flexible Spiralmikroben)

Struktur und Funktion der Bakterienzelle

Äußere Zellwand, kolloidales ribosomenhaltiges Zytoplasma und chromatinfärbbares Nukleoplasma der Bakterienzelle entsprechen dem Bauprinzip höherer Zellen mit Zellmembran, Zytoplasma und durch Kernmembran abgrenzbarem Nukleoplasma.

> **Wir unterscheiden von außen nach innen folgende obligate (fakultative) Bauelemente der Bakterienzelle:**
> **(Geißel) — (Kapsel) — Zellwand — Plasmamembran — Zytoplasma (mit Einlagerungen) — Nukleoid (Abb. III/1).**

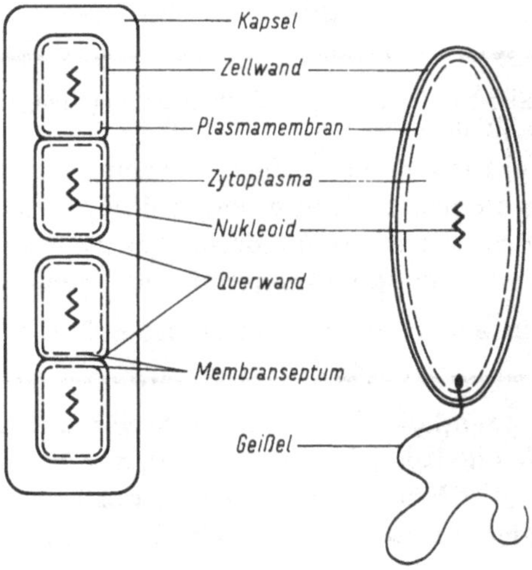

Abb. III/1. Bau der Bakterienzelle (schematisch)

Geißeln: Es gibt begeißelte und unbegeißelte Bakterien.

> **Geißeln sind monomolekulare Proteinfäden und dienen der Fortbewegung.**
> **Geißeln sind für das Leben der Bakterien entbehrlich.**

Ihr Durchmesser beträgt $\leq 0{,}05\,\mu m$. Sie entspringen einem Basalkorn im Zytoplasma (Abb. III/1). Im Röntgendiagramm zeigt das Geißelprotein eine helixartige Feinstruktur mit kontraktilem Charakter. Wahrscheinlich entsteht ein schraubenartiger Bewegungsablauf mit entlangstreichenden Wellen bestimmter Amplitude.

Wir unterscheiden 4 Arten der Begeißelung:

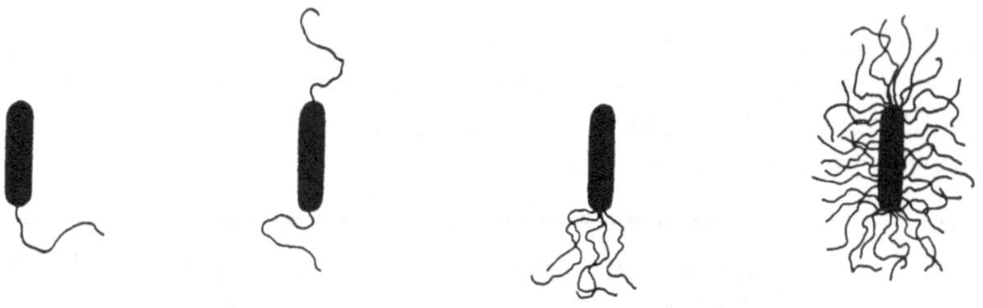

Abb. III/2

Nachweis der Geißeln erfolgt direkt durch die Geißelfärbung oder indirekt im Hängenden Tropfen bzw. im halbstarren Beweglichkeitsagar.

Prinzip der Geißelfärbung: Vorbehandlung mit Tanninbeize führt zur Verdickung der Geißelfibrillen.

Geißeln besitzen entweder typ- oder gruppenspezifische Antigene. Sie dienen daher der serologischen Typisierung, z. B. von Salmonellen. Begeißelte Proteusbakterien wachsen auf festen Nährmedien hauchartig „schwärmend". Daher stammt die Bezeichnung H-Antigen für das Geißel-Antigen.

Kapseln: Es gibt kapselbildende und kapsellose Bakterien.

Kapseln sind gallertige Hüllen der Bakterien und bestehen aus Polysacchariden (Beispiel Pneumokokken), aus Polypeptiden (Beispiel Milzbrandbazillen) oder aus beiden.
Kapselverlust ist mit dem Weiterleben vereinbar.

Wir unterscheiden

a) zusammenfließenden Schleim mit vielen darin eingebetteten Bakterien (z. B. Leukonostok-Gallerten für die industrielle Dextrangewinnung)[1]),
b) ausgeprägte Kapseln, die die Einzelzellen umgeben (Beispiel: Pneumokokken, Milzbrandbazillen, Friedländerbakterien),
c) „Mikrokapseln", die nur serologisch, nicht mikroskopisch nachweisbar sind (Beispiel: Virulenz-Antigen der Typhusbakterien, M-Protein-Antigen von Streptokokken der Gruppe A).

Kapseln sind hygroskopisch und verleihen Schutz gegen Austrocknung; Kapseln pathogener Bakterien erschweren die Phagozytose.

Bekapselte Pneumokokken sind virulent, kapsellose avirulent.

---

[1]) Polymeres Blutersatzpräparat.

„Einbettung" (Aufschwemmung) in Muzinlösung führt zur Steigerung der Virulenz: künstliche Kapseln.

Kapselsubstanzen sind Antigene (bzw. Haptene). Sie dienen der serologischen Unterscheidung bestimmter Bakterienarten (Beispiel: Kapselquellungsreaktion der Pneumokokken, Vi-Agglutination der Typhusbakterien).

Kapselbildung bewirkt schleimiges Koloniewachstum auf festen Nährsubstraten: „Mucosus-Formen" bestimmter grampositiver und gramnegativer Bakterien.

Der M-S-R-Formenwechsel kennzeichnet verschiedene Wuchsformen der Kapselbildner durch graduellen Verlust der sichtbaren Kapseln, z. B. nach Kulturpassagen: die mukös wachsenden typischen M-Formen zeigen ausgeprägte, die glatt wachsenden S-Formen eben angedeutete oder nur serologisch nachweisbare Kapseln, die rauh wachsenden R-Formen besitzen keine Kapselsubstanz (S von engl. smooth — glatt, R von rough — rauh).

Kapseln pathogener Mikroben sind oft nur im Wirtsorganismus nachweisbar.

In vitro besteht Abhängigkeit vom Nährsubstrat, z. B. fördern Eiweiß oder Magnesiumzusatz plus Saccharose die Kapselbildung.

Mikroskopischer Nachweis der Kapseln erfolgt direkt durch Spezialfärbung oder indirekt im Tusche-Ausstrich.

Prinzip der Tuschefärbung: Kapseln erscheinen auf dunklem Tuscheuntergrund als helle Höfe, die das Bakterium umgeben (Abb. III/3).

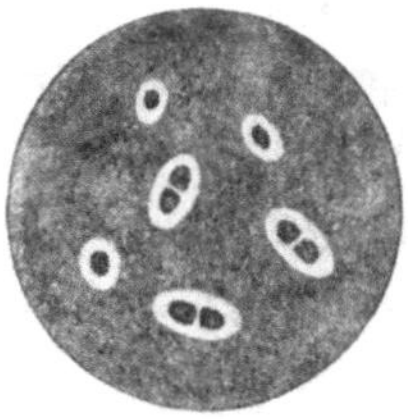

Abb. III/3. Pneumokokken-Tuscheausstrich

Zellwand: Sie ist ein wichtiger Bestandteil der Bakterienzelle.

Die derbe Zellwand verleiht den Bakterien Form, Festigkeit und mechanischen Schutz.

Ihr Durchmesser beträgt ≦ 0,05 μm, ihr Gewicht bis zu 40 % des Bakterien-Trockengewichts. Grampositive Bakterien haben eine einschichtige, gramnegative eine mehrschichtige Zellwand (Abb. III/1).

Der für Form und Festigkeit verantwortliche Baustein ist ein „Mukopeptid".

Der Mukokomplex besteht aus Muraminsäure (ein Aminozucker) und drei Aminosäuren, D-Alanin, D-Glutamin und Diaminopimelinsäure bzw. Lysin als Grundeinheit.

Gramnegative Zellwände besitzen auf der „rigiden" Unterlage des Mukopeptides einen Lipoproteinpolysaccharid-Komplex, der bei diesen Bakterien mit dem Endotoxin identisch ist. Hieraus resultiert der hohe Lipoidgehalt, bis zu 20 %, verglichen mit der grampositiven Zellwand (bis zu 3 %). Giftwirkung und Pyrogenität sind an das Lipoid, Antigenität an das Polysaccharid gebunden.

Zellwände enthalten Fermente für den Auf- und Abbau der Wandelemente, besitzen Rezeptorareale für die Phagenadsorption und gestatten den selektiven Durchtritt auch von Makromolekülen.

Keine Färbung der Zellwand mit den diagnostischen Färbemethoden! Lebende Bakterien sind daher größer als nach Trocknung und Färbung.

Die Darstellung gelingt mit Spezialverfahren, z. B. mit dem Phasenkontrastmikroskop nach Vorbehandlung lebender Bakterien entweder mit spezifischen Antikörpern oder mit Enzymen (TOMCSIK). Prinzip: veränderte Lichtbrechung der jeweiligen Zellhüllen.

Plasmamembran: Sie ist die innerste der drei Bakterienhüllen.

Die proteinhaltige, lipoidreiche Zytoplasmamembran ist für die Lebensfähigkeit unerläßlich.

Sie hat drei Hauptaufgaben:

1. **Osmoregulation und aktiven Stofftransport.**
2. **Biosynthese und Zellatmung.**
3. **Beteiligung an Zellteilung und Sporenbildung.**

Ihr Durchmesser liegt bei 10 nm.

In hypertonischer Lösung kommt es zur Plasmolyse: Zytoplasma samt Plasmamembran lösen sich von der starren Zellwand und schrumpfen infolge von osmotischem Wasserverlust. Nach Verdauung der Zellwand mit Lysozym[2]) entstehen aus grampositiven Bakterien im isotonen Milieu kugelrunde Protoplasten[3]).

---

[2]) Lysozym ist ein Enzym in Eiklar, Tränenflüssigkeit, Bakterienextrakten und Phagen; es löst Bindungen im Mukokomplex.

[3]) Den Protoplasten entsprechen Sphäroplasten der gramnegativen Bakterien, die noch Reste der Zellwand besitzen.

Zellwandfreie Protoplasten können wachsen, sich teilen und nach vorangegangener Infektion Bakteriophagen produzieren.

Protoplasten in hypotoner Lösung platzen; die zurückbleibenden Membranen nennt man „Gespensterzellen" (engl. „ghosts").

Neben den Vorgängen der Osmose vollziehen die Plasmamembranen den aktiven Stofftransport nach innen und außen (Aufnahme und Ausscheidung). Die Durchschleusung ist spezifisch. Sie verbraucht gegen das Gefälle der Konzentration und des elektrochemischen Potentials Energie[4]), die durch Enzymsysteme bereitgestellt wird. Enzyme, die in der Membran dem Stofftransport dienen, nennt man Permeasen. Demgegenüber bewirken Ektoenzyme die Verdauung und „Membrangängigkeit" verschiedener Nährstoffe außerhalb der Bakterienzelle.

Synthetische Stoffwechselleistungen sind neben dem Energiepotential der biologischen Endoxydation, die über die Warburg'sche Atmungskette läuft, Funktionen von organisierten Mitochondrien, den „Kraftwerken" der höheren Zellen.

Plasmamembranen[5]) sind das „Mitochondrienäquivalent" der pflanzlichen und tierischen Zellen.

Einstülpungen der Zytoplasmamembran, Ausbildung von Membransepta und Entstehung der Querwände gehen der Zellteilung (Durchschnürung) voraus (Abb. III/1, S. 175). Auch die Sporulierung beginnt mit einer Einsäumung des von der Plasmamembran stammenden Sporenseptums.

Der Plasmamembran obliegen wichtige morphogenetische Funktionen.

Darstellung: Bezirke der Zytoplasmamembran verhalten sich bei grampositiven Bakterien grampositiv, bei säurefesten Bakterien säurefest. Zellwand und Plasmamembran nehmen Viktoriablau 4 R an.

Zytoplasma: Bakterielles Zytoplasma besitzt keine strukturelle Organisation wie höhere Zellen (Membransystem des endoplasmatischen Retikulums).

Obligate Einschlüsse sind Ribosomen aus Ribonukleoproteiden für die Proteinsynthese.

[4]) Energiequelle ist Adenosintriphosphorsäure (ATP), der universelle biologische Energiespeicher, vgl. S. 213.

[5]) Systeme lamellärer und tubulärer Invaginationen werden Mesosomen genannt; sie gehören strukturell und funktionell zur bakteriellen Plasmamembran.

Diese meist kugeligen Makromoleküle sind 10 bis 20 nm groß. Sie enthalten rund 50 % Ribonukleinsäure und 50 % Protein.

Fakultative Einlagerungen sind Nahrungsmittel- und Energiedepots, z. B. metachromatische Granula aus Polyphosphaten (Volutinkörnchen, Babes-Ernst'sche Polkörperchen), ferner Körnchen aus Lipoiden oder Kohlenhydraten (Stärke und Glykogen). Ihre Bildung hängt vom Nährmedium ab.

Fakultative Einlagerungen sind lichtmikroskopisch darstellbar.

Darstellung: Wegen des hohen Gehalts an Nukleinsäuren färbt sich Bakterien-zytoplasma mit basischen Anilinfarben an.

Darstellung metachromatischer Granula mit der Doppelfärbung nach M. NEISSER, der Stärkekörnchen mit Jod.

Nukleoid: Bakterien-„Kerne" besitzen keine Kernmembran.

Das Nukleoid (Bakterien-Chromosom) enthält Desoxyribonukleinsäure als Träger der Gene (Erbinformationen) und ist für das Leben und die Vermehrung der Bakterien unbedingt erforderlich.

Es liegt im Zentrum des Bakteriums und beansprucht einen recht großen Teil des Zellinhalts. Seine Teilung erfolgt nach Verdoppelung des DNS-Stranges unmittelbar vor der Teilung der vegetativen Zelle. Mitosen sind unbekannt. Die DNS der Bakterien zeigt keinen Anfang und kein Ende (ringförmiges Bakterien-Chromosom)[6].

Darstellung:

Nukleoide sind feulgenpositiv.

Prinzip: Fuchsin-Nachweis der aus Desoxyribose freigesetzten Aldehyde nach Säurehydrolyse der Kern-DNS.

Im Phasenkontrast entsprechen die hellen Bezirke dem „Kern", die dunklen dem Zytoplasma.

Sporen: Es gibt sporenbildende und nichtsporenbildende Bakterien.

Bakteriensporen sind widerstandsfähige Dauerformen[7]). In einem Stäbchen bildet sich e i n e (Endo-)Spore. Sporen dienen der Erhaltung der Art.

[6]) Entknäuelung der Bakterien-DNS ergibt die tausendfache Länge der Bakterienbreite.

[7]) Native Sporen überdauern Temperaturen des absoluten Nullpunkts (— 273° C), des siedenden Wassers (100° C) und einen Druck von vielen tausend Atmosphären (Druck auf dem Boden der Weltmeere ≈ 1000 Atmosphären).

Sporen sind stark lichtbrechende kugelige, ovale oder zylindrische Gebilde. Man unterscheidet Sporenbildung mit (a) und ohne (b) Auftreibung des Bazillenleibs. a) umfaßt die Gattung Clostridium, b) die Gattung Bacillus. Klostridien wachsen anaerob, Bazillen aerob.

Es gibt anaerobe Sporenbildner, die sich morphologisch wie „b" verhalten und umgekehrt.

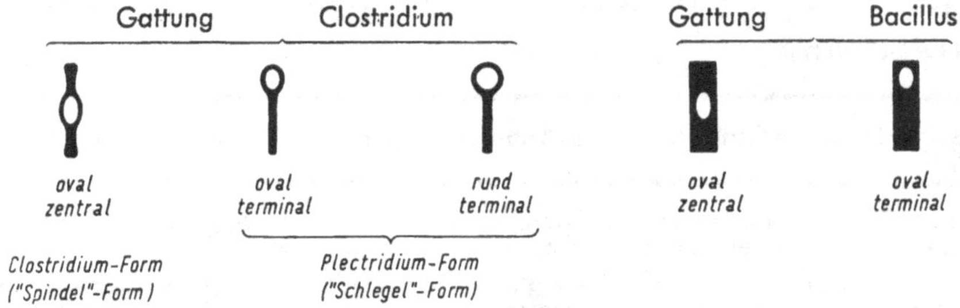

Abb. III/4

Nicht die „Erschöpfung", sondern die Art des Nährmediums ist für die Sporenbildung am Ende der Wachstums- und Vermehrungsphase verantwortlich. Auch die Auskeimung der Spore zum vegetativen Stäbchen ist milieuabhängig und z. T. artspezifisch; fördernd wirken z. B. Hitzeschock (1 Min. 100° C), Aminosäuren (z. B. L-Alanin) oder Glukose.

Sporenmorphologie und Art der Sporenkeimung gehören zu konstanten Artmerkmalen.

Es besteht folgender Zyklus der Sporenbildung und -auskeimung:

Vegetative Zelle
|
Teilung in zwei Tochterzellen
/ \
Tochterzelle — Tochterzelle
| |
geht zugrunde — Vorspore
|
Reife Spore
|
Vorvegetative Spore
|
Vegetative Zelle

Nur die reife Spore besitzt die stark lichtbrechende Sporenmembran mit schwieriger Anfärbbarkeit und hoher Widerstandskraft.

Sporen haben im Vergleich mit vegetativen Zellen folgende Besonderheiten:

1. Schwer permeable, lichtbrechende Sporenmembran aus mehreren Hüllen; hoher Gehalt an Kalziumsalzen der Dipikolinsäure. Eigene (!) Sporenantigene, vgl. S. 47.
2. Wasserarme Proteine, stark gedrosselter („ruhender") Energiestoffwechsel trotz Anwesenheit sämtlicher Zellenzyme.
3. Hohe Resistenz gegen Hitze, Austrocknung und Chemikalien.

Darstellung:

Keine Anfärbung der reifen Sporen mit den üblichen Anilinfarben!

In gefärbten Präparaten ist die Spore daher eine Aussparung im Bazillenleib, in nativen Präparaten ein stark lichtbrechender intrazellulärer Bezirk.

Prinzip der Sporenfärbung: Nach Erhitzen Eindringen von konzentriertem Karbolfuchsin und Gegenfärbung mit Methylenblau, wie Ziehl-Neelsen-Färbung der Mykobakterien.

Zusammenfassend besitzt die Bakterienzelle folgende strukturelle Besonderheiten:

1. **Ein Nukleoid, keinen organisierten Zellkern, keine Kernmembran.**
2. **Eine starre, bei gramnegativen Bakterien mehrschichtige Zellwand mit Muraminsäure-Peptidkomplexen als Stützsubstanz.**
3. **Eine zarte, enzymreiche Plasmamembran, keine Mitochondrien, kein endoplasmatisches Retikulum[8]).**

Anhang: Sonderformen der Bakterien

L-Formen[9]) sind pleomorphe Bakterien ohne Zellwand, die sich veränderten Lebensbedingungen angepaßt haben.

Die extreme Deformierbarkeit führt zur Entstehung großer Körper (sog. large bodies) oder zu kleinen Granula, die bakteriendichte Filter passieren. Rückumschlag in die ursprüngliche Bakterienform nennt man instabile L-Form, anderenfalls

[8]) Elektronenoptisch darstellbares Membransystem, das mit Kern- und Zellmembran zusammenhängt, lamelläre Hohlräume umschließt und bei aktiver Proteinsynthese mit Ribosomen besetzt ist (granuläres endoplasmatisches Retikulum).

[9]) „L" kommt von Lister-Institut (London), wo das Phänomen von KLIENEBERGER-NOBEL 1935 beobachtet wurde.

stabile L-Form. L-Formen ähneln Protoplasten und erinnern an PPLO[10]). Protoplasten wachsen allerdings nicht in Kulturen.

Das pleomorphe Wachstum der L-Phase[11]) wird durch schädigende Einflüsse stimuliert; es erfolgt selten spontan durch Mutation. Unter anderem kommen folgende Ursachen in Betracht: Salzlösungen, Penizillin, Immunsera (plus Komplement), Bakteriophagen. Es bestehen drei Hauptunterschiede zwischen L-Formen und Ausgangsbakterien:

1. Weiterleben der L-Form (Wachstum und Vermehrung) trotz fortwirkender Schädlichkeit! Serum- oder Aszitesnährböden werden bevorzugt, Cholesterin wirkt wachstumsfördernd.
2. Fehlen der Zellwand und absolute Penizillinresistenz.
3. Abschwächung oder Fehlen der Pathogenität.

Darstellung: Phasenkontrastmikroskopie bewachsener Agarstückchen.

Wachstum

Bakterien vermehren sich ungeschlechtlich durch Teilung in zwei gleiche Tochterzellen. Die Teilungsebene liegt senkrecht zur Längsachse, bei Kugelbakterien auch in verschiedenen Achsen. Dadurch entsteht eine unterschiedliche Lagerung, z. B. in Ketten- und Haufenform.

Der Vermehrung der Bakterien geht eine Größenzunahme der Bakterienzelle voraus. Gramnegative Bakterien teilen sich durch Einschnürung von außen. Zellteilung und Durchschnürung fallen zeitlich zusammen. Bei Grampositiven bilden sich zunächst Membransepta und Querwände. So können Zellverbände mit zahlreichen Nukleoiden entstehen (Abb. III/1, S. 175, und III/5). Erst später kommt es zur Durchschnürung.

Die Vermehrung der Bakterien erfolgt nach der Formel
$$N = N_o \cdot 2^n.$$

N = Zellzahl nach n Generationen

N_o = Einsaat (Anfangsmenge)

n = Zahl der Generationen

---

10) PPLO ist die Abkürzung für pleuro-pneumonia-like-organisms (NOCARD, 1898). Die für den Menschen wichtigen Mikroben dieser Gattung (**Mycoplasma**) saprophytieren auf äußeren Schleimhäuten und sind potentiell pathogen. Ihre Haupteigenschaften sind
1. Fehlen der Zellwand; Pleomorphie;
2. Resistenz gegen Penizillin und Sulfonamide (sensibel gegen Streptomyzin und Tetrazykline);
3. Vermehrung auf serumhaltigen Nährmedien;
4. im Gegensatz zu L-Formen Fehlen der bakteriellen Ausgangsform.

11) Phasenwechsel bedeutet vollständige Änderung des (morphologischen und funktionellen) Verhaltens eines Lebewesens.

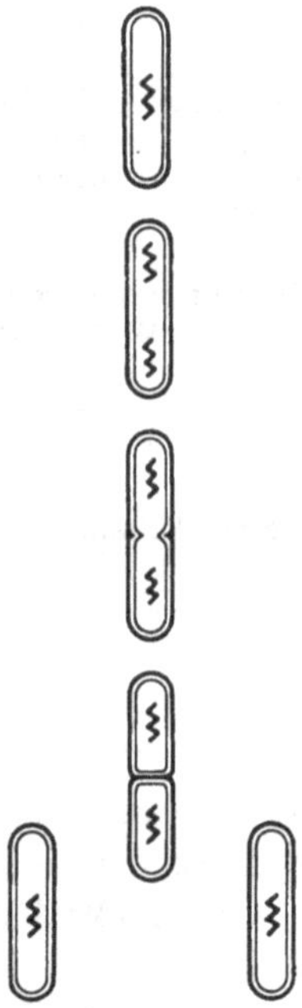

a) Reife, teilungsbereite Zelle

b) Frühstadium der Zellteilung: Teilung des Nukleoids

c) Späteres Stadium der Zellteilung: Hineinwachsen der Plasmamembran, Bildung des Membranseptums, Entwicklung der Querwand

d) Spätes Stadium der Zellteilung: Querwand vollständig, Auswachsen der Tochterzellen zu voller Größe

e) Durchschnürung und Trennung der beiden Tochterzellen

Zellwand = dicke äußere Linie
Plasmamembran = zarte innere Linie
Nukleoid = spiralige Innenstruktur

Abb. III/5. Teilung eines grampositiven Bazillus

Die Generationszeit ist die Zeit zwischen zwei Bakterienteilungen.

Sie beträgt bei schnellwachsenden Bakterien (Staphylokokken, Kolibakterien) etwa 20 Minuten, bei langsamwachsenden (z. B. Tuberkelbakterien) um 20 Stunden. Aus einem schnellwachsenden Bakterium entstehen unter günstigen Kulturbedingungen innerhalb 5 Stunden 20 Generationen oder $2^{20} \approx 1 \cdot 10^6$ Bakterien. Nach 5 Tagen wären alle Weltmeere von diesem „Bakterienriesen" angefüllt, wenn nicht durch Erschöpfung des Nährmediums, durch Anreicherung toxischer Abbauprodukte oder ungünstiges pH (Ionenmilieu) die Vermehrung zum Stillstand käme.

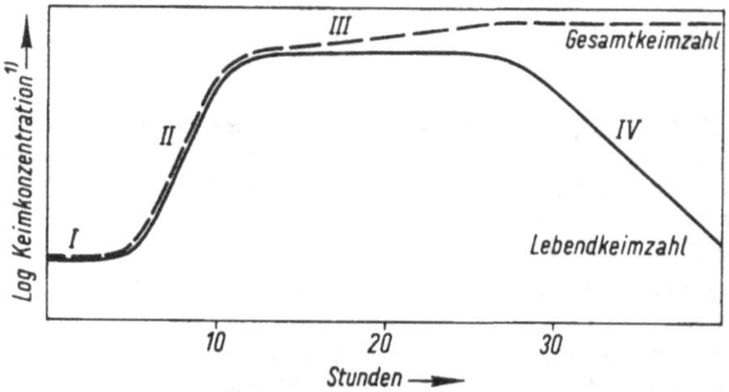

Abb. III/6. Vermehrungskurven von Bakterien

(Fußnote siehe Seite 185)

Das Bakterienwachstum zeigt **Vermehrungskurven** der Keime mit typischen Vermehrungsphasen (Abb. III/6 und Tab. III/2).

Tab. III/2. Vermehrungsphasen der Bakterien

Phase	Bezeichnung der Vermehrungsphase	Vermehrungsgeschwindigkeit	Physiologische Bedeutung
I	Latenzphase (engl. lag-phase)	null	Anpassung an das Nährmedium, Größenzunahme ohne Zellteilung (Wachstum).
II	Logarithmische (exponentielle) Phase (engl. log-phase)	konstant[1])	Vermehrung zur Bakterienpopulation, alle Bakterien teilen sich lebhaft; große Empfindlichkeit dieser „physiologischen Jugend" gegenüber Antibiotika und anderen Schädlichkeiten.
III	Stationäre Phase	null	Übergang zur ruhenden Bakterienkultur, Zahlen der Zellteilungen und absterbenden Zellen halten sich die Waage, Erschöpfung des Nährmediums.
IV	Logarithmische Absterbephase	„negativ"	Rapide Zunahme des Absterbens, nur wenige Keime sind noch teilungsfähig.

[1]) Die logarithmische Vermehrungsphase ist bei schnellwachsenden Bakterien schon nach einigen Stunden, bei langsamwachsenden erst nach mehreren Tagen überschritten.
Läßt man in dieser Phase dauernd Nährstoffe zulaufen und verbrauchtes Nährsubstrat mit Mikroorganismen abfließen, so erzielt man kontinuierliches Wachstum mit gleichbleibender Zelldichte und Vermehrungsgeschwindigkeit auf unbegrenzte Zeit. Hierzu sind komplizierte Apparaturen notwendig.

In einer Bakterienpopulation überlagern sich die Lebensphasen der Einzelbakterien. Kulturuntersuchungen sind daher summarisch. Erst in der synchronen Population laufen Stoffwechsel- und Vermehrungsprozesse schrittweise zur gleichen Zeit ab, die Kultur verhält sich wie ein um viele Zehnerpotenzen vergrößertes „Riesenbakterium".

Synchrones Wachstum (für einige Generationen) erreicht man zum Beispiel durch langsame Unterkühlung der logarithmischen Vermehrungsphase: angefangene Teilungsschritte werden zuendegeführt, neue kommen nicht in Gang. Optimale Tempera-

(Fußnote von Seite 184)

[1]) Keimkonzentration ist die Zahl der (vermehrungsfähigen) Keime im Milliliter. Bestimmung der Keimzahl erfolgt

a) direkt im Zählkammerverfahren (Bestimmung der lebenden und toten Keime) oder mit der Plattengußmethode (Aussaat auf Nähragar und Zählung der aus lebenden Einzelbakterien entstandenen Kolonien);

b) indirekt durch Bestimmung des Bakterienfeucht- oder -trockengewichts, des Gesamtstickstoffs, durch Trübungsmessung (alle Methoden bestimmen den Gehalt an lebenden und abgestorbenen Mikroben) oder durch Messung der Atmungsgröße lebender Keime in der Warburgapparatur.

tur führt anschließend zur gleichzeitigen Vermehrung fast aller vorhandenen Mikroben.

Die ungeheure Vermehrungspotenz der Bakterien setzt voraus, daß die Nukleoide im Rhythmus der Zellteilungen das Erbgut der Bakterien (Genom) durch stete identische Verdoppelung auf die Tochterzellen weitergeben.

Grundlegende genetische und stoffwechselphysiologische Erkenntnisse wurden an qualitativen und quantitativen Studien des Bakterienwachstums (der Bakterienvermehrung) gewonnen.

Genetik

Das Gen, der Erbfaktor (die „Einheit" im Erbgut eines Lebewesens), besitzt nach der klassischen Vererbungslehre drei Haupteigenschaften:

1. Ausprägung eines bestimmten Erbmerkmals (Funktionseinheit).
2. Möglichkeit der Spontanänderung des Erbmerkmals (Mutationseinheit).
3. Möglichkeit des Austausches der im Chromosom linear angeordneten Erbsubstanzen (Rekombinationseinheit).

Funktionseinheit, Mutationseinheit und Rekombinationseinheit sind der Inhalt des klassischen Genbegriffs.

Mikroben eignen sich für die moderne Erbforschung aus vier Gründen:

1. Große Zahl von Individuen auf kleinstem Raum. So kann eine Agarplatte zehn Milliarden Bakterien enthalten, mehr als das Dreifache der heute lebenden Menschen.
2. Große Vermehrungsgeschwindigkeit, Alter der Generation bis hinab zu 20 Minuten. Hieraus ergeben sich Studien der Populationsgenetik, die auch seltene Erbänderungen (durchschnittlich eine Mutation unter 10^8 Zellen bzw. eine Rekombination unter 10^4 Zellen) in kurzer Zeit zu erfassen gestatten.
3. Fortfall der Individualentwicklung des Vielzellers mit 30 bis 40 Zellgenerationen zwischen befruchteter Eizelle und geschlechtsreifem Individuum. Individual- und Zellgeneration des Einzellers sind identisch, Erbänderungen sofort nachweisbar.
4. Einfacher (haploider) Satz der Erbanlagen. Erbänderungen werden sofort manifest und lassen sich leicht herauszüchten (selektieren).

Mutationsgenetik

Das Wesentliche der Vererbung besteht in der Stabilität erbbedingter Merkmale und Leistungen. Erbänderungen sind außerordentlich selten.

So gleichen die Nachkommen ihren Vorfahren in allen wichtigen Eigenschaften über lange Geschlechterfolgen. Trotzdem gehört die Einzigartigkeit des Individuums zum Grundmerkmal höheren Lebens. Kein Mensch gleicht dem anderen, ausgenommen eineiige Zwillinge. Aus der intersexuellen Durchmischung differenter Erbanlagen entstehen die Vielfalt an Kombinationen und unausschöpfbare Reserve, die im Erbgut einer Population für die Anpassung an veränderte Umweltbedingungen bereitgestellt wird.

Die Frage nach der *Entwicklung der Arten*[12]) muß also zwei Tatsachen der Vererbung berücksichtigen: Stabilität des Erbgefüges des Einzelnen, Plastizität des genetischen Systems einer Population, die entstandene Erbänderungen durch *freie Kreuzung*[13]) mannigfaltig vermischt und bei Bedarf selektiert.

Neue Genotypen (Gesamtheit der Erbmerkmale eines Lebewesens) entstehen als Folge spontaner Mutationen mit nachfolgender Vererbung des mutierten Merkmals.

Mutation ist die spontane (zufällige) Änderung eines Erbmerkmals, die weitervererbt wird.

Spontanmutationen sind z. B. Kopierfehler bei der natürlichen Verdoppelung der Kern-Nukleinsäure. Die Wahrscheinlichkeit, daß eine Zelle innerhalb der Zeiteinheit (Generationszeit) mutiert, bezeichnen wir als Mutationsrate. Es ist die Zahl der Mutationen pro Zelle pro Generation:

$$\textbf{Mutationsrate} = \frac{\textbf{Mutationen}}{\textbf{Zelle} \cdot \textbf{Generation}}$$

---

12) Das Problem der Evolution stand lange Zeit im Zeichen der Auseinandersetzung zwischen Lamarckismus (Vererbung erworbener Eigenschaften) und Darwinismus (Entstehung der Arten durch natürliche Zuchtwahl). Die moderne Genetik bestätigte die Richtigkeit der Darwin'schen Lehre: Stabilität des Individuums, Plastizität der Population.

13) Die Spezies entspricht einem Entwicklungsstadium der Lebewesen, in welchem die Kreuzungsfähigkeit nach Trennung in divergierende, erbverschiedene Linien erlischt.

Bei ungeschlechtlicher Vermehrung versagt das Kriterium der Kreuzungsfähigkeit. Bakterienspezies lassen sich daher nicht eindeutig definieren (vgl. den Abschnitt Ökologie, S. 231).

Die Häufigkeit ist bei allen Mikroben gleich und beträgt im Mittel 10^{-8}. Die Definition der Mutationsrate gilt für Kulturen mit hoher Wachstumsgeschwindigkeit in komplexen Nährmedien.

Durch ionisierende Strahlen (UV-Licht, Röntgenstrahlen) oder chemische Agenzien (Mutagene, z. B. Senfgas) wird die Mutationsrate erhöht: **induzierte Mutationen.** Die Mutagenstabilität einzelner Gene ist zum Teil sehr unterschiedlich (bezüglich genetischer Reparaturmechanismen s. S. 208).

Den Genetiker interessieren die Mutanten, den Bakteriologen die Gesamtpopulationen, vgl. dagegen Tab. III/3.

Bakterien-Reinkulturen[14]) mit Milliarden von Keimen, auch solche, die e i n e r Zelle entstammen, sind genetisch niemals rein.

Da es sich meist um lebensschwache „Defektmutanten" handelt, werden sie durch den Ausgangsstamm überwuchert.

Selektion von Mutanten: Bestimmte Mutanten haben für die angewandte Mikrobiologie und für die Grundlagenforschung besondere Bedeutung. Tab. III/3 bringt einige Beispiele.

Tab. III/3. Wichtige Bakterienmutanten

Mutanten	Erkennung (Selektion)	Bedeutung
Glatt-Rauh-Formenwechsel	Form der Oberflächenkolonien	Bakteriendiagnostik, Antigenanalysen
Chemoresistenz	Kulturmedien mit Zusatz der hemmenden Substanz	Versager der Chemotherapie, Entwicklung neuer Antibiotika
Avirulenz	Züchtung auf geeigneten Wirten, Nährmedien mit „schädigenden" Agenzien	Entwicklung unschädlicher, wirksamer Impfstoffe
Auxotrophie[1])	Übertragung vom Vollmedium auf Minimalmedium[2])	Gen- und Stoffwechselanalysen

[1]) A u x o t r o p h e (hilfebedürftige) M a n g e l m u t a n t e n benötigen Nährstoffe bzw. Wuchsfaktoren, die der „Wildtyp" (Ausgangsstamm) entbehren kann. Gegensatz ist die Prototrophie (Anauxotrophie).

[2]) M i n i m a l m e d i e n enthalten außer Salzen nur eine anorganische Stickstoff- und eine organische Kohlenstoffquelle bzw. bestimmte Wuchsfaktoren.
Auxotrophe Mutanten wachsen nur, wenn der für die Mangelmutante essentielle Wuchsstoff oder Zucker im Nährmedium enthalten ist.

[14]) Der Begriff der genetisch reinen Linie, des Z e l l k l o n s höherer Lebewesen, ist in der Bakteriologie schwierig anwendbar.

Rekombinationsgenetik

In der klassischen Vererbungslehre war das Kreuzungsexperiment zwischen erbverschiedenen Lebewesen das meistuntersuchte Objekt. Analyse des Erbgangs geschlechtlich erzeugter Nachkommen führte zur Konzeption des Gens als Erbeinheit.

Wichtiges Kennzeichen geschlechtlicher Vermehrung ist die Entstehung neuer Genotypen durch Austausch (Umkombination) von Erbfaktoren während der Reifeteilung der Keimzellen[15]).

Durch Crossing over der gepaarten Elternchromosomen (Überkreuzung — Bruch — Austausch — Wiedervereinigung von Chromosomenstücken) werden Gene, die auf getrennten Chromosomen liegen, zufallsabhängig miteinander gekoppelt (Abb. III/7).

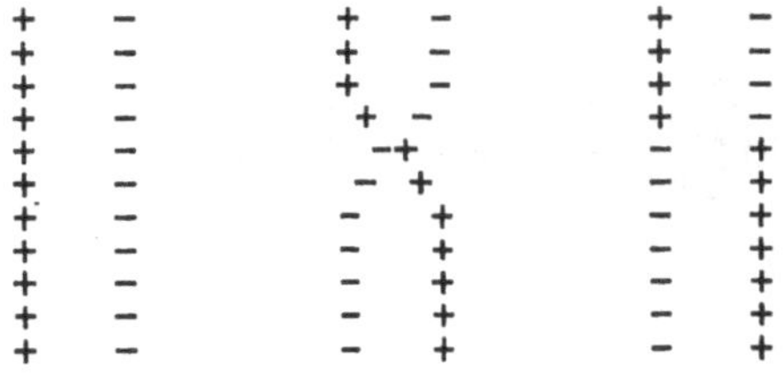

+, — = allele Gene[1])

Abb. III/7. Crossing over (schematisch)

[1]) Allel ist eine von mindestens zwei Wirkmöglichkeiten eines Gens.

Je enger benachbart zwei Gene auf einem Chromosom liegen, um so geringer ist die Wahrscheinlichkeit, daß sie durch Crossing over getrennt werden. Durch Berechnung der Rekombinationshäufigkeit gelangt man zur Aufstellung von Genkarten, die die Reihenfolge und Abstände der Gene auf dem Chromosom wiedergeben.

Änderung des Bakteriengenoms nach Erbfaktorenaustausch geschieht durch Transformation, Konjugation oder Transduktion.

[15]) Reifeteilung, Meiose, ist die Paarung homologer Elternchromosomen mit nachfolgender Trennung und unabhängiger Verteilung auf haploide reife Geschlechtszellen.
Mitose ist die Längsteilung elterlicher Chromosomenpaare unter Bildung diploider Körperzellen.

Hierbei werden Teile des Erbguts einer Spenderzelle in eine Empfängerzelle übertragen und ausgetauscht (rekombiniert). Voraussetzung ist analog der geschlechtlichen Kreuzung höherer Lebewesen die Unterschiedlichkeit der Genotypen der Ausgangsstämme. Primäre Gendifferenzen kommen von Mutationen. Diese sind für die Entstehung neuer Bakteriengenome unter natürlichen Bedingungen von primärer Bedeutung.

Transformation
(AVERY, McLEOD und McCARTY, 1944)

Kapsellose Pneumokokken vermehren sich in zellfreien Kulturfiltraten kapseltragender Pneumokokken als Kapselformen des Typs, von dem das Filtrat stammte. Extrakte bekapselter Pneumokokken haben die gleiche Eigenschaft wie Kulturfiltrate. Derart transformierte Pneumokokken sind genetisch stabil. Nachkommen des neuen Genotyps bilden ebenfalls Kapseln, und Extrakte aus Empfängerzellen können in gleicher Weise unbekapselte Pneumokokken transformieren (Abb. III/8).

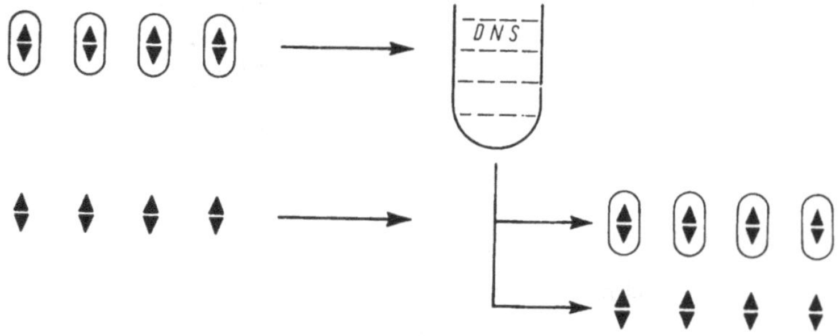

Abb. III/8. Transformation bei Pneumokokken

Das transformierende Prinzip ist chemisch reine Desoxyribonukleinsäure (DNS).

Sie wird durch Desoxyribonukleasen (DNSasen) inaktiviert. Zahllose strukturelle und funktionelle Eigenschaften der Bakterien (u. a. Pneumokokken, Streptokokken, Hämophile) lassen sich transformieren, z. B. Antigenstrukturen, Stoffwechselleistungen, Antibiotikaresistenz. Der Versuch beantwortete erstmals die Frage nach der chemischen Natur der Erbsubstanz.

Konjugation
(LEDERBERG und TATUM, 1946)

Mischung und Vermehrung erbverschiedener Typen von Kolibakterien führt zum **Austausch von Erbfaktoren durch Zellkontakt,** wenn „männliche" und

„weibliche" Bakterien anwesend sind. Teile des männlichen Chromosoms fließen über eine Protoplasmabrücke mit meßbarer Geschwindigkeit in die weibliche Zelle, machen sie partiell diploid heterozygot und ermöglichen die Umkombination durch Crossing over (Abb. III/9).

Männliche Zellen (Donatoren) sind Bakterien, die den Geschlechts- oder Fertilitätsfaktor besitzen (F^+-Zellen), weibliche Zellen (Rezipienten) haben den F-Faktor nicht (F^--Zellen). F-Faktoren sind autonome Protoplasmateilchen[16]), ihre Übertragung von F^+ nach F^- erfolgt durch Zellkontakt. Dadurch entstehen aus F^--Rezipienten F^+-Zellen. Außer der Übertragung von autonomen F-Faktoren besteht die Möglichkeit, daß Teile des Spenderchromosoms (-genoms) von F^+-Zellen über die Protoplasmabrücke auf F^--Zellen herüberwandern. Hierbei bleiben die F^--Rezipienten meist F^-: Abb. III/9.

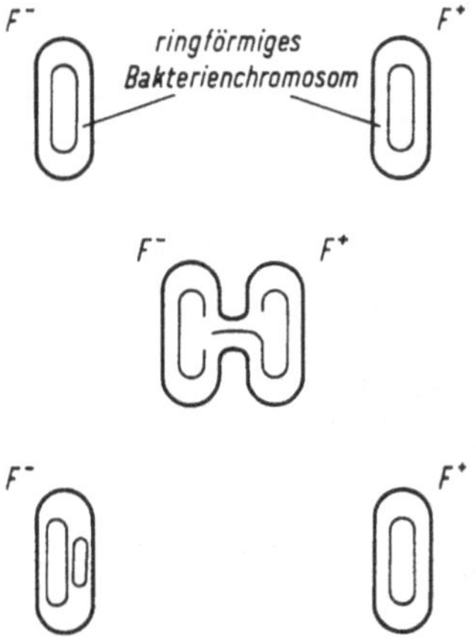

„Weibliche" und „männliche" Kolibakterien im gleichen Medium

Ausbildung einer Plasmabrücke, teilweiser Übertritt des männlichen Chromosoms nach Öffnung seiner Ringstruktur

Vorzeitige Unterbrechung der Konjugation, weibliche Zelle wird partiell diploid heterozygot

Abb. III/9. Konjugation bei Kolibakterien (schematisch)

F^+-Zellen können ihr Genom nur übertragen, wenn der F-Faktor vorher mit dem Bakterienchromosom integriert. Dies geschieht durch Mutation. Derart mutierte Zellen heißen Hfr-Zellen (engl. **h**igh **f**requency of **r**ecombination). Die Hfr-Eigenschaft wird selten, nur beim Übertritt des gesamten Chromosoms, also als letztes Stück desselben, übertragen. Dann entstehen aus F^--Zellen F^+-Zellen. Der Vorgang erfordert ungefähr zwei Stunden. Konjugationsstudien werden am meisten an Kolibakterien durchgeführt.

[16]) Virusähnliche Elemente mit „infektiösen" Eigenschaften, die autonom im Protoplasma oder integriert im Genom liegen, heißen Episome. Hierzu gehören Fertilitätsfaktoren und Bakteriophagen.

Transduktion
(ZINDER und LEDERBERG, 1952)

Zwei Salmonellen-Typen „A" und „B" werden, voneinander getrennt durch ein bakteriendichtes Filter, in eine Nährlösung gegeben. Einige Zellen des Typs „B" erwerben bestimmte Eigenschaften des Typs „A", z. B. die Fähigkeit, Geißelantigene Typ „A" zu bilden.

Die Uberträger der Gene des Spenderbakteriums sind temperente Phagen[17]).

Das Phag-Genom enthält kleine Chromosomenstücke des Wirtsbakteriums und überträgt sie auf das Empfängerbakterium. Ein kleiner Abschnitt des Empfängerchromosoms wird diploid heterozygot mit der Möglichkeit des Genaustauschs durch Crossing over (Abb. III/10).

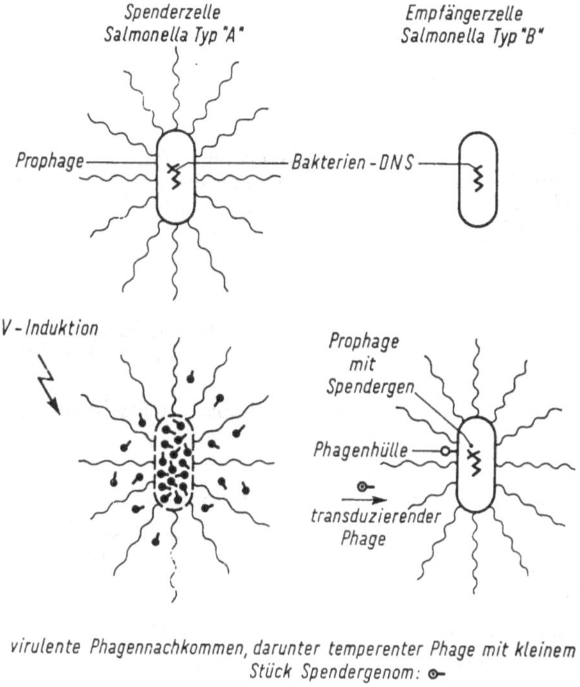

Abb. III/10. Transduktion bei Salmonellen

[17]) Temperente Phagen (Prophagen) lagern sich an ein bestimmtes Stück des Bakterienchromosoms und werden auf die Nachkommen dieses „lysogenen" Bakteriums weitervererbt, vgl. S. 204.
Diphtheriebakterien bilden nur Toxin, wenn sie lysogen sind. Die Umwandlung toxinnegativer Stämme in toxinbildende Stämme heißt l y s o g e n e K o n v e r s i o n.

**Genaustausch zwischen Bakteriophagen und Wirtsbakterien ist ein Beweis für ihre enge Verwandtschaft.
Virulente Phagen bewirken keine Transduktion.**

Transduktion wurde unter anderem zwischen Kolibakterien und Salmonellen, ferner zwischen Kolibakterien und Shigellen beobachtet, vgl. S. 204 und 242.

Bau und Funktion der Gene

Gegenstand der **Molekularbiologie** ist die Aufklärung von Struktur und Funktion der für das Leben entscheidenden Makromoleküle. An den fundamentalen Entdeckungen der letzten 15 Jahre, die die Einheit der lebenden Natur in den drei Grundprinzipien der Erhaltung, Vermehrung und Entwicklung vor Augen geführt haben, sind Biophysik, Biochemie und Mikrobengenetik in gleicher Weise beteiligt.

Die Erbsubstanz ist mit Ausnahme einiger RNS-Viren Desoxyribonukleinsäure.

In den Nukleinsäuren finden sich wesentliche Kennzeichen der lebenden Materie, Kontinuität und Mutabilität, als Voraussetzung für Selektion und Evolution. Den Schlüssel liefern **zwei Hauptfunktionen der DNS,** identische Replikation (Selbstverdoppelung) und genetische Information (Merkmalsausprägung).

Replikation (Selbstverdoppelung)

Das Watson-Crick-Modell der DNS-Doppelspirale, das durch Analyse von Röntgenstrahlbeugung gewonnen wurde, liefert die Erklärung für den Mechanismus der Replikation:

Jede Spirale besteht aus einer Nukleinsäurekette (Polynukleotid mit mindestens 10^6 Kettengliedern, Molekulargewicht größenordnungsmäßig um Millionen). Jedes Kettenglied (Mononukleotid) setzt sich zusammen aus

einem Molekül Nukleinbase,
einem Molekül Pentose,
einem Molekül Phosphorsäure.

Zwei Nukleinsäurestränge, die doppelspiralig aufgewunden und durch Wasserstoffbrücken zwischen den Basenpaaren verbunden sind, bilden ein DNS-Molekül. Dieser Doppelstrang gleicht einer Wendeltreppe, deren Stufen von den Basenpaaren und deren Geländer vom Zuckerphosphatgerüst gebildet werden (Abb. III/11).

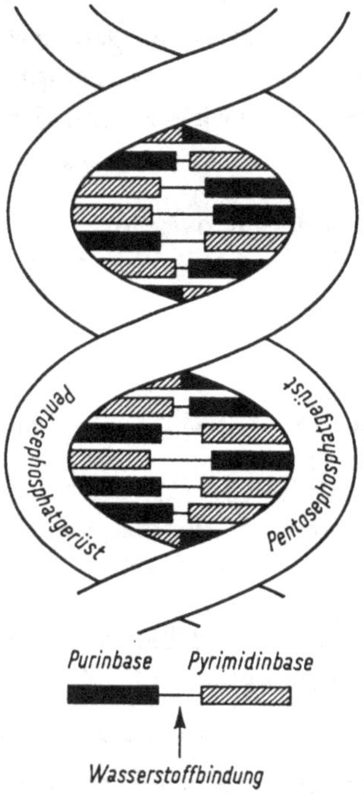

Abb. III/11. Struktur der Desoxyribonukleinsäure (stark schematisch)

Das für die Replikation entscheidende Prinzip ist die Bestimmung der Basenfolge durch die Komplementärstruktur der beiden gegenläufigen Nukleinsäureketten (Abb. III/12).

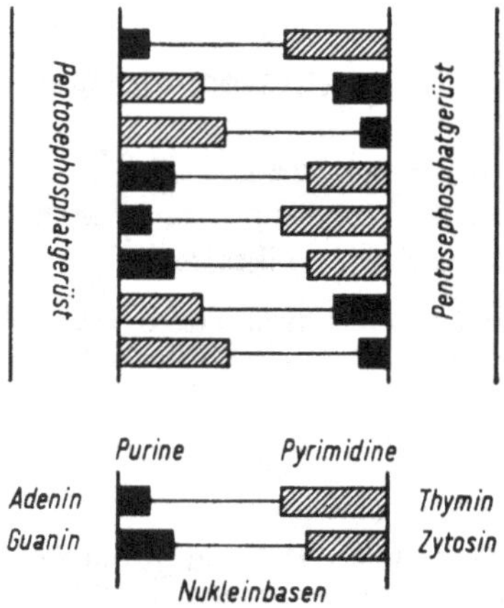

Abb. III/12. Anordnung der Nukleinbasen im DNS-Molekül (schematisch)

Hierdurch dient eine Kette als Matrize für die Synthese der komplementären Kette. Der Doppelstrang trennt sich reißverschlußartig und zu jedem Einzelstrang bildet sich ein komplementärer (spiegelbildlicher) nach den gleichen Regeln der Wasserstoffbindungen wie beim Originalduplex. So entstehen aus einem Doppelstrang zwei ihm identische Tochterdoppelstränge. Jeder Tochterdoppelstrang ist in einem Strang alt, in dem anderen neu (Abb. III/13): Prinzip der „semikonservativen" Replikation der DNS.

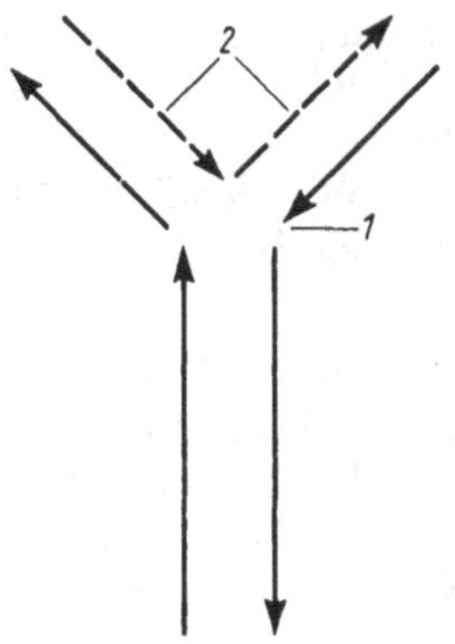

Abb. III/13. Prinzip der Selbstverdoppelung der DNS:
1. Öffnung des Doppelstrangs
2. Kopierung der Einzelstränge

Die Gene liegen linear, wie die Perlen einer Kette, entlang dem Chromosom. Chromosomen-DNS höherer Zellen befindet sich im Kern, gebunden an Proteine vom Histon-Typ[18]) (Desoxyribonukleoproteid).

Jedes Gen (Zistron) entspricht einer Funktionseinheit von einigen 100 bis 1000 Nukleotidpaaren, die zu einem bestimmten Abschnitt des DNS-Doppelstrangs gehören. Jede Zelle besitzt mehrere tausend Gene.

Vor jeder Zellteilung verdoppeln sich die Chromosomen (ausgenommen die Reifeteilung der Keimzellen). Jede Tochterzelle erhält den gleichen Chromosomensatz und die gleichen Gene wie die Ursprungszelle. Jedes Gen kann mit einer bestimmten Wahrscheinlichkeit mutieren.

Genetische Information (Merkmalsausprägung)

Vererbung ist die Weitergabe von Fähigkeiten zu bestimmten Leistungen (KAUDEWITZ).

[18]) Man vermutet, daß die Histone als „Genblocker" bei der Zelldifferenzierung mitwirken.

Gene besitzen die Eigenschaft, Fähigkeiten zu speichern und zur Auswirkung zu bringen. Die in den Genen ruhende Potenz[19]) trägt den Charakter einer sinnvollen Information: Speicherung und Abgabe von Informationen ist Aufgabe der Gene.

Gene sind primäre Informationsträger.

Wirksamwerden der Erbinformation (Merkmalsausprägung) ist substantiell die Zusammenführung von Nukleinsäuren und Proteinen. Proteine sind makromolekulare Wirkstoffe (Enzyme), die für die Lebensäußerungen der Zelle unentbehrlich sind. Offenbar fand die Natur keinen Weg für die Selbstvermehrung der Proteine, sie benutzte den Umweg über die Nukleinsäuren (DELBRÜCK).

Mutationsstudien am Schimmelpilz Neurospora crassa führten BEADLE und TATUM 1941 zur heutigen Vorstellung von der Wirkungsweise des Gens. Die Schritte einer Stoffwechselkette werden von Enzymen gesteuert[20]). Enzymverlust bewirkt Unterbrechung der Stoffwechselkette. Genausfall bewirkt Enzymverlust; Endprodukt „C" der Stoffwechselkette, das der Wildtyp, der das Gen besaß, synthetisieren konnte, muß der Mangelmutante als Wuchsfaktor zugegeben werden (Abb. III/14).

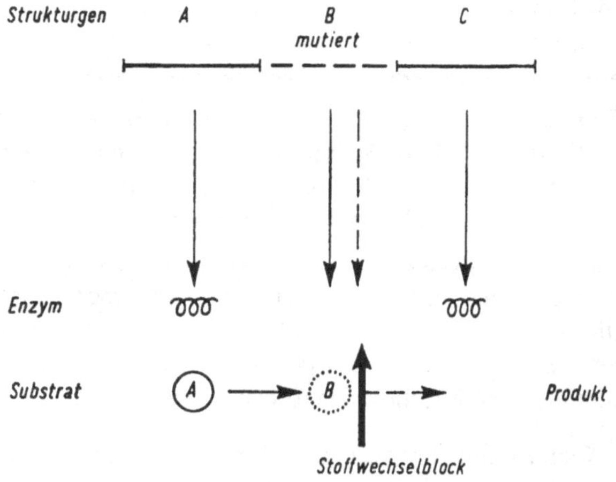

Abb. III/14. Gen-Enzym-Wirkung und Stoffwechselblockade (schematisch)

[19]) Alle vollbrachten Leistungen der jetzt lebenden drei Milliarden Menschen schlummerten in den Kernsubstanzen von Geschlechtszellen, deren Gesamtmenge dem Inhalt von drei Stecknadelköpfen entspricht (nach KAUDEWITZ).

[20]) Prinzip der Enzymkette: das Produkt des einen Enzyms wird zum Substrat des nachfolgenden Enzyms.

Gene kontrollieren die Enzymsynthese nach dem Prinzip der „1 Gen - 1 Enzym - Hypothese"[21]).

Die Natur wählt zur Übertragung und Übersetzung der Information vom Gen zum Enzym folgenden Weg:

DNS (im Kern) — Speicherung der Information,
Transskription
—————→ RNS (Kern/Plasma) — Kopierung der Information,
Translation
—————→ Enzymprotein (im Plasma) — Kodierung der Information.

Das spezifische Basenmuster, das die Nukleotide eines Gens (Zistrons) bilden, ist die Information. Sie bestimmt die Aminosäurensequenz der Plasmaproteine (Merkmalsausprägung). Die Übersetzung der „verschlüsselten Zeichen" der Basenfolge in die sinnvolle „Sprache" der Aminosäurensequenz ist ein Problem des genetischen Kodes (des Übersetzungsschlüssels), ähnlich der Morseschrift: sinnvolle Anordnung dreier Morsezeichen (Punkt — Strich — Zwischenraum) ermöglicht die Chiffrierung der menschlichen Sprache mit einigen 20 Buchstaben.

Der genetische Kode verschlüsselt die Reihenfolge der 4 verschiedenen Nukleinbasen sinnvoll in die spezifische Sequenz der 20 verschiedenen Aminosäuren.

Jeder Aminosäure werden eine bis mehrere Gruppen von 3 Mononukleotiden (Tripletts oder Kodons = Grundeinheit des genetischen Kodes) zugeordnet. Von den $4^3 = 64$ Möglichkeiten für die Verschlüsselung der 20 verschiedenen Aminosäuren werden 61 als Aminosäuren-Kodons verwendet.

Die **Biosynthese der Proteine** erfolgt in zwei vorbereitenden und einem endgültigen Schritt (nach DELBRÜCK):

1. Schritt: **„Transskription"**, Herstellung einer spiegelbildlichen Kopie des primären Informationsspeichers (Kern-DNS). Die Kopie, „Boten"-RNS oder Messenger-RNS[22]), wird an mehreren Ribosomen, dem Ort der Proteinsynthese im Plasma, aufgespannt (Ribosomen-RNS).

---

21) Diese Gene heißen Strukturgene, die zugehörigen Enzyme konstitutive Enzyme; bezüglich Regulator- und Operatorgenen siehe „Selektion—Adaptation" (S. 199).

22) Ribonukleinsäure ist einsträngig, enthält als Pentose an Stelle Desoxyribose der DNS Ribose und die Nukleinbasen Adenin, Guanin, Urazil und Zytosin. Bei der Kopierung entspricht Thymin der DNS Urazil der RNS (vgl. Abb. III/12).

2. Schritt: **„Transport"**, Aktivierung der Aminosäuren durch Adenosin-Triphosphorsäure. Jede Aminosäure wird, um sie in richtiger Reihenfolge zusammenzufügen, an ein Triplett der „Transport"-RNS oder Transfer-RNS geknüpft. Das Triplett („Antikodon") verhält sich zum „Kodon" der ribosomalen RNS komplementär, es gleicht der ursprünglichen Information im Genom.

3. Schritt: **„Translation"**, Verknüpfung der Aminosäuren zu Polypeptidketten[23]) entsprechend der Basenfolge der Ribosomen-RNS[24]).

Abb. III/15 gibt den Vorgang schematisch wieder:

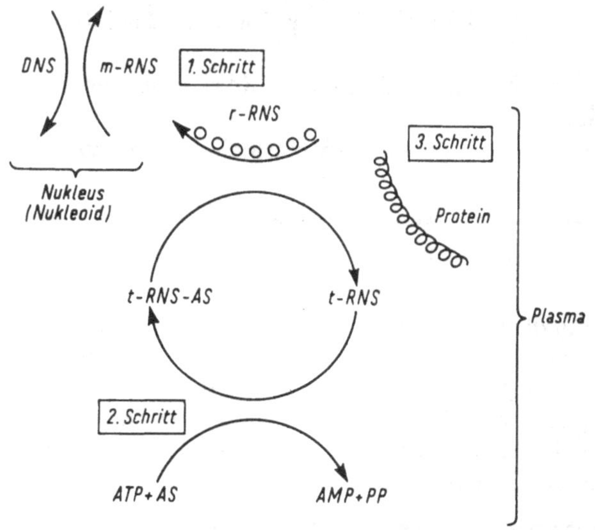

AMP	Adenosinmonophosphat
AS	Aminosäure
ATP	Adenosintriphosphat
DNS	Desoxyribonukleinsäure
m-RNS	Messenger-Ribonukleinsäure
PP	Pyrophosphat
r-RNS	Ribosomen-Ribonukleinsäure
t-RNS	Transport-Ribonukleinsäure

Abb. III/15. Schema der Proteinsynthese

[23]) Die d r e i d i m e n s i o n a l e Kugel- und Stäbchenform des Proteins (PAULING) entsteht aus der Spontanfaltung des unverzweigten, eindimensionalen Kettenmoleküls. Richtende Kräfte sind die differenten einzelnen Aminosäuren des Polypeptids. Das Molekulargewicht einer Aminosäure beträgt im Durchschnitt 100, das eines Proteinmoleküls im Mittel 100 000. Es ergeben sich 20^{1000} Möglichkeiten der Aminosäurensequenz und Proteinstruktur.

[24]) Für die Universaltiät des genetischen Kodes sprechen verschiedene Versuchsresultate. U n i v e r s a l i t ä t bedeutet, daß identische Kodons bei allen Lebewesen identische Aminosäuren kodieren. Folgende Beispiele:

a) Zellfreie Systeme:
Messenger-RNS vom Kaninchen synthetisiert mit Ribosomen und aktivierten Aminosäuren von Kolibakterien Kaninchenprotein.

b) Zelluläre Systeme:
Vakzinevirus vermehrt sich in „kompetenten" Heubazillen. Zu diesem Zweck werden Heubazillen in „Transformationsmedien" für die Aufnahme von DNS gebracht (ABEL und TRAUTNER, 1964).

In dieses System sind an verschiedenen Stellen, im Genom, bei der Proteinsynthese, am Enzym, Regelmechanismen eingeschaltet[25]).

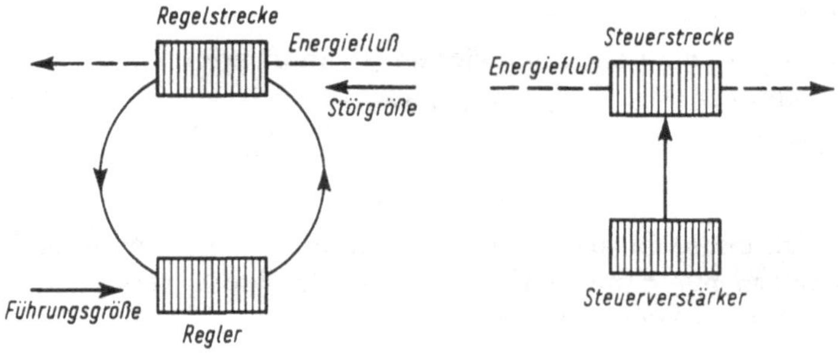

Abb. III/16. Regelung und Steuerung (schematisch)

Selektion — Adaptation

Der Genotyp (Gesamtheit der Gene) bestimmt den Phänotyp (Gesamtheit der morphologischen und physiologischen Eigenschaften) eines Lebewesens, wenn bestimmte Milieufaktoren auf ihn einwirken. Die Verschiedenheit der Genotypen entsteht durch Mutation und Rekombination, bei Bakterien durch Transformation, Konjugation oder Transduktion. Durch die Mannigfaltigkeit ihrer Genome unterliegen Populationen in veränderlicher Umgebung der Selektion, ihre anpassungsfähigen Einzelglieder halten dem Druck der veränderten Umweltbedingung stand. Sie garantieren das Weiterleben in der fremden Umgebung.

Nur der Genotyp, der die „richtige" Erbinformation besitzt, kann sich dem veränderten Milieu phänotypisch anpassen.

Durch Studien des Bakterienstoffwechsels und der Lysogenie haben JACOB und MONOD den genetischen Regelmechanismus dieses allgemeinen biologischen Phänomens aufgeklärt.

Hiernach unterscheiden wir konstitutive und adaptive Enzyme. Konstitutive Enzyme werden von der Zelle dauernd, auch ohne Bedarf,

[25]) In der Kybernetik unterscheidet man Regelung und Steuerung. Regelung ist eine geschlossene, Steuerung eine offene Wirkkette.

Regelung wirkt im Regelkreis, einer in sich geschlossenen Anordnung aufeinanderfolgender Einzelwirkungen, auf sich selbst zurück und hält einen bestimmten Vorgang (Energiefluß) gegen äußere Einwirkungen (Störgröße) auf gewünchter Intensität (Führungsgröße).

Steuerung ist die Auslösung eines Vorgangs durch einen anderen, ohne daß der Ablauf des ersten durch letzteren rückwirkend (durch Rückkopplung wie im Regelkreis) verändert wird (Abb. III/16).

synthetisiert; adaptive Enzyme nur dann, wenn das entsprechende Substrat vorhanden ist. Die Fähigkeit, konstitutive und adaptive Enzyme zu bilden, ist genkontrolliert und wird nach bekannten Gesetzen vererbt. Hierzu folgende Beispiele:

Laktose-System von Kolibakterien (siehe unten),
Penizillinase-System der Staphylokokken,
fakultativ anaerober Abbau der Nährstoffe,
Lysogenie-Phänomen der Kolibakterien.

Kolibakterien bilden für die Zerlegung von Milchzucker Beta-Galaktosidase, welche Laktose nur dann in Glukose und Galaktose zerlegt, wenn Milchzucker im Nährmedium vorhanden ist.

Laktose wirkt als Induktor für die Synthese von Galaktosidase (Penizillin beispielsweise für die Induktion von Penizillinase) (Tab. III/4 und Abb. III/17).

Tab. III/4

Escherichia coli	Beta-Galaktosidase
nichtinduziert	< 0,1 %
induziert	100 %

Die Kinetik der Enzyminduktion (nach COHN, 1957) zeigt Abb. III/17:

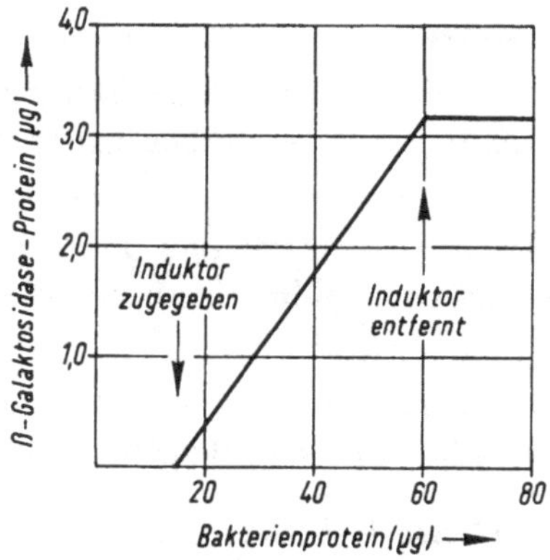

Abb. III/17

Man findet Zunahme der Galaktosidase als Funktion der Zellvermehrung der Kolibakterienkultur. Die Neigung der Geraden ist Ausdruck für den Anteil Galaktosidase-Protein am Gesamtprotein, das in Gegenwart des Induktors (Laktose) synthetisiert wurde.

JACOB und MONOD entwickelten ein allgemeines Schema für den genetischen **Regelmechanismus der Enzymadaptation** (Induktion und Repression) (Abb. III/18).

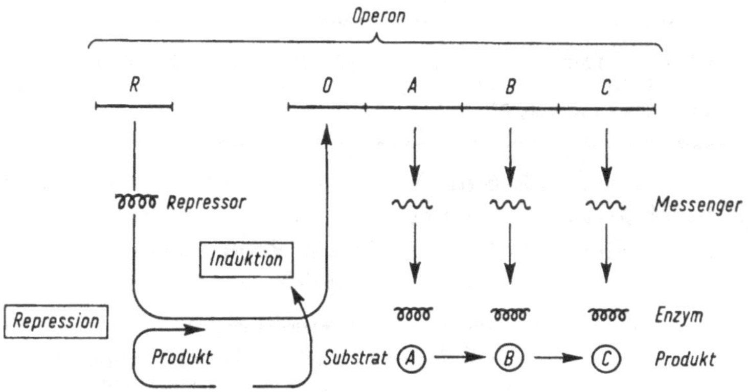

A-B-C Strukturgene
O Operatorgen
R Regulatorgen

Abb. III/18. Schema der adaptiven Enzymsynthese (modifiziert nach JACOB und MONOD, 1961)

Das System des Operons besteht aus
den determinierenden Strukturgenen (Zistra) A, B, C
für die Synthese der spezifischen Enzymstrukturen,
dem ein- und ausschaltenden Gen O (Operator) und
dem regulierenden Gen R (Regulator).

Das Regulatorgen hemmt die Funktion des Operatorgens über einen zytoplasmatischen Repressor (Protein). Daher wird das Regulatorgen auch als Repressorgen bezeichnet.

Das Operon ist eine Regulationseinheit, die mehreren Strukturgenen übergeordnet ist.
Prinzip der Regulation: Hemmung der Strukturgene durch genkontrollierten Plasmafaktor (Repressor) im Genbereich (Operatorgen).

Wie die Boten-RNS Informationen vom Genom ins Plasma trägt, so bringt der Repressor als „Kundschafter" Nachrichten vom Plasma zum Genom. Diese Aufgabe erfüllt er dank seiner doppelten Spezifität: einerseits können kleine Moleküle (sog. Effektoren) den Repressor inaktivieren (Induktorwirkung) oder aktivieren (Ko-Represssorwirkung), andererseits kann der Repressor mit dem zugehörigen Operatorgen reagieren (BRESCH).

Der zentrale Mechanismus der Genregulation beruht auf der doppelten Spezifität des Repressors: Prinzip der „Allosterie" des Repressors!

Die Induktion erfolgt durch Substrat „A" der Stoffwechselkette „A-B-C". Der Effektor (Substrat A), in unserem Beispiel Laktose, inaktiviert den Repressor des Regulatorgens nach dem Schema:

Effektor fehlt — Repressor aktiv — Operon inaktiv; Effektor vorhanden — Repressor inaktiv — Operon aktiv. Prinzip der Induktion: Effektor-Repressor-Antagonismus im Plasmabereich.

Die Repression erfolgt durch das Endprodukt[26]) der Stoffwechselkette „A-B-C". Der Effektor (Produkt C), z. B. eine synthetisierte Aminosäure, aktiviert den Repressor nach dem Schema:

Effektor fehlt — Repressor inaktiv — Operon aktiv; Effektor vorhanden — Repressor aktiv — Operon inaktiv. Prinzip der Repression: Effektor-Repressor-Synergismus im Plasmabereich.

Induktive Enzyme sind in der Regel katabole Systeme; das (exogene) Substrat, das abgebaut werden soll (z. B. Laktose des Nährmediums), wirkt als Induktor. Repressive Enzyme sind in der Regel anabole Systeme, das (endogene) Substrat, Endprodukt mehrerer Syntheseschritte (z. B. eine Aminosäure oder ein Nukleotid) wirkt als Ko-Repressor. Katabole und anabole Reaktionen sind Teile des dynamischen, ineinandergreifenden Ganzen, vgl. S. 215.

Enzyminduktion und -repression sind hochsubstratspezifisch und Teilbegriffe der Enzymadaptation. Enzymadaptation dient der sparsamen Verwendung verfügbarer Erbinformationen und Energiereserven der Zelle.

Das Zusammenwirken von erbbedingten (genotypischen), physiologischen (phänotypischen) sowie Umweltfaktoren läßt sich am Galaktosidasesystem der Kolibakterien verstehen:

Genotyp (Erbinformation) = Laktosevergärung,
Umweltfaktor (Induktor) = Laktose,
Phänotyp (Merkmalsausprägung) = Galaktosidase-Synthese.

---

[26]) Enzymrepression ist nicht dasselbe wie „feedback-inhibition" (Hemmung durch Rückkopplung). Hier unterbricht das Endprodukt die Aktivität einer Enzymkette, nicht deren Synthese.

Tab. III/15 faßt wichtige Reaktionsmöglichkeiten zusammen:

Tab. III/15. Zusammenwirken von Genotyp, Umwelt und Phänotyp (schematisch vereinfacht)

Genotyp Laktosevergärung	Milieu Laktose	Phänotyp Galaktosidase
Adaptive Enzymbildung Operon funktionsfähig	vorhanden nicht vorhanden	Synthese keine Synthese
Konstitutive Enzymbildung Strukturgene intakt (Operatorgen mutiert)	 vorhanden nicht vorhanden	 Synthese Synthese
Keine Enzymbildung Strukturgene intakt (Regulatorgen mutiert)	 vorhanden nicht vorhanden	 keine Synthese keine Synthese

Mutationen am Regulationssystem der Gene betreffen die Synthese der gesamten Enzymkette eines Stoffwechselablaufes, nicht nur die Synthese eines Enzyms wie nach Mutation eines Strukturgens. So entstehen Totalausfälle im Genbereich, die zur Dauersynthese von Enzymen (Beispiel Mutation des Operatorgens) oder zum Dauerverlust derselben führen können (Beispiel: Mutation des Regulatorgens). Im ersten Fall fehlt die Möglichkeit der phänotypischen Modifikation oder Anpassung, im zweiten Fall unterbleibt die Ausbildung eines phänotypisch wichtigen Merkmals.

Die meisten Zelleistungen beruhen auf umweltbedingten Modifikationen des Phänotyps. Die Entwicklung des Phänotyps hat genetische und Umweltfaktoren zur Voraussetzung und ist das Ergebnis einer Wechselwirkung zwischen beiden.

Lebewesen ähneln kybernetischen Systemen, einer selbstregulierenden, selbstorganisierenden dynamischen Ganzheit, die mit der Umwelt durch bestimmte Wechselwirkungen verbunden ist.

Anhang 1: Bakteriophagen

Das von dem Engländer W. TWORT 1915 und von ihm unabhängig durch den Kanadier-Franzosen D'HERELLE im Pasteur-Institut Paris 1917 entdeckte Phänomen der Auflösung von Bakterien durch Phagen steht heute im Brennpunkt virologischer, molekulargenetischer und epidemiologischer Forschungen.

Bakteriophagen sind Viren mit kaulquappenähnlicher Gestalt und einer Kopfgröße um 50 nm; sie können Bakterien infizieren und abtöten. Fast alle Bakterien könnnen von Phagen befallen werden. Es besteht ausgeprägte Erreger-Wirt-Spezifität. Für Forschungen werden vor allem Koliphagen verwendet.

Phagen findet man an den natürlichen Fundorten der Bakterien, im Darm, Abwasser und Erdboden, seltener in Laboratoriumskulturen.

Die moderne Phagenforschung befaßt sich mit drei Hauptproblemen: Studium der Virus-Wirt-Beziehung, Grundlagenforschung der Molekulargenetik, Anwendung der Lysotypie in der Seuchenabwehr.

Virus-Wirt-Beziehungen

Es gibt zwischen Phagen und Bakterien einen lysogenen und einen lytischen Lebenszyklus.

a) **Lysogenes Prinzip:** Das Phaggenom integriert partiell mit dem Bakteriengenom und wird mit diesem synchron auf viele Generationen vererbt. Der infizierende Phage heißt temperenter Phage, die von ihm verursachte Infektion lysogene Infektion (Lysogenisation), die inaktive Form des Phagen in der Wirtszelle Prophage[27]).

Lysogene Bakterien besitzen die Erbeigenschaft, virulente Phagen freizusetzen.

Dies geschieht spontan durch Mutation oder künstlich durch Induktion, z. B. UV-Licht oder mutagene Agenzien (Lwoff-Effekt).

b) **Lytisches Prinzip:** Das Phaggenom dringt in die Wirtszelle, vermehrt sich und bringt sie innerhalb der Generationszeit unter Freigabe von mehreren hundert Phagenpartikeln zur Auflösung. Die freiwerdenden Phagen infizieren und lysieren neue Bakterienzellen. Der infizierende Phage heißt virulenter Phage, die Infektion lytische Infektion, die aktive autonome Form des Phagen innerhalb der Wirtszelle vegetativer Phage (vgl. Fußnote S. 259).

Vegetative Phagen können zu temperenten Phagen reduziert werden.

[27]) Im Gegensatz zum nichtinfektiösen Prophagen lysogener Bakterien sind latente Phagen autonome reife Phagen im Plasma der „Trägerbakterien".

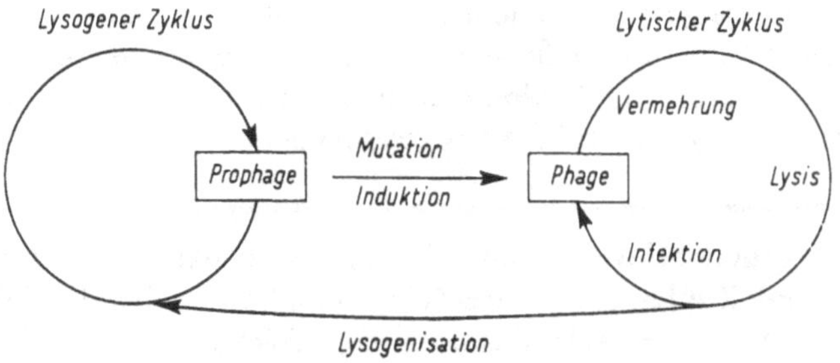

Abb. III/19. Lebenszyklen des Bakteriophagen

Ob sich ein Phage anlagert oder vermehrt, hängt von der Bakterienart (lysogen — nichtlysogen) und der Phagenart (temperent — virulent) ab.

Struktur und Wirkungsweise des Bakteriophagen

Die Bakteriophagenstruktur ist auf aktive Infektion eingestellt, Abb. III/20.

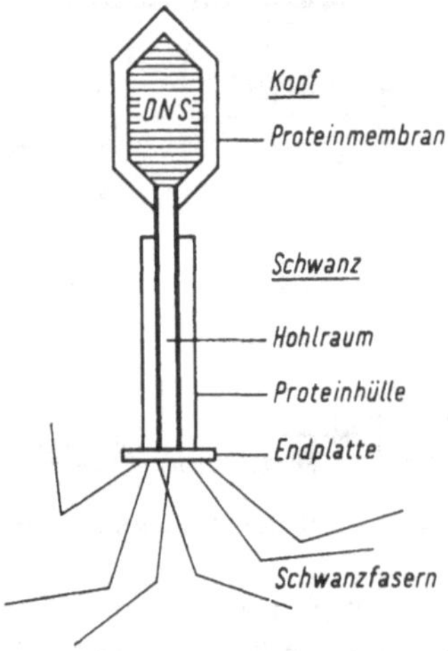

Abb. III/20. Phagenmodell (schematisch)

Der Kopf enthält das „infektiöse Prinzip", die Phagen-DNS[28]), umgeben von einem Proteinmantel. Der Schwanz variiert bei verschiedenen

[28]) Es gibt einige sehr kleine RNS-Phagen.

Phagenarten. Er besteht aus einem inneren Hohlraum, einer äußeren kontraktilen Proteinhülle und häufig einer Endplatte, gegebenenfalls mit Spitzen und/oder Schwanzfasern. Kopfmantel und Schwanzhülle setzen sich aus regelmäßigen Protein-Untereinheiten zusammen.

Endplatte und Schwanzfasern dienen der spezifischen Phagenadsorption, Kopfmembran und Schwanzhülle sind die „Injektionsspritze", DNS das infektiöse, in die Wirtszelle eindringende Prinzip.

Phagenadsorption: Bestimmte Areale (Rezeptoren) der Bakterienoberfläche, insgesamt etwa 300 pro Bakterium, dienen der Anheftung des jeweiligen Phagtyps. Zellwandantigene und Phagrezeptoren können identisch sein. Milieubedingungen, insbesondere Adsorptions-Kofaktoren (Ca^{++} oder Mg^{++} und z. B. Tryptophan) sind neben der geeigneten Rezeptorstruktur für die spezifische Anheftung des Phagen notwendig.

Während der intrazellulären Entwicklung unterscheiden wir die Phasen der Infektion — Eklipse — Reifung — Ausstoßung, Abb. III/21.

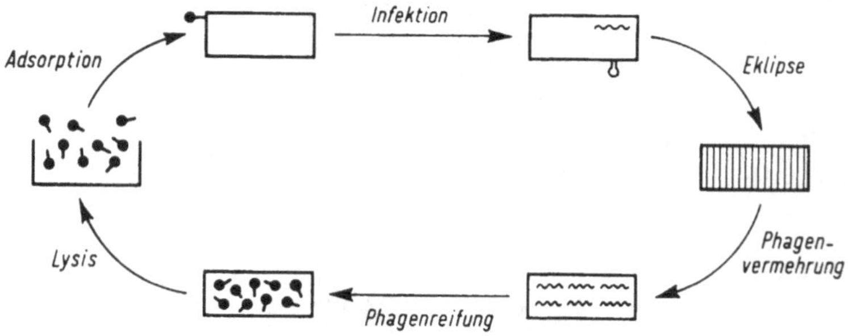

Abb. III/21. Lytische Infektion durch virulente Phagen (schematisch)

Infektion: Nur die Phag-DNS dringt in die Wirtszelle, die Proteinhülle (ghost — engl. „Geisterhülle") bleibt draußen. Ein Phagenzym (Lysozym) öffnet die Bakterienwand für die DNS-Injektion.

Eklipse („Finsternis"): Keine Phagsubstanz nachweisbar. Synthesestop und Zerfall der Bakterien-DNS, Umschaltung der Wirtszelle auf Synthese von Phag-DNS aus Bausteinen der Bakterien-DNS und des umgebenden Mediums (Bakterien-Energie-Stoffwechsel läuft weiter). Vermehrung von Phag-DNS und getrennte Synthese von Phagprotein.

Reifung: Zusammenbau von Phag-DNS und Proteinmänteln zu reifen Phagenteilchen.

Ausstoßung: Stop des Wirtsstoffwechsels, Bildung von Phaglysozym, Desintegration und Lysis der Wirtszelle unter Freigabe reifer virulenter Phagen.

Die Latenzperiode dauert von der Infektion bis zur Lysis der Bakterienzelle.

Phagengenetik

Phagen sind Genmodelle par excellence und unentbehrliche Forschungsobjekte der modernen Mikrobengenetik.

Sie besitzen alle Geneigenschaften organisierter Zellen: genetische Stabilität und phänotypische Merkmalsausprägung, Mutabilität und Rekombinationsfähigkeit.

Replikation — Merkmalsausprägung

Die Vermehrung des Phaggenoms geschieht klonal in Analogie zur Bakterienvermehrung: eine Zelle teilt sich in zwei, diese wiederum in je zwei Tochterzellen usw. Die Autoreproduktion der Phag-DNS erfolgt „semikonservativ", die Nachkommen besitzen jeweils 50 % der Eltern-DNS, Abb. III/13 (S. 195).

Einen Teil unserer Kenntnis über die Transformierung und Verschlüsselung der Erbinformation besitzen wir durch die Phagenforschung.

Lysogene Bakterien sind refraktär (immun) gegen Infektionen durch virulente Phagen des eigenen Prophagentyps. Es kommt lediglich zur Adsorption[29]. Die Immunität beruht auf der Bildung eines intrazellulären Repressors (Protein) durch ein Regulatorgen des Prophagen. Der Repressor hemmt die Vermehrung vegetativer Phagen. Mutation zum virulenten Phagen oder Induktion (induzierte Mutation, z. B. durch UV-Licht) hat den Verlust der Repressorsynthese zur Folge.

[29]) Phagenresistenz der Bakterien beruht darauf, daß sie keine virulenten Phagen adsorbieren können (Fehlen der entsprechenden Rezeptoren).

Adaptierbare bakterielle Enzymsysteme, Phänomene der Lysogenisation und Induktion bilden die Grundlage für unser heutiges Verständnis zellulärer Regulationsmechanismen[30]).

Für die feinere Analyse dieser Vorgänge benötigt man „Kreuzungsexperimente" (bakterielle Konjugation, Transduktion oder Transformation).

Genetische Feinstruktur

Spontanmutationen der Phagen treten während der intrazellulären Vermehrung auf, Rekombinationen (Genaustausch zwischen benachbarten DNS-Strängen analog dem Crossing over höherer Zellen) dann, wenn zwei verwandte aber genetisch verschiedene Phagen die gleiche Zelle mischinfizieren[31]). Die Nachkommenschaft zeigt Kombinationen der Eigenschaften, die bei den Eltern isoliert auftraten. Die revolutionierende Aufstellung von Genkarten ergibt sich aus der Rekombinationshäufigkeit und spiegelt die relativen Abstände der gekreuzten Gene (Austauscheinheiten) wider. Kleinste austauschbare, nicht teilbare Untereinheit eines Gens ist das Rekon, kleinstes, ein phänotypisches Merkmal mutierendes Element das Muton. Die Feinstrukturanalyse des Genoms ergab Werte von im Minimum einem Nukleotidpaar für das Rekon und Muton und von einigen 100 bis 1000 Nukleotidpaaren für das Zistron („Funktionsgen")[32]). Für Punktmutationen[33]) genügt die Veränderung einer Nukleinbase.

Die Neudefinition des (Funktions-)Gens (Zistron) und seiner Untereinheiten (Rekon, Muton) für den molekularen Bereich ist das Ergebnis der Mutations- und Rekombinationsforschung an Bakteriophagen.

Genetische Reparaturmechanismen, z. B. die Reaktivierung UV-bestrahlter Phagensuspensionen durch die Wirtsbakterien, beruhen auf der Wirkung gengesteuerter „Reparatur-Enzyme"; hierbei werden UV-geschädigte, umschriebene Regionen der Phag-DNS herausgelöst und durch begrenzte Neusynthese wiederhergestellt. Der Mechanismus erklärt die

---

30) Biologische Grundphänomene wie die Malignisierung der Zelle lassen sich als Ausfall der normalen Wachstumsregulation auf genetischer Ebene interpretieren.

31) Bei nichtverwandten Typen kommt es zur gegenseitigen Ausschließung, Interferenz: ein Phage vermehrt sich, der andere wird gehemmt, vgl. S. 263.

32) Zistron (BENZER) leitet sich vom cis-trans-Test her: Rekombinationsversuch mit zwei Phagtypen zur Darstellung funktioneller Geneinheiten.

33) Die Punktmutation kann zum Wildtyp rückmutieren (Reversion); nicht revertierbare Mutation (Blockmutation) beruht auf größerer Genomaberration (Deletion).

Stabilität der Erbinformation trotz der unvermeidbaren (aber ersetzbaren) Umbauvorgänge an der Erbsubstanz (SETLOW und CARRIER, 1964), vgl. S. 262.

Lysotypie

1938 begründeten CRAIGIE und YEN (Kanada) die Typunterscheidung der Typhusbakterien mit einer Serie von Testphagen, die sich von einem bestimmten Typhus-Anti-Vi-Phagen[34]) herleiten und auf bestimmte Typhusbakterientypen stabil anpassen ließen.

Lysotypie ist die Typdifferenzierung der (pathogenen) Bakterienarten mittels Bakteriophagen. Das Verfahren gründet sich auf die gleichbleibend differenten Wirtsspektra nahe miteinander verwandter Phagen.

Durch Aufgliederung weitverbreiteter Krankheitserreger (z. B. Typhusbakterien, Staphylokokken) in Untereinheiten (Lysotypen) gelingt es, getrennte oder zusammenhängende epidemiologische Vorgänge (Verfolgung der Infektketten, Auffinden der Infektionsquellen) aufzuklären.

Folgende Voraussetzungen sind erforderlich:

1. Stabilität der mittels Phagen unterscheidbaren Bakterientypen.
2. Stabilität der verwendeten Testphagen.
3. Anwendung reproduzierbarer Untersuchungsmethoden und international festgelegter Sätze von Testphagen.
4. Internationale Zusammenarbeit der nationalen Lysotypiezentralen.

Folgende Bakterien werden gegenwärtig routinemäßig typisiert: Typhus-Paratyphus-B-Bakterien, Breslaubakterien, Kolienteritis-Bakterien, Staphylokokken.

Methodik (Prinzip): Der zu prüfende Bakterienstamm wird auf einer Agarplatte ausgeimpft. Anschließend werden die einzelnen Testphagen an jeweils markierter Stelle aufgetropft. Nach Bebrütung dient das entstandene Lysisspektrum bzw. Lysisbild zur Identifizierung des Bakterienstammes.

Die Art der Lyse ist ein phänotypisches Phagmerkmal und zeigt sich als Loch (Plaque) im Bakterienrasen.

Bei entsprechender Versuchsanordnung entsteht aus einem Phagen ein Loch, vergleichbar der Koloniezählung bei Bakterientitrationen (Prinzip der Phagentitration).

---

[34]) Das serologisch einheitliche Vi-Antigen (Virulenz-Antigen) der Bakterienhülle wird durch Rezeptorareale für die einzelnen Testphagen unterteilt.

Anhang 2: Bakteriozine

Bakteriozine (GRATIA, 1925; FREDERICQ, 1945) sind bakterientötende Partikel, die von vielen Bakteriengruppen gebildet werden.

Sie besitzen die folgenden wichtigsten Eigenschaften:

1. Komplexe chemische Zusammensetzung, entweder Glukolipoproteide (O-Antigen-ähnlich) oder Proteine; Molekulargewicht zwischen einigen 10^4 und 10^7.
2. Wirkungsspezifität: empfindliche Bakterien besitzen Oberflächenrezeptoren, an denen die Partikel angreifen; resistenten Bakterien fehlt der Rezeptor.
3. Wirkungsweise: die Abtötung erfolgt ohne Vermehrung der Partikel und ohne Bakteriolyse durch Blockierung der Zytoplasmafunktionen.
4. Genetik: die Eigenschaft der Bakteriozinogenie wird durch Plasmagene (DNS, sogenannte Plasmiden), unabhängig vom Chromosom, vererbt. Der Erbfaktor ist auf nichtbakteriozinogene Stämme übertragbar und verleiht Immunität gegen das eigene Bakteriozin. UV-Strahlen induzieren die Synthese, die Immunität erlischt, das Bakterium stirbt ohne Lysis („letale Biosynthese").
5. Häufigkeit: Bakteriozinogenie variiert stark bei verschiedenen Bakterienarten; auf jeweils 100 Stämme kommen z. B.
   95 bakteriozinogene Stämme Pestbakterien,
   25 bakteriozinogene Stämme Kolibakterien,
   1 bakteriozinogener Stamm Typhusbakterien.

Stoffwechsel

Energiehaushalt

Für alle Lebewesen, Mikroben, Pflanzen- und Tierzellen, sind die Grundlagen des Stoffwechsels gleich.

Stoffwechsel, Metabolismus, ist die Gesamtheit der chemischen Reaktionen lebender Zellen.

Sinn des Stoffwechsels sind der Aufbau der Zelle und die Gewinnung von Energie zur Erhaltung des Lebens.

Prinzip des Stoffwechsels ist die Inganghaltung des Materieflusses auf erhöhtem Energieniveau.

Zwei Größen bestimmen den Energiehaushalt einer Zelle: Energiebedarf[35]) und Mechanismus der Energieverwertung[36]). Energetisch

[35]) Der Energiebedarf unterliegt dem Energie-Erhaltungssatz (Erster Hauptsatz der Wärmelehre): Wärme (Energie) läßt sich in Arbeit umwandeln und umgekehrt.

(Fortsetzung der Fußnoten Seite 211)

lebt die Zelle in ständigem Widerspruch zu ihrer Umgebung. Auf der einen Seite stehen molekulare Ordnung hochpolymerer Bausteine sowie energiereiche Verbindungen der Zelle, auf der anderen Seite ungeordnete Wärmebewegung und energiearme Zustandsformen der unbelebten Materie (Wasser, Boden, Luft).

Ordnung in Form chemischer Bindungsenergie wird durch ständige Arbeit (Energieverwertung) aufrechterhalten. Leben ist Dynamik, „Ordnung durch Arbeit".

Nach dem Tod der Zelle wird der geordnete Zustand zu einem ungeordneten, das Energiegefälle gleicht sich aus, der Energiefluß sistiert[37]).

Energiebedarf und Energieverwertung

Um Arbeit leisten zu können, ist Energie nötig. Energie ist die Möglichkeit, Arbeit zu leisten. Arbeit wird in potentieller Energie gespeichert.

Ihren Energiebedarf deckt die Zelle durch Oxydation chemischer Substanzen. Es entsteht chemische Energie. Energieliefernde, exergone Prozesse der Zelle bezeichnet man als katabole Reaktionen[38]).

Ohne wesentliche Temperaturdifferenzen und ohne Umweg über Wärme wird die Energie direkt zur Arbeitsleistung verwendet. Die Zelle arbeitet nicht thermodynamisch wie die Wärmekraftmaschine, sondern chemodynamisch.

Oxydation einer Substanz ist entweder Aufnahme von Sauerstoff oder Abgabe von Wasserstoff (Dehydrierung) oder Abgabe von Elektronen (Valenzwechsel).

Der Elektronen- (oder Wasserstoff-)Donator wird oxydiert (Zunahme der positiven Ladung), der Elektronen- (oder Wasserstoff-)Akzeptor wird reduziert (Abnahme der positiven Ladung). Beide Vorgänge sind miteinander gekoppelt: **Oxydoreduktion**[39]).

(Fortsetzung der Fußnoten von Seite 210)

[36]) Die Energieverwertung gehorcht dem Entropiesatz (Zweiter Hauptsatz der Wärmelehre): Wärme geht (unter Arbeitsgewinn) von wärmeren auf kältere Körper, nie umgekehrt. Das Gesetz von der Richtung des Energieflusses verlangt, daß energetische Prozesse so verlaufen, daß die Entropie, das Maß für die molekulare Unordnung, zunimmt.

[37]) Nach dem Entropiesatz ist Leben die stete Zunahme der Unwahrscheinlichkeit.

[38]) Oxydationsvorgänge, die mit dem Stoffwechsel des Sauerstoffs einschließlich des Austausches und Transports von O_2 verbunden sind, werden als Atmung (Respiration) bezeichnet. In der Mikrobiologie gehören hierher auch die in Abwesenheit von Sauerstoff energieliefernden Oxydationsprozesse (S. 218).

[39]) Redoxsysteme sind Formen desselben Moleküls mit unterschiedlichem Reduktionsgrad.

Das Wesen der biologischen Oxydation ist der Transport von Valenzelektronen nach dem Schema:

$$\begin{bmatrix}\textbf{Wasserstoffdonator}\\ +\\ \textbf{Wasserstoffakzeptor}\end{bmatrix} \dashrightarrow \begin{bmatrix}\textbf{oxydiertes Substrat}\\ +\\ \textbf{reduziertes Substrat}\end{bmatrix} + \begin{matrix}\textbf{freie}\\ \textbf{(chemische)}\\ \textbf{Energie}\end{matrix}$$

Der über gekoppelte Oxydoreduktionen erfolgende Elektronentransport verläuft exergon, freiwillig, vom stärker negativen zum stärker positiven **Redoxpotential**[40]).

Durch den stufenweisen Elektronentransport über eine Kette von Redoxsystemen mit immer geringerer Reduktionskraft, vergleichbar den Kaskaden eines Wasserfalls, wird die Energie den Zelleistungen dienstbar gemacht.

Das Prinzip der Atmungskette besteht in der Oxydation eines Enzyms „A"[41]) durch Reduktion des nächsten Enzyms „B", bis molekularer Luftsauerstoff, gekoppelt mit der Atmungskette, als endgültiger Wasserstoffakzeptor dient (Abb. III/22).

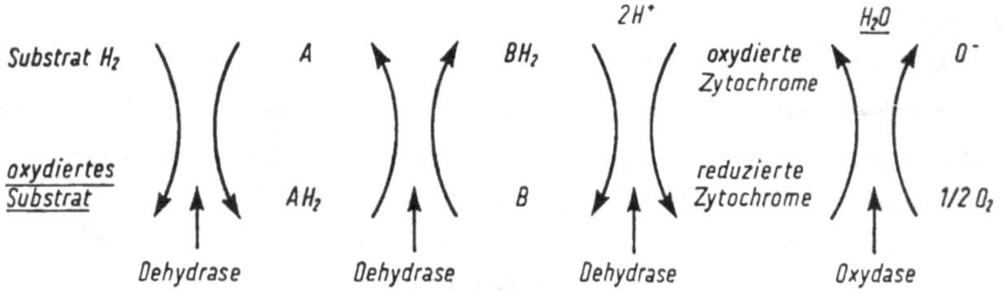

Abb. III/22. Atmungskette (schematisch)

Dehydrasen[42]) („A", „B" usw.) aktivieren und transportieren Wasserstoff, Oxydasen und Zytochrome reagieren durch Valenzwechsel des Eisens mit Sauerstoff (Transport von Valenzelektronen, vgl. Tab. III/7, S. 216). Aktivierter Wasserstoff und Sauerstoff bilden Wasser.

---

40) Redoxpotential ist das Maß der Energie, die aus einem Redoxsystem freigesetzt werden kann. Angabe in Volt (Eh = Zahl der von H-Atomen wegtransportierten Elektronen, bezogen auf das physiologische pH = 7 als Nullwert).

Die Höhe des Redoxpotentials wird von der Art und Menge des biochemischen Substrates, dem relativen Anteil seiner oxydierten und reduzierten Form und vom pH bestimmt. Je stärker das System reduziert ist, desto stärker negativ wird das Redoxpotential und desto größer ist die Menge der elektrochemischen Energie (der transportierten Elektronen), die man gewinnen kann.

41) Enzyme sind Proteine, die als Biokatalysatoren den Stoffwechsel der Zelle ermöglichen. Enzyme beschleunigen die Einstellung von Gleichgewichten, ohne im Endprodukt enthalten zu sein. Sie sind wirkungs- und substratspezifisch. Die vorübergehende Substratbindung ist stereospezifisch und gehorcht dem Massenwirkungsgesetz. Viele hundert Enzyme sind bekannt, etwa 100 in kristalliner Form darstellbar.

42) Koenzyme der Dehydrasen sind NAD und NADP (**N**ikotinamid-**A**denin-**D**inukleotid und NAD-**P**hosphat, identisch mit Kozymase I und II), ferner das gelbe Atmungsferment FAD (**F**lavin-**A**denin-**D**inukleotid).

(Fortsetzung der Fußnote Seite 213)

Der Elektronentransport über die Atmungskette erlaubt die Kopplung einzelner Stufen mit anderen Reaktionen, Energieverwertung ohne Wärmeverlust!

Um die durch Oxydation freigesetzte Energie für Zelleistungen verwenden zu können, wird sie in eine energiereiche Bindung[43]) gebracht. Die wichtigste energiereiche Verbindung ist Adenosintriphosphat (ATP). In der Atmungskette wird aus Adenosindiphosphat (ADP) und anorganischem Phosphat (P) ATP gebildet[44]). Die **oxydative Phosphorylierung** ist mit mehreren (bis zu vier) Schritten der Elektronenübertragung gekoppelt.

Atmungskettenphosphorylierung dient der Speicherung freier chemischer Energie. ATP ist d e r biologische Energiespeicher.

ATP hat im Energiehaushalt aller Lebewesen eine Schlüsselposition als Sammelbecken[45]) für chemische Energie; es ist eine Art „Energiewährung" und umlaufendes „Zahlungsmittel" (KARLSON). Als „Motor" aktiviert ATP den Stofftransport durch Zellmembranen, die Bausteine für die Synthese spezifischer Makromoleküle (Nukleinsäuren, Proteine) und den Umbau zahlloser Metaboliten im Intermediärstoffwechsel.

Die Enzyme der Atmungskette und der oxydativen Phosphorylierung sind in den M i t o c h o n d r i e n, bei Bakterien in der P l a s m a m e m b r a n lokalisiert. Sie sind die „chemische Fabrik" der lebenden Zellen. Volutinkörnchen der Bakterien sind vermutlich Energiespeicher aktiver Phosphate.

Endprodukte der Atmung sind CO_2 und H_2O. Wasserbildung ist der Hauptverwendungszweck des Atmungssauerstoffs. Pro Molekül H_2O entstehen drei Moleküle ATP.

CO_2 wird ohne großen Energiebetrag durch hydrolytische Abspaltung (Dekarboxylierung) aus organischen Säuren frei, vgl. Abb. III/29, S. 221.

Neben der Warburg'schen Atmungskette gibt es verschiedene andere Wege des Elektronentransports (Tab. III/6).

(Fortsetzung der Fußnote von Seite 212)

Koenzyme des W a r b u r g ' s c h e n A t m u n g s f e r m e n t s (Zytochromoxydase) und der Zytochrome sind Eisenporphyrinkomplexe.

43) E n e r g i e r e i c h e B i n d u n g e n liefern durch hydrolytische Spaltung unter biologischen Verhältnissen $\geq$ 6 kcal/Mol Substanz. Es sind Phosphatverbindungen mit hohem Energiepotential.

44) ATP (Adenosintriphosphat) = ADP (Adenosindiphosphat) + P (Orthophosphat). ATP = AMP (Adenosinmonophosphat) + PP (Pyrophosphat).

45) S a m m e l b e c k e n des Stoffwechsels, „Pool", ist im engeren Sinn die Menge einer Substanz, die sich im aktiven Umsatz befindet, im weiteren Sinn die gesamt vorhandene Menge in der Zelle, im Organ oder Organismus. Bestimmung durch Markierung mit radioaktiven Isotopen („Tracer"-Substanzen) und Messung des eintretenden Verdünnungseffektes.

Tab. III/6. Möglichkeiten des Elektronentransports bei Bakterien (vereinfacht)

a e r o b		a n a e r o b	
Substrat-H_2	Substrat-H_2	Substrat-H_2	Substrat-H_2
↓	↓	↓	↓
Dehydrasen	Dehydrasen	Dehydrasen	Dehydrasen
↓	↓	↓	↓
Flavinenzym	Flavinenzym	Flavinenzym	organische H-Akzeptoren
↓	↓	↓	
Zytochrome	O_2 (H-Akzeptor)	Zytochrome	
↓		↓	
Oxydase		anorganische H-Akzeptoren	
↓			
O_2 (H-Akzeptor)			

fakultativ anaerob
(die meisten Bakterien)

Aerobier benötigen atmosphärischen Sauerstoff als endgültigen Wasserstoffakzeptor (für die Endoxydation), **Anaerobier** übertragen Valenzelektronen in Abwesenheit von Luftsauerstoff über Dehydrasen oder Zytochrome an Zwischenprodukte des Stoffwechsels als Wasserstoffakzeptoren, Beispiele: M i l c h s ä u r e g ä r u n g (unvollständiger Kohlenhydratabbau)[46]) und F ä u l n i s (unvollständiger Eiweißabbau)[47]).

Atmung und Gärung sind verschiedene Wege der biologischen Oxydation. Endoxydation durch Sauerstoffatmung bildet mehr ATP als anaerobe Gärung.

Trotzdem besitzen fast alle Bakterien und höheren Zellen als **fakultative Anaerobier** beide Mechanismen der Energieerzeugung (Abb. III/23).

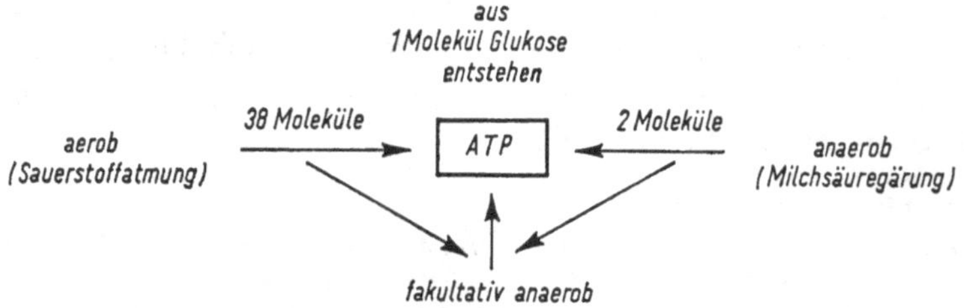

Abb. III/23. Energiegewinnung durch Sauerstoffatmung und Milchsäuregärung

[46]) Verschiedene anaerobe Sporenbildner vergären bestimmte Aminosäuren nach Desaminierung.

[47]) A n a e r o b e F ä u l n i s führt zur Bildung biogener Amine aus dekarboxylierten Aminosäuren. Diese basischen Amine findet man in Leichengiften („Ptomainen"); sie haben z. T. starke pharmakologische Wirkung (Histamin, Serotonin). V e r w e s u n g ist a e r o b e Eiweißzersetzung ohne Geruchsbildung durch aerobe und fakultativ anaerobe Bakterien.

Bei schlechter Sauerstoffversorgung behält die Zelle die Gärung als „Urform" der biologischen Oxydation. Louis PASTEUR nannte die Gärung das „Leben ohne Sauerstoff". Den Beweis erbrachte der Pasteur-Effekt:

Fakultativ anaerobe Mikroben, z. B. Hefezellen, vermehren sich stark in Zuckermedium, wenn Sauerstoff anwesend ist. In Abwesenheit von Sauerstoff wird das Wachstum unter stärkerer Bildung von Kohlendioxyd und Alkohol verlangsamt.

Erklärung: Endoxydation des Zuckers liefert viel Energie, daher steht die Hauptmenge des Nährsubstrates für hohe Syntheseleistungen bereit. Anaerob wird wegen geringer Energieausbeute sehr viel Zucker zur Deckung des Energiebedarfs benötigt; der restliche Zucker reicht nur für eine geringe Synthese.

Biosynthese und Energiequellen

Kohlenstoff ist das „tragende Element" des Lebens. Er bildet das „Skelett" der hochmolekularen Bau- und Wirkstoffe der Zelle (Nukleinsäuren, Enzymproteine). Die Biosynthese erfolgt unter Energieverbrauch in zahlreichen Schritten aus einfachen Bausteinen (Mononukleotiden, Aminosäuren).

Energieverbrauchende, endergone Syntheseleistungen der Zelle nennt man anabole Reaktionen[48]).

Endergone Reaktionen können nach dem Zweiten Hauptsatz der Wärmelehre weder spontan noch durch Enzymkatalyse ablaufen. Sie müssen mit einer zweiten stark exergonen Reaktion gekoppelt werden. Die Biosynthese der Makromoleküle vollzieht sich daher durch Bindung der einzelnen Bausteine an energiereiches Phosphat, der Syntheseschritt gestaltet sich exergon.

Katabole Reaktionen liefern energiereiche Verbindungen, die im anabolen Stoffwechsel verbraucht werden. Wichtigstes Bindeglied zwischen Anabolismus und Katabolismus ist energiereiches Phosphat (ATP).

In der belebten Natur gibt es **drei Wege der Kohlenstoff-Assimilation[49])**: Chemoautotrophie, Photoautotrophie und Heterotrophie.

1. **Bakterielle Chemosynthese** (Chemoautotrophie):

   Der Prozeß erfordert CO_2 der Luft, Reduktionsenergie ($CO_2 \rightarrow$ „CH_2O")[50]) und Wasserstoffdonatoren für die Reduktion. Die Energie für die Reduktion stammt aus Oxydationen. Hierzu folgende Beispiele:

---

[48]) Aufbau (Anabolismus), Umbau (Intermediärstoffwechsel), Abbau (Katabolismus) sind Teile des Gesamtstoffwechsels (Metabolismus); hierher gehören im weiteren Sinn Ernährung (Verdauung, Resorption) und Ausscheidung, vgl. S. 219 und 225.

[49]) Assimilation ist das „Ähnlichmachen" körperfremder Bausteine zu körpereigenen Strukturen; Gegensatz Dissimilation. Andere Bezeichnungen Aufbau-Abbau.

[50]) Formaldehyd wird nicht gebildet, es soll die Bruttoformel polymerisierter Hexose ($C_6H_{12}O_6$) symbolisieren.

Schwefelbakterien (Beggiatoa) oxydieren H_2S über S zu SO_4^{--}, Eisenbakterien (Leptothrix) Fe^{++} zu Fe^{+++}, nitrifizierende Bakterien (Nitrosomonas, Nitrobacter) NH_3 über NO_2^- zu NO_3^-, s. S. 218 und 219.

2. **Pflanzliche Photosynthese** (Photoautotrophie):

Entscheidend für die Eroberung der Erde war die Energieverwertung aus der Oxydation des ubiquitären Wassers für Reduktionsprozesse. Damit wurde das Leben in der heutigen Form erst möglich. Die grünen Pflanzen[51]) assimilieren jährlich 200 Milliarden Tonnen Kohlenstoff. Der Vorrat wäre in einigen Jahren erschöpft; jedoch wird die gleiche Menge an die Atmosphäre durch Atmung, Gärung und Fäulnis zurückgegeben, und in zunehmendem Maß werden durch Verbrennung der technischen Energiespender Kohle und Erdöl jährlich etwa 4 Milliarden Tonnen zusätzlich frei, vgl. Kohlenstoffkreislauf, S. 218.

Der Prozeß der Photosynthese erfordert CO_2 der Luft, Energie für die Reduktion ($CO_2 \rightarrow$ „CH_2O") und H-Donatoren (H_2O). Lichtenergie wird vom Chlorophyll aufgenommen und durch Synthese von ATP aus ADP in chemische Energie umgewandelt (Photophosphorylierung). Die Aufspaltung des Wasser geschieht durch Lichtenergie (Photolyse), die CO_2-Assimilation zum Kohlenhydrat durch ATP und reduzierende H-Ionen. Sauerstoff ist unverwertbares Endprodukt.

Es besteht zwischen Atmungskettenphosphorylierung und Photophosphorylierung folgende vergleichend biochemische Analogie:

Tab. III/7

	Atmungsketten-phosphorylierung	Photo-phosphorylierung
Bildung in:	Mitochondrien	Chloroplasten
„Exponent" der Enzymkette:	Zytochromoxydase	Chlorophyll
Zentralatom:	Eisen	Magnesium
Energiespeichernder Prozeß:	ADP → ATP	ADP → ATP
„Elektronenpumpe":	Oxydation von Substrat-H_2	Licht (Sonnenenergie)

Pflanzen assimilieren bei Tageslicht (Verminderung der Entropie durch Chlorophyll), und dissimilieren im Dunkeln durch Atmung. Tiere und die meisten Bakterien dissimilieren (Vermehrung der Entropie durch Atmungsfermente), jedoch können sie in beschränktem Maß CO_2 in organische Verbindungen, z. B. durch Umkehr der enzymatischen Dekarboxylierung, einbauen.

[51]) Es gibt einige photosynthetisierende Bakterienarten.

Autotrophie ist die Totalsynthese des Organismus aus Kohlendioxyd der Luft[52]), Heterotrophie die Biosynthese aus organisch gebundenem Kohlenstoff.

3. **Heterotrophie:** Die meisten Bakterien sind heterotroph bzw. gemischt autotroph-heterotroph. Zu ihnen gehören die zahlreichen Zersetzungsbakterien („Totengräber der Natur"). Sie verursachen Fäulnis und Gärung, Verwesung und Mineralisierung[53]). Sie dissimilieren den von Pflanzen, Tieren und Bakterien assimilierten Kohlenstoff. Tiere sind durch Atmung[54]) nur mit etwa 5 % beteiligt. Pathogene Bakterien sind „spezialisierte" Abbaubakterien.

Abbildung III/24 zeigt die Zusammenhänge zwischen Energiequellen, Energiespeicherung und Biosynthese.

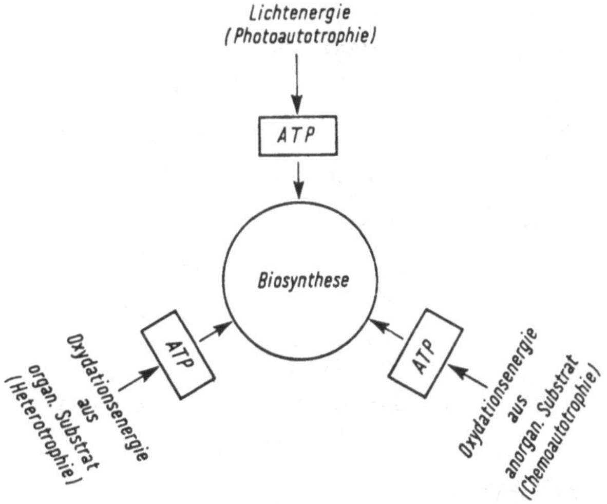

Abb. III/24. Energiequellen und Biosynthese

Kreislauf der Stoffe

Die Stoffzyklen zwischen belebter und unbelebter Materie beruhen auf der Tätigkeit von Mikroben, ohne die das Leben von Pflanze und Tier nicht

---

52) Stickstoffautrophie, Assimilation von Luftstickstoff, findet man bei Stickstoffbakterien (Azotobacter) des Bodens und bei der Symbiose von Knöllchenbakterien mit Leguminosen (Rhizobium).

53) Mineralisierung ist die Bildung von Karbonat, Nitrat und Sulfat aus organischem Kohlenstoff, Stickstoff und Schwefel. Mineralisierung, Verwesung, Gärung und Fäulnis sind verschiedene Formen biologischer Oxydation (Atmung im weiteren Sinn), vgl. S. 211 und 212.

54) Atmung im engeren Sinn: Aufnahme, Transport und Stoffwechsel des Sauerstoffs.

möglich ist. Das Prinzip der Zyklen besteht in der Umwandlung oxydierter anorganischer in reduzierte organische Zustandsformen und umgekehrt. Durch die abbauende Tätigkeit der Mikroben (Atmung, Gärung, Fäulnis, Verwesung, Mineralisierung) werden die reduzierten organischen Elemente Kohlenstoff, Stickstoff, Schwefel, die der Biosynthese von Pflanze, Tier und Mikroben entstammen, der Natur in oxydierter Form zurückgegeben.

Bakterien ermöglichen den Kreislauf zwischen organischer und anorganischer Materie.

Kohlenstoffzyklus: Der Valenzwechsel des Kohlenstoffs ist häufig mit einem Valenzwechsel des Sauerstoffs gekoppelt. Kohlenstoff- und Sauerstoffkreislauf sind eng miteinander verbunden (Abb. III/25).

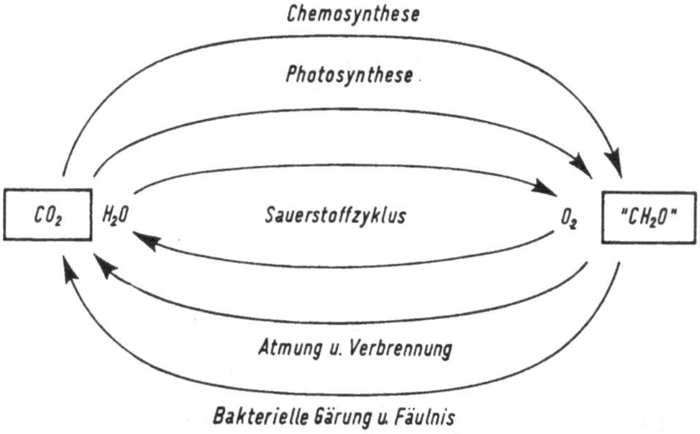

„CH_2O" = reduzierte organische Verbindung
Abb. III/25

Stickstoffzyklus:

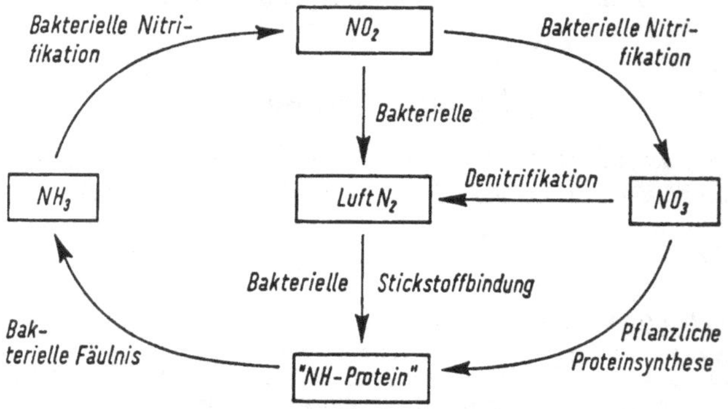

„NH-Protein" = reduzierter organischer Stickstoff
Abb. III/26

Schwefelzyklus:

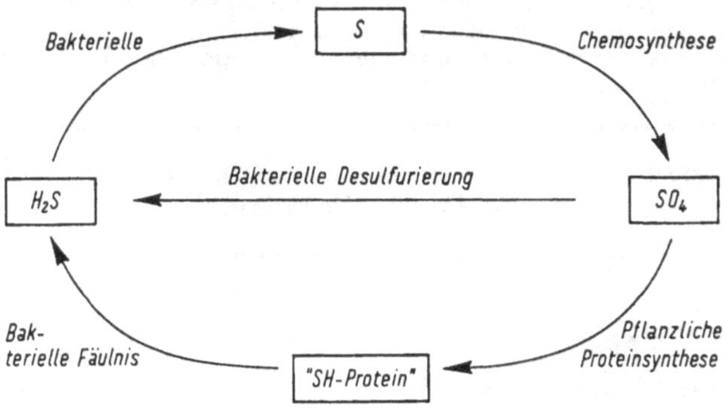

„SH-Protein" = reduzierter organischer Schwefel
Abb. III/27

Phosphatzyklus: Im Gegensatz zum Kreislauf der anderen Elemente wird Phosphor als freies Phosphat von der Zelle aufgenommen und in der gleichen anorganischen Form an die Natur zurückgegeben (Abb. III/28).

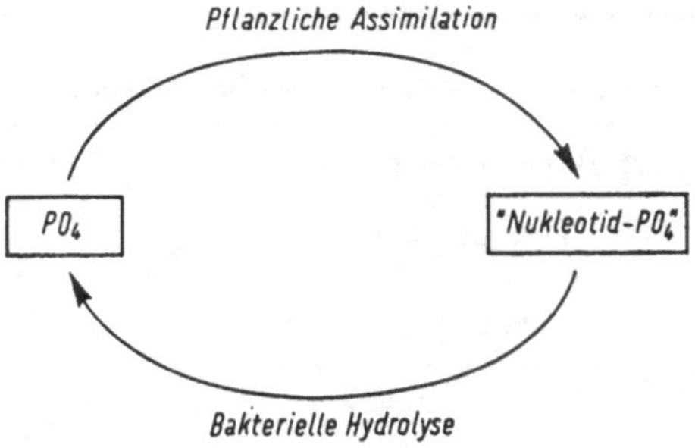

„Nukleotid-PO_4" = organisches Phosphat
Abb. III/28

Ernährung

Ernährung ist die Stoffaufnahme aus der Außenwelt zum Aufbau der Zelle und zur Erhaltung der Lebensfunktionen.
Ernährung ist die Grundlage für Stoffwechsel und Energiehaushalt.

Auf Grund ihrer geringen Größe besitzen Bakterien, verglichen mit ihrer Körpermasse, eine große Oberfläche. Ein Milligramm Bakterienmasse enthält grob eine

Milliarde Keime; das entspricht ungefähr dem Inhalt einer bakteriologischen Öse[55]: Denken wir uns einen Würfel der Kantenlänge 1 mm mit der Oberfläche von 6 mm^2; zerteilt man diesen Würfel in 1×10^9 Milliwürfel der Kantenlänge 1 μm, so erhält man eine Oberfläche von 6×10^9 μm oder von 6000 mm^2. Dadurch erklärt sich die große Geschwindigkeit des Stoffumsatzes und die nachhaltige Beeinflussung durch Änderung der Milieufaktoren.

Wachsende Bakterien eignen sich hervorragend für das Studium von Stoffwechselfunktionen.

Für Bakterien gilt wie für alle Lebewesen der Satz:

„Corpora non agunt nisi fluida"[56].

Wasser ist das Lebenselement für alle intrazellulären Stoffwechselvorgänge (Aufbau-Umbau-Abbau) einschließlich der extrazellulären Verdauung, Resorption der Nährstoffe und Ausscheidung der Abfallprodukte.

Bakterien nehmen auf Grund ihrer Zytoplasmamembran nur Wasser und gelöste (molekulardisperse) Substanzen, keine festen Bestandteile auf.

Verdauung ist die Hydrolyse großer Moleküle durch Exoenzyme in resorbierbare Spaltprodukte außerhalb der Zelle (Tab. III/8).

Tab. III/8. Verdauung großer Moleküle

Molekülart	Hydrolysierte Bindung	Verdauungsprodukte
Protein	Peptidbindung	Oligopeptide, Aminosäuren
Nukleinsäure	Esterbindung zwischen Phosphat und Pentose	Nukleoside und Phosphate
Kohlenhydrat	Glykosidbindung	Oligosaccharide, Disaccharide, Monosaccharide
Fett	Esterbindung zwischen Glyzerin und Fettsäuren	Glyzerin, Fettsäuren

Resorption des Verdauungsprodukts durch die semipermeable Plasmamembran erfordert aktiven Transport gegen starke Konzentrationsgefälle. ATP liefert die Transportenergie, Permeasen katalysieren den Vorgang.

---

55) Die bakteriologische Öse ist das sterile Instrument des Bakteriologen, ein zu einer Öse von 2 mm Durchmesser umgebogener, ausglühbarer Draht mit hitzeisoliertem Ösenhalter.

56) Lat. — Stoffe reagieren nur, wenn sie flüssig sind.

Die aufgenommenen Moleküle dienen dem Aufbau- und Erhaltungsstoffwechsel, der Synthese zelleigener Bau- und Wirkstoffe (Beispiel: Glukolipoproteide der Zellmembran, Kern-DNS, Enzymprotein) und energiespeichernder Reservesubstanzen (Glykogen, Neutralfette).

ATP übernimmt den Energieaustausch zwischen Aufbau- und Abbaustoffwechsel, „aktivierte Essigsäure"[57]) die stoffliche „Querverbindung" im Intermediärstoffwechsel der Kohlenhydrate, Fette und Eiweiße.

Diese Schlüsselsubstanz liegt an der Umschlagstelle der drei Hauptnährstoffe. Von hier beginnt, unter Einschaltung der Atmungskette, der gemeinsame Aufbau und oxydative Endabbau im Zitronensäurezyklus (Abb. III/29).

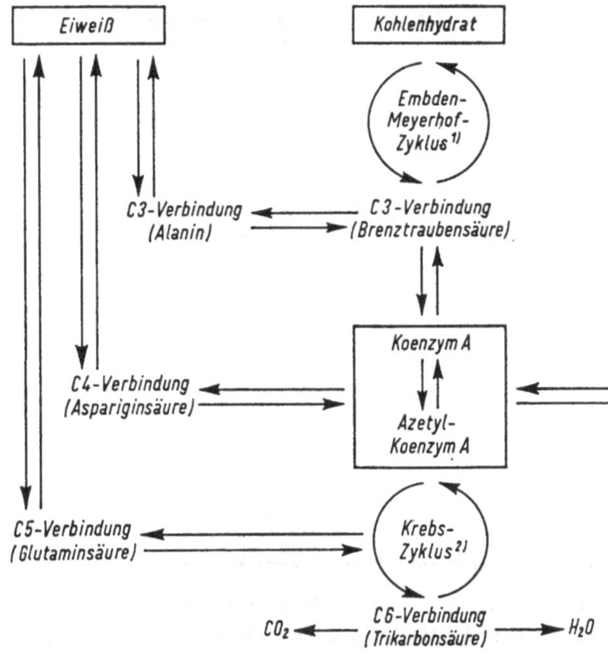

¹) Anaerobe Glykolyse (Milchsäuregärung).

²) Zitronensäurezyklus (oxydativer Endabbau der drei Nährstoffe).

Abb. III/29. „Knotenpunkte" im Intermediärstoffwechsel und Endabbau der drei Hauptnährstoffe (schematisch, vereinfacht)

---

57) Aktivierte Essigsäure, ein äußerst reaktionsfähiges C 2-Fragment des Intermediärstoffwechsels, ist die Verbindung des Essigsäurerestes (C 2-Fragment) mit Koenzym A, vgl. Fußnote 11, S. 48.
Koenzym A, ein kompliziertes Mononukleotid, enthält Pantothensäure als Vorstufe (Vitamin der B-Gruppe) und überträgt Karbonsäuregruppen.

Anhang: Chemisches Gleichgewicht - Fließgleichgewicht

Sehr viele chemische Reaktionen führen zum meßbaren dynamischen Gleichgewicht der Reaktionspartner, sie unterliegen dem Massenwirkungsgesetz.

Das Massenwirkungsgesetz formuliert die Abhängigkeit des chemischen Gleichgewichts von der Konzentration der beteiligten Partner.

$$A + B \rightleftharpoons C + D; \quad \frac{[C] \cdot [D]}{[A] \cdot [B]} = K.$$

Die Konzentration des Reaktionsprodukts ([C] · [D]), dividiert durch die Konzentration der Ausgangsstoffe ([A] · [B]), ist bei einer bestimmten Temperatur konstant.

Richtung und Geschwindigkeit der Reaktion lassen sich durch Änderung der Konzentration eines Teilnehmers verändern. So führt Zugabe von [B] im Überschuß zur Abnahme von [A] und entsprechenden Zunahme von [C] · [D].

Im Zustand des Gleichgewichts ist die nach außen freiwerdende Energie des Systems[58]) gleich Null (Abb. III/30).

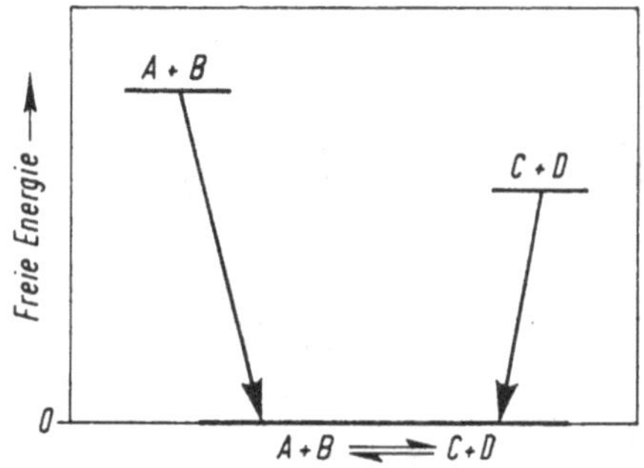

Abb. III/30. Gleichgewichtsreaktion und freie Energie (schematisch)

Das Gleichgewichtsgemisch hat das niedrigste Energiepotential, Bildungs- und Zerfallsgeschwindigkeit sind gleich.

(Bio)Katalysatoren (ermöglichen) beschleunigen nach Aktivierung der Reaktionspartner die Einstellung eines chemischen Gleichgewichts.

Unter natürlichen Bedingungen brauchen die meisten chemischen Reaktionen unendlich lange Zeit zur Einstellung des Gleichgewichts. Zum Ingangbringen ist Aktivierungsenergie erforderlich. Katalysatoren setzen die Aktivierungsenergie herab (Abb. III/31).

---

[58]) System ist physikalisch-chemisch der jeweilige Ausschnitt aus dem Universum, den wir betrachten. Geschlossene Systeme tauschen mit der Umgebung weder Materie noch Energie aus, sie sind nicht arbeitsfähig.

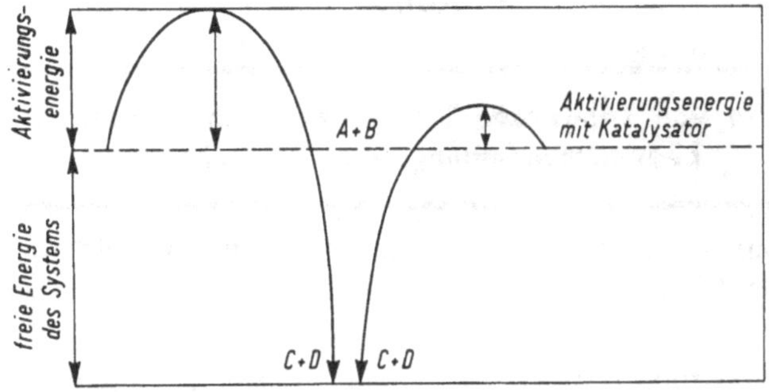

Abb. III/31. Chemische Reaktion nach Aktivierung durch Katalysator

Die Verschiebung des Gleichgewichts nach einer Richtung ergibt sich erst beim Hintereinanderschalten zweier Enzymreaktionen, wenn die zweite einen Stoff laufend verbraucht, der von der ersten Reaktion gebildet wird.

Allgemein arbeiten Enzymketten nach dem Prinzip, daß das Produkt des einen Enzyms das Substrat des nachfolgenden wird (Fußnote 20, S. 196).

Fließgleichgewicht: Die Einstellung eines biochemischen Gleichgewichts erfolgt durch Enzyme, jedoch kommt es nie zum echten (chemischen) Gleichgewicht. Um arbeiten zu können, bleiben die Zellen im „Ungleichgewicht", sie streben das chemische Gleichgewicht an, ohne es je zu erreichen. Zellen sind offene, arbeitsfähige Systeme, die im Stoff- und Energieaustausch mit der Umgebung stehen (z. B. Aufnahme von Sauerstoff und Nahrung, Abgabe von Kohlendioxyd, Wasser und Exkreten).

Das Fließgleichgewicht (engl. steady state) ist ein stationärer Zustand, bei dem dauernd Substanzen ein- und Reaktionsprodukte ausströmen.

Die Zelle ist ein „höheres" System eines Fließgleichgewichts, das von höheren zu niedrigeren Energiestufen strebt.

Beispiel: Biochemie der Atmungskette.

Aufgabe: Aufrechterhaltung der einem Fließband vergleichbaren Geschwindigkeit des Elektronenflusses.

Voraussetzung: Dauernde Aufnahme von Substrat-Wasserstoff für die Reduktion des angelieferten Sauerstoffs.

Die Einstellung des Fließgleichgewichts hängt (unter anderem) ab

1. vom Sauerstoffangebot,
2. von der Substratkonzentration,
3. von der Konzentration der Redoxsysteme,
4. vom Phosphorylierungssystem.

„Falsche" Konzentration eines Partners (1 bis 4) führt zur Störung des stationären Zustandes (Fließgleichgewichts).

Kultur

Wachstum von Lebewesen[59]) unter künstlichen, ausgewählten Züchtungsbedingungen ergibt die Kultur.

Außer geeigneten Nährstoffen müssen bestimmte Milieufaktoren berücksichtigt werden. Sie sollen die natürliche Umgebung des betreffenden Keims nachahmen.

Bakterien sind bezüglich ihres Nahrungsbedarfs außerordentlich heterogen mit teilweise überschneidenden und infolge Enzymadaptation und Selektion auch veränderbaren Stoffwechselleistungen.

Es gibt kein universelles Nährmedium für die Isolierung aller Bakterien und kein spezifisches Kulturmedium für jede einzelne Bakterienart.

Erst im synthetischen Nährmedium erkennt man die Enzymausstattung und speziellen Ansprüche auf Wuchsfaktoren (Vitamine, Aminosäuren usw.) oder essentielle Metaboliten[60]): Völlige Unabhängigkeit von organischen Substraten (Chemoautotrophie) bis zur kompletten Abhängigkeit von komplexen organischen Verbindungen (strikte Heterotrophie). Chemoautotrophe besitzen sämtliche Enzyme für die Synthese organischer Bau- und Wirkstoffe, streng Heterotrophe zeigen mannigfaltige Enzymverluste.

Die meisten Bakterien sind fakultativ heterotroph, sie benötigen anorganische und bestimmte organische Verbindungen. Obligate Parasiten sind überwiegend heterotroph, einige wachsen nur in Gegenwart lebender Zellen.

Nährmedien (allgemein)

Die chemische Zusammensetzung des Bakterienprotoplasmas entspricht weitgehend der höherer Zellen: 80 % Wasser; Proteine, Nukleinsäuren, Kohlenhydrate, Lipoide; bezogen auf das Trockengewicht: 50 % Kohlenstoff, 15 % Stickstoff, 1 % Schwefel, 3 % Phosphor, im Ascherückstand Mineralien und

---

59) Wachstum ist an dieser und an anderen Stellen der Vermehrung gleichzusetzen.

60) Essentielle Metaboliten sind komplizierte, unter Umständen labile Stoffwechselprodukte anderer Lebewesen, ohne die kein Wachstum erfolgt (Beispiel: Para-Amino-Benzoesäure, PABS).

Spurenelemente (insgesamt 20 Elemente). Sie müssen in den Grundbestandteilen des Nährsubstrats bzw. im Züchtungsmilieu enthalten sein.

Kohlenstoff: Alle Lebewesen benötigen Kohlenstoff für den Aufbau organischer Moleküle. Chemoautotrophe begnügen sich mit CO_2. Die meisten Bakterien sind abhängig von organischen Kohlenstoffquellen, z. B. Glukose. Sie dienen bei Heterotrophen als Kohlenstoff- und Energiequelle[61]).

Stickstoff: Essentielles Element in Proteinen und Nukleinsäuren. Die meisten Bakterien verwenden Ammoniak (Ammoniumsalze) als alleinige Stickstoffquelle; zahlreiche Arten reduzieren Nitrat über Nitrit zu organisch gebundenem Stickstoff. Einige Bodenbakterien assimilieren Luftstickstoff.

Schwefel: Wichtiges Element in schwefelhaltigen Aminosäuren. Die meisten Bakterien reduzieren Sulfat zu organischen Sulfhydryl- (SH-)Gruppen.

Phosphor: Essentielles Element in allen energiespeichernden und -übertragenden Verbindungen (Adenosintriphosphat, Ko-Dehydrasen), ferner in den informationsspeichernden und -übertragenden Nukleinsäuren. Aufnahme und Einbau als Phosphat.

Weitere Mineralien und Spurenelemente: Sie dienen als Enzymaktivatoren (Beispiel: Mg^{++} für die Spaltung von ATP), ferner als Zentralatome in Koenzymen energieübertragender Fermente (Mg^{++} im Chlorophyll, Fe^{++} in den Fermenten der Atmungskette).

Wachstumsfaktoren: Bestimmte Aminosäuren für die Proteinsynthese, Vitamine für Koenzyme, Purine und Pyrimidine für die Nukleinsäuresynthese.

Im allgemeinen enthält 1 Liter Nährsubsrat je 1 bis 2 g Kohlenstoffquelle, Stickstoffquelle und Redoxsysteme (Wasserstoffdonatoren und -akzeptoren), je 50 mg Sulfat, Phosphat und Wachstumsfaktoren (Aminosäuren, Purine oder Pyrimidine), je 0,1 bis 1 mg Vitamine und Spurenelemente.

Nährmedien (speziell)

Wir unterscheiden vollsynthetische, halbsynthetische und nichtsynthetische, ferner flüssige, halbstarre und feste Nährmedien.

Synthetische Nährmedien:

Vollsynthetische Nährmedien enthalten Substrate bekannter chemischer Zusammensetzung. Als Minimalmedien[62]) dienen sie quantitativen stoffwechselphysiologischen und genetischen Studien.

Beispiel: Synthetisches Nährmedium für Kolibakterien:
Kohlenstoff- und Energiequelle Laktose,

[61]) Energiequellen sind oxydable anorganische und/oder organische Substrate (Wasserstoff- bzw. Elektronendonatoren) in Verbindung mit reduzierbaren Substanzen (Wasserstoff- bzw. Elektronenakzeptoren, z. B. Luftsauerstoff, anorganische oder organische Verbindungen). Wenige photoautotrophe Bakterien benutzen Sonnenlicht als Energiequelle, vgl. Abschnitt „Biosynthese und Energiequellen" (S. 215).

[62]) Minimalmedien enthalten die für das Wachstum einer bestimmten Mikrobenart unbedingt notwendigen Ingredienzien, vgl. S. 188.

Stickstoffquelle Ammonium chlorid,
primäres und sekundäres Natrium phosphat,
primäres Kalium phosphat,
Natriumchlorid,
Magnesium chlorid,
Natrium sulfat,
Aqua destillata.

Halbsynthetische Nährmedien: Zum synthetischen Grundanteil werden Hydrolysate von Kasein, Fleisch oder Hefe als Quellen von Aminosäuren, Nukleinbasen und Vitaminen zugegeben.

Nichtsynthetische Nährmedien:

Nichtsynthetische Medien enthalten Naturprodukte und sind der Versuch des Bakteriologen, die natürliche, komplexe Umgebung des zu züchtenden Keims nachzuahmen.

Ausgangsprodukt ist das Fleischwasser (zerkleinertes fett- und sehnenfreies Fleisch, in Wasser gekocht und filtriert), Zugabe von Kochsalz und Pepton (angedautes Protein[63]), Einstellung auf pH 7,4 und Sterilisation ergeben Nährbouillon.

Flüssige Nährmedien:

Nährbouillon ist das Grundsubstrat für alle Kulturmedien der bakteriologischen Diagnostik.

Schwankungen der Zusammensetzung ergeben sich aus der unterschiedlichen Beschaffenheit der Ausgangsprodukte und komplexen Ingredienzien. In diesen Kulturmedien können keine feineren physiologischen Vorgänge beobachtet werden.

Wachstum in flüssigen Nährmedien führt entweder zu diffuser Trübung (hydrophile Bakterien mit „glatter" Zellwand), zu krümeligem Bodensatz und Wandbelag (hydrophobe Bakterien mit „rauher", stark lipoidhaltiger Zellwand) oder zur Anreicherung an der Oberfläche, unter Umständen zur Kahmhaut (aerophile, sauerstoffliebende Bakterien).

Flüssige Kulturen werden leicht durch ubiquitäre Mikroben verunreinigt. Andererseits fördern sie die Selektion einzelner Keime aus Mikrobengemischen.

---

[63]) Bakteriologische Peptone sind ein Gemisch von (stark puffernden) Polypeptiden mit einem Molekulargewicht zwischen einigen 100 und einigen 1000 sowie von Aminosäuren.

Halbstarre Nährmedien: Nährbouillon plus Agar-Agar (0,5 %)[64]) für die Prüfung der Beweglichkeit im U-Röhrchen („Beweglichkeitsagar") (Abb. III/32).

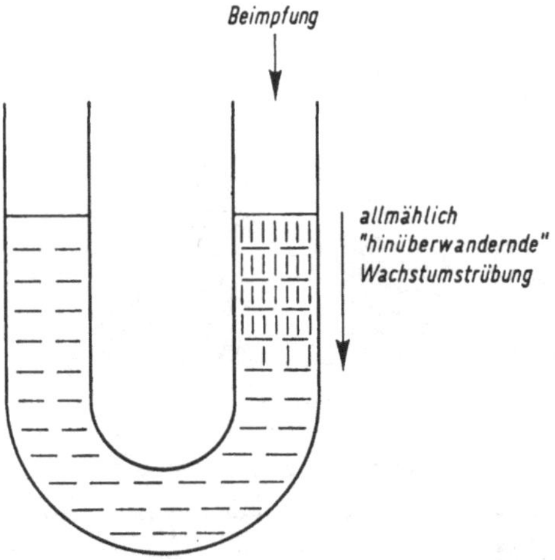

Abb. III/32. Beweglichkeitsprüfung im U-Röhrchentest

Feste Nährmedien: Nährbouillon plus Agar-Agar (2—3 %) ergibt Nähragar, Nährbouillon plus Gelatine (10 %) ergibt Nährgelatine[65]).
Schmelz- und Erstarrungstemperaturen:

Nähragar	90° → 45° C,
Nährgelatine	25° → 20° C.

Feste Nährsubstrate wirken wie nasse Schwämme! Die Nährflüssigkeit bewegt sich frei durch die Poren, die Keime bleiben liegen und vermehren sich zu charakteristischen Kolonien.

Feste Nährsubstrate ermöglichen gegenüber flüssigen die Differenzierung der Koloniefórm und durch Isolierung aus Bakteriengemischen die Züchtung von Reinkulturen.

Die allgemeine Beurteilung der Koloniemorphe berücksichtigt die Größe — Form — Farbe — Begrenzung — Konsistenz (Verschiebbarkeit mit der Öse).

Reinzüchtung aus mischinfiziertem Bakterienmaterial erfolgt durch besondere Ausstrichtechnik mit der Öse. Das Material wird durch fraktio-

[64]) Agar-Agar (malayisches Wort), Ceylontang, Gallertstoff aus getrockneten Meeresalgen; chemisch Schwefelsäureester eines Polysaccharids aus Galaktose.

[65]) Gelatine ist gereinigter Leim, Glutin aus Kollagen, das durch Kochen von Knochen und Bindegewebe gewonnen wird.

niertes (stufenweises) Ausstreichen so stark verdünnt, daß voneinander getrennte, einzeln wachsende Kolonien entstehen, die mit großer Wahrscheinlichkeit von e i n e m Bakterium abstammen (Abb. III/33).

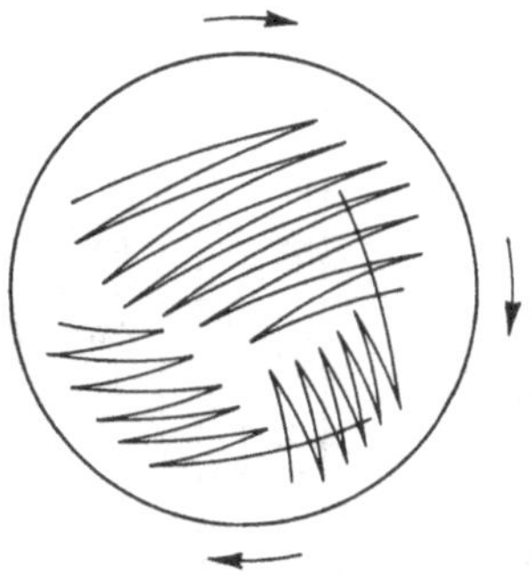

Abb. III/33. Fraktioniertes Ausstreichen auf der Agarplatte

Als Reinkultur bezeichnet man eine Bakterienpopulation, die frei von fremden Bakterien (Mikroben) ist.
Als Reinheitskriterium gilt die Einheitlichkeit der Morphe, und zwar der kulturellen makroskopischen wie auch der mikroskopischen Merkmale (Größe — Form — Färbbarkeit — Lagerung).

Weitere Zusätze zu Nährboden-Grundsubstraten richten sich nach dem Verwendungszweck. In der **Diagnostik** pathogener Bakterien unterscheidet man Anreicherungs-, Differenzierungs- und Elektivnährböden. Alle Verfahren sind ein Kompromiß zwischen Förderung der erwünschten und Hemmung der unerwünschten Keime, am ausgeprägtesten bei Anreicherungs- und Elektivmedien.

1. **Anreicherungsverfahren:** Dem aus einem Bakteriengemisch zu isolierenden Keim wird ein Selektionsvorteil gegeben. Anreicherungsmedien sollen nach den Gesetzen der Ökologie das natürliche Milieu des Keims imitieren und dessen Nährstoffbedarf im Sinne des Minimalmediums eben erfüllen. Dadurch werden andere Mikroben überwuchert.
   Beispiel: Typhusbakterien halten sich mit Vorliebe im Leber-Gallen-System des Wirts. Anreicherung erfolgt in Galle bzw. Gallebouillon.
2. **Differenzierungsverfahren:** „Indikator-Nährböden" dienen der Entwicklung bestimmter Keime in „typischer" Weise, häufig unter Zurückdrängung nichtverwandter Mikrobengruppen.
   Beispiel: Laktose-Indikator-Platte ergibt gefärbte (laktosevergärende) Kolibakterienkolonien, farblos wachsende (keine Laktose angreifende) Keime der Typhus-Paratyphus-Enteritis-Ruhr-Gruppe.
3. **Elektivverfahren:** Nährböden mit ausgeprägter Hemmwirkung gegen unerwünschte und möglichster Schonung und/oder Förderung der erwünschten Keime.
   Beispiel: Wismutsulfitagar (WILSON und BLAIR) gestattet Züchtung von Typhusbakterien aus kontaminierten Lebensmitteln und Abwasser.

Anspruchsvollere pathogene Bakterien werden auf Blut-, Serum-, Aszites- oder Eiernährböden ausgeimpft.

Beispiel: Hämophile Bakterien — Blutnährböden (Wuchsfaktoren V und X), Gonokokken, Meningokokken — Aszitesnährböden, Tuberkelbakterien — Eiernährböden.

Züchtungsbedingungen

Zu den konstant einzuhaltenden Züchtungsbedingungen gehören die Kontrolle des pH-Werts, der Belüftung und Temperatur.

pH-Wert:

Die meisten Bakterien bevorzugen leicht alkalisches Milieu (pH 7,4), Laktobazillen stärker saures (pH 4,5), Choleravibrionen stärker alkalisches Milieu (pH 8,0)[66].

Vergärung kohlenhydrathaltiger Nährmedien führt zur Säuerung und in Gegenwart entsprechender Indikatoren zum Farbumschlag. Anwendung findet dieses Prinzip in der „Bunten Reihe": Prüfung der fermentativen Leistung von Bakterien gegenüber verschiedenen abbaufähigen Nährsubstraten.

Werden Kohlenhydrate schnell zerlegt, bevorzugen Bakterien Kohlenhydrat als Energiequelle gegenüber Eiweiß. Schnelle Säuerung hemmt weiteres exzessives Wachstum unter Schonung des Eiweißabbaues.

Starke Ansäuerung des Nährmediums durch Stoffwechselprodukte bringt das Bakterienwachstum zum Stillstand.

Die Aufhebung der eiweißsparenden Wirkung gelingt entweder durch Phosphatpuffer im Überschuß oder durch Verwendung kohlenhydratfreier Nährsubstrate. Letzteres ist ein wichtiges Prinzip des Indolnachweises:

Indol stammt aus der Aminosäure Tryptophan und wird durch einen Farbindikator (Ehrlich's Reagenz, Para-Dimethylamino-Benzaldehyd) nachgewiesen. Bildung des Bakterienferments „Tryptophanase" (indolpositiv) ist ein wichtiges Unterscheidungsmerkmal zwischen verwandten Bakterienarten, z. B. Koli- und Typhusbakterien.

Belüftung:

Obligate Aerobier, z. B. Tuberkelbakterien, benötigen für das Wachstum ausreichende Versorgung mit Sauerstoff. In flüssigen Medien wird die O_2-Diffusion zum limitierenden Faktor des Wachstums, ein technisches Problem in der industriellen Mikrobiologie.

---

[66]) Das pH (Abkürzung für pondus hydrogenii — lat. — die Menge des Wasserstoffs) mißt die Konzentration (Aktivität) der Wasserstoffionen, definiert als negativer Logarithmus der Wasserstoffionenkonzentration,

$$pH = -\log [H^+] \text{ (SÖRENSEN)}.$$

Obligat anaerobe Bakterien werden durch Sauerstoff im Wachstum gehemmt; bestimmte Anaerobier sind aerotolerant, andere werden durch Sauerstoff abgetötet: es bilden sich H_2O_2, das bei fehlender Katalase[67]) auf die Zelle toxisch wirkt.

Entscheidend für anaerobes Wachstum ist ein günstiges Redoxpotential, das in Gegenwart von Sauerstoff nicht zustande kommt (Grenzwert Eh = —0,2 Volt).

Fakultative Anaerobier wachsen in Gegenwart oder Abwesenheit von Sauerstoff.

Bakterien vermehren sich nicht in kohlendioxydfreier Umgebung.

Die CO_2-Assimilation, die das Wachstum stimuliert, ist bei Heterotrophen sehr unterschiedlich, z. B. benötigen Erstkulturen von Bangbakterien und Gonokokken $\geqq 5\,\%$ CO_2-Atmosphäre.

Temperatur:

Die Reaktionsgeschwindigkeit aller chemischen Prozesse[68]) wächst schnell mit steigender Temperatur. Temperaturerhöhungen bis zum Temperaturoptimum bewirken Wachstumsbeschleunigung und Wachstumsstillstand nach Überschreitung desselben (Abb. III/34).

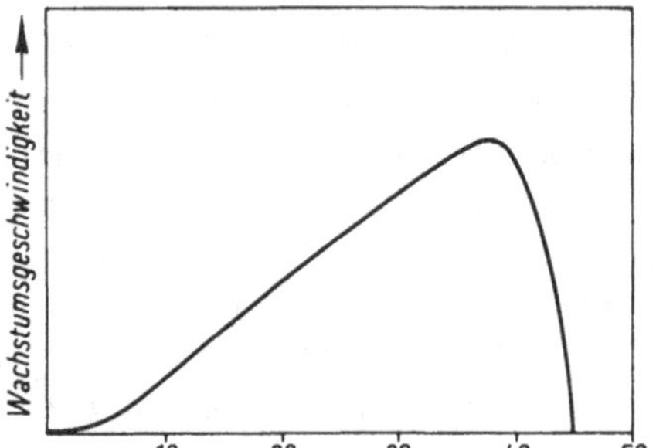

Abb. III/34. Temperatur-Wachstumskurve

---

[67]) Katalase zerlegt Wasserstoffperoxyd in Wasser und molekularen Sauerstoff (O_2), Peroxydase in Wasser und atomaren Sauerstoff (O, Sauerstoff in statu nascendi).

[68]) Reaktionsgeschwindigkeit ist durch die Anzahl der Moleküle bestimmt, die in der Zeiteinheit umgesetzt werden; Verdoppelung der Reaktionsgeschwindigkeit bei Erhöhung der Temperatur um 10° C und gleichbleibender Konzentration.

Das Bakterienwachstum gleicht den charakteristischen Temperatur-Wirkungs-Kurven der Enzyme. Die meisten Fermente werden oberhalb von 50° C inaktiviert und bei 70° bis 80° C irreversibel zerstört.

Abb. III/35 und Tab. III/9 zeigen die Temperaturbereiche und -optima für das Wachstum der Bakterien.

Tab. III/9

Psychrophile Bakterien (Kältebakterien)	Mesophile Bakterien (Blutwärmebakterien)	Thermophile Bakterien (Hitzebakterien)
Temperaturoptimum: 15°—20° C	30°—37° C	50°—55° C
Kein Wachstum: > 30°	< 20° > 45° C	< 45° > 75° C
Bedeutung: „Kühlschrankflora" (Nahrungsmittelzersetzung), „Selbstreinigung" der Gewässer im Winter, Mineralisierung	Warmblüterpathogen, einige wachsen nicht bei Zimmertemperatur (z. B. Tuberkelbakterien, Gonokokken), andere bei + 10° C (Enterobakterien, „Nahrungsmittelvergifter")	Im Humus und Kompost (Selbsterhitzung des Heues), Schlammfaulung der Abwässer, Abtötung von Seuchenmikroben, Wurmeiern und Fliegenmaden

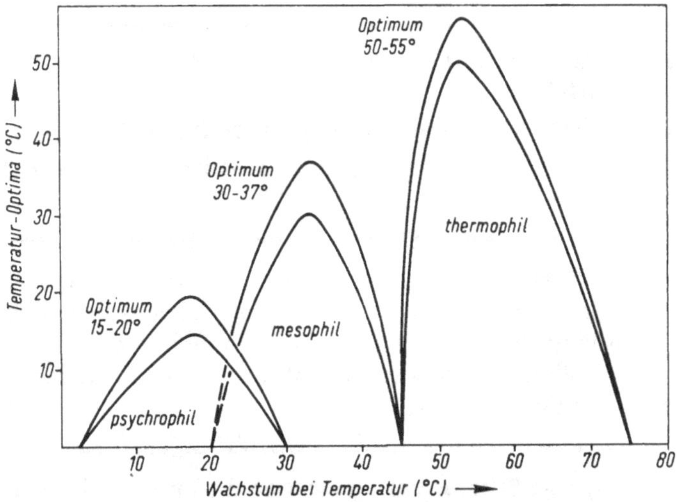

Abb. III/35. Wachstumstemperaturen der Bakterien

Ökologie

Ökologie ist die Lehre von den Beziehungen zwischen Lebewesen und ihrer Umwelt.

Die Bakterienökologie befaßt sich mit ökologischen Systemen in der Mikrobiologie. Diese bestehen aus der (Mikro-)Biosphäre (dem natürlichen Fundort oder Habitat) mit biotischen und abiotischen Faktoren und bestimmten, hierin eingebetteten Mikrobengruppen. Die einer bestimmten Mikrobenpopulation adäquate Umgebung nennt man ökologische Nische, die Population ökologische Spezies (Abb. III/36).

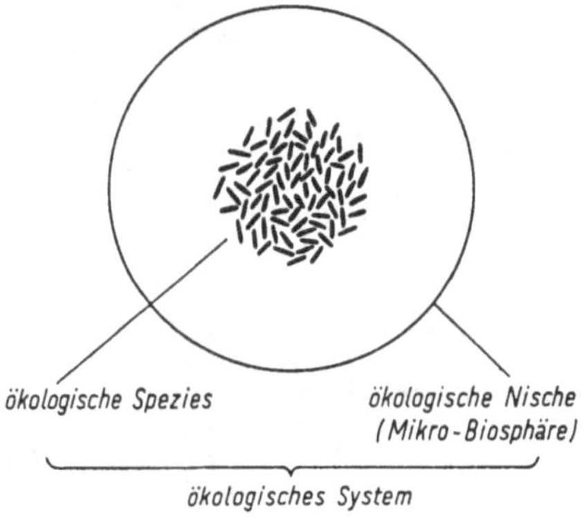

Abb. III/36

Zwei Grundsätze bestimmen das Verhalten mikrobieller Ökosysteme (HUNGATE):

1. **Jede Nische wird durch eine Keimart besiedelt.**
2. **Diese Keimart führt zur möglichst wirksamen Besiedlung der Nische.**

Sollen zwei verschiedene Keimarten nebeneinander leben, müssen sich die beiden Ökosysteme in mindestens einem determinierenden Faktor unterscheiden. Die Milieu-Unterschiede führen zur Vermehrung derjenigen Mutanten, für die das Milieu geeignet ist. So entstehen neue Gruppen verwandter ökologischer Arten oder Typen.

Als ökologische Spezies betrachtet man die an einen bestimmten natürlichen (Mikro-)Standort adaptierte Bakterienpopulation.

Ökosysteme stehen in dynamischer Wechselbeziehung. Veränderte Biosphäre erfordert Adaptation, neue adaptive Leistungen verändern die Biosphäre. Das Einzelbakterium adaptiert sich physiologisch (Prinzip der adaptiven Enzymsynthese), die Population durch Auswahl und Vermehrung neuer Mutanten (Prinzip der intraspezifischen Zuchtwahl). Der Selektionsdruck des veränderten Milieus bewirkt die mikrobielle Anpassung und Besiedlung der ökologischen Nische.

Die Kenntnis der Ökologie ermöglicht eine ganzheitliche Betrachtung dynamischer Wechselwirkungen zwischen Mikroorganismen und Umwelt.

Hinsichtlich der örtlichen und zeitlichen Schwankungen eines ökologischen Systems unterscheidet man ortsständige (autochthone) von passageren (zymogenen) Populationen. Erstere sind immer reichlich vorhanden, letztere erscheinen in größeren Zahlen erst nach Zugabe anderer Nährstoffe, z. B. abgestorbener Bakterien und Pflanzenteile. Es kommt zum Phänomen der Sukzession: Diejenigen Keime, die den Standort zuerst besiedeln, werden nach Erschöpfung des Nährsubstrats an der weiteren Vermehrung gehindert und durch nachfolgende, für die das Milieu nunmehr geeignet ist, abgelöst. Die Reihenfolge der Besiedlung wird von der Natur des Substrats bestimmt.

Für mikrobielle ökologische Systeme gelten in Boden, Wasser, Luft und Nahrungsmitteln, auf Haut und Schleimhaut von Mensch und Tier, im Gewebe bei infektiösen Prozessen die gleichen ökologischen Gesetze.

Ökologie von Boden - Wasser - Luft

Die zahlreichsten aller Lebewesen sind Bakterien.

Ein Gramm Ackererde enthält mehrere Milliarden Keime, ein Hektar Ackerboden mehrere hundert Kilogramm Bakterien.

In jedem Gramm **Ackererde** können viele hundert Mikrostandorte beieinanderliegen, die sich der groben ökologischen Betrachtung entziehen. Ohne Mikroorganismen wäre der Erdboden tot und das Leben von Pflanze und Tier nicht möglich. Die Mikroflora besteht aus Bakterien (einschließlich Aktinomyzeten), Pilzen und Algen, die Mikrofauna aus Protozoen.

Ein Gramm Ackererde enthält schätzungsweise

2500 Millionen Bakterien,
1000 Millionen Aktinomyzeten,
500 Tausend Pilze (500 Meter Pilzmyzel),
50 Tausend Algen,
30 Tausend Protozoen.

Heterotrophe Bakterien sind viel zahlreicher als autotrophe.

Es gibt keine organische Substanz einschließlich synthetischer Stoffe des Menschen, die auf die Dauer der bakteriellen Zersetzung standhält.

Gegenüber der Ungleichförmigkeit des Bodens ist der Lebensraum **Wasser** ökologisch gleichförmiger. Im größeren Wasserraum sind Mikroben vor extremen Milieuänderungen (Erwärmung — Abkühlung, Konzentrations- und pH-Änderungen, Klimaschwankungen) geschützt. In Fließgewässern spielt die Strömung und Durchmischung eine wichtige Rolle. Alle natürlichen Gewässer enthalten Nährstoffe in gelöster und kolloidaler Form zusammen mit ungelösten Partikeln.

Die freischwebende Mikroflora und -fauna bezeichnet man als P l a n k t o n. Sie bildet eine Lebensgemeinschaft (Mikrobiozönose). Der für die Lebensgemeinschaft adäquate Lebensraum ist das (Mikro-)Biotop.

Luft allein ist kein Nährmedium für Bakterien. Der Keimgehalt stammt von aufgewirbelten Staubpartikeln und Wassertröpfchen unbelebter und belebter Oberflächen. „Infizierte" Tröpfchen spielen im Unterschied zur Staubinfektion für die a e r o g e n e Ü b e r t r a g u n g von Krankheitserregern, vor allem der Zivilisationsseuchen, eine entscheidende Rolle.

Pilzsporen und Pollenkörner können als K l i m a a l l e r g e n e in Erscheinung treten. Meeresluft enthält weniger Keime als staubhaltige Landluft, feuchte weniger Mikroben als trockene.

Ökologie der normalen Haut und Schleimhaut

Medizinisch wichtige Erreger-Wirt-Beziehungen sind ökologische Systeme par excellence.

Die den Makroorganismus besiedelnden Bakterien sind entweder Dauer- oder Anflugkeime.

Dauerflora: Dauerkeime findet man konstant in gleichbleibender Zusammensetzung an bestimmten Regionen der äußeren und inneren Körperoberflächen. Es besteht nach Störungen starke Tendenz zur schnellen Wiederherstellung.

Beispiel: Alle Menschen besitzen Lakto- und Kolibakterien im Darm, vergrünende Streptokokken im Mund-Nasen-Rachen-Raum, weiße Staphylokokken auf der Haut; Laktobazillen in der Vagina der geschlechtsreifen Frau.

Am „unrechten" Ort werden fakultativ (potentiell) pathogene Dauerkeime pathogen: Kolibakteriencholezystitis und -sepsis, Viridans-Endokarditis.

Anflugflora: Passagere Keime siedeln sich flüchtig, Stunden, Tage oder Wochen an, entweder aus der unbelebten Umgebung des Menschen (Boden, Wasser, Luft, Nahrungsmittel) oder von lebenden Infektionsquellen.

Beispiel: Tetanus- und Gasödembazillen auf der Haut, Diphtheriebakterien und Meningokokken im Nasen-Rachen-Raum.

Beziehungen zwischen Mikro- und Makroorganismus durchlaufen drei Stufen: Kommensalismus — Parasitismus — Symbiose.

Kommensalismus: Keine gegenseitige Abhängigkeit, Ernährung von abgestorbener organischer Materie auch außerhalb des Wirts (Saprophytismus).

Parasitismus: Abhängigkeit zum gegenseitigen Schaden, entweder fakultativ (potentiell) durch die Möglichkeit der Ernährung von abgestorbener Materie, gegebenenfalls außerhalb des Wirts (Saprophytismus), oder obligat durch ausschließliche Ernährung von lebenden Zellen und/oder deren Produkten.

Symbiose: Abhängigkeit zum gegenseitigen Nutzen durch Ernährung von Absonderungen des Wirts und Rückerstattung in Form von „Dienstleistungen", z. B. Vitaminen, Enzymen, antibakteriellen (antimikrobiellen) Substanzen.

Unversehrtheit der Dauerflora ist für die Aufrechterhaltung bestimmter Körperfunktionen und zum Schutz vor Überwucherung durch pathogene Mikroben offenbar von großer Bedeutung[69]).

Die hierbei mitwirkenden Synergismen und Antagonismen sind noch wenig erforscht.

Beispiel der Zahnkaries: Die Zersetzung der Zähne, die von der Oberfläche nach innen fortschreitet, wird durch saure Gärungsprodukte vor allem der Laktobazillen und Streptokokken (pH $\leq$ 5,0) „gezündet". Nach Zerstörung des Schmelzes folgt putride Misch-

[69]) Keimfreie Aufzucht bewirkt Herabsetzung der Resistenz und ungenügendes „Training" der spezifischen Immunmechanismen. Als keimfrei bezeichnet man Tiere, die keine uns bekannten, nachweisbaren Mikroben beherbergen.

infektion mit Verdauung des Dentins, Zements und der organischen Matrix. Komplexe Mitwirkung verschiedener Faktoren wie Art der Kost (Kohlenhydrat—Eiweiß), mechanische Beanspruchung des Kauapparates, hormonale und erbliche Momente. Vorbeugung: Fluoride erhöhen Säureresistenz des Schmelzes, geeignete Kost vermindert Säureproduktion.

Ökologie der pathogenen Bakterien

Nur einige Prozent aller bekannten Bakterienarten sind pathogen.

Der experimentelle Beweis für die Erregernatur eines Mikroben gelingt durch Erfüllung der drei Henle-Koch'schen Postulate.

Die drei Henle-Koch-Postulate lauten:

1. **Regelmäßiger Nachweis des Erregers in den gleichen Krankheitsprodukten.**
2. **Reinzüchtung des Erregers außerhalb des erkrankten Organismus.**
3. **Nachweis der Pathogenität des reingezüchteten Erregers.**

Dazukommt (4.) Nachweis immunologischer Erreger-Wirt-Beziehungen.

ad 1) Ökologisch entspricht das erste Postulat dem Nachweis des natürlichen Standorts (Biosphäre) obligat pathogener Mikroben. Jeder Erreger hat unter natürlichen Bedingungen ein bestimmtes Wirtsspektrum bzw. eine bestimmte Gewebeaffinität (Habitat). Auswahl des Wirts durch den Erreger (Pathogenität) und des Erregers durch den Wirt (Empfänglichkeit) verhalten sich zueinander reziprok, eins bedingt das andere und umgekehrt (vgl. Abb. II/5, S. 105 und II/28, S. 144).

Die beste Form der gegenseitigen Anpassung ist die Symbiose[70]).

70) So sind Dauerausscheider von Typhusbakterien gegenüber den eigenen Keimen immun, diese jedoch hochvirulent für nichtimmune Personen.

Äußerste Stufen des Parasitismus und der Symbiose trifft man im lytischen und lysogenen Lebenszyklus der Phagen-Bakterien-Beziehung (Phagen = Viren im Sinne von parasitierenden Nukleinsäuren), vgl. Abb. III/19, S. 205.

Ungünstigenfalls stirbt der Wirt und mit ihm der „Wohnsitz", oder die Parasiten erliegen der Wirtsabwehr, wenn nicht geeignete Übertragungsmechanismen deren Weiterverbreitung gewährleisten.

ad 2) Reinzüchtung des Erregers aus Krankenmaterial stellt spezielle Anforderungen an Art und Qualität des Nährbodens sowie an Milieufaktoren.

Kulturverfahren sind ökologische Probleme.

Es sollen die natürlichen Umweltbedingungen des Erregers imitiert und dessen pathogene (krankmachende) und immunogene (schützende) Eigenschaften erhalten werden. Gelingt dies nicht, werden Mutanten selektiert und aus Reinkulturen „Treibhauskulturen". Bestimmte Laborstämme behalten häufig ihre Pathogenität für den Menschen (Laborinfektionen mit Typhusbakterien, Milzbrandbazillen, Tuberkelbakterien), andere verlieren sie nach wenigen Kulturpassagen (Pneumokokken, Keuchhustenbakterien).

ad 3) Nachweis der Pathogenität setzt geeignete Merkmale des Erregers voraus, die sich mit Labormethoden quantitativ prüfen lassen.

Haften und Eindringen, Vermehrung und Giftigkeit sind pathogene Eigenschaften, die von der Zahl der applizierten Erreger (Virulenz) und der Wirtsabwehr (Resistenz, Immunität) abhängig sind, vgl. S. 102.

Der Tierversuch prüft entweder Invasivität und Vitalität (Eindringungskraft und Vermehrungspotenz) der Erreger, deren Toxizität (Giftigkeit) oder beides[71]).

Die Virulenz mißt man entweder durch Bestimmung der Keimzahl, die 50 % der Versuchstiere tötet (**D**osis **l**etalis 50, DL 50), oder in Toxineinheiten, die innerhalb einer bestimmten Zeit (meist binnen 4 Tagen) das Versuchstier töten (**D**osis **l**etalis **m**inima, DLM).

Fehlt die Tierpathogenität oder ist der Pathomechanismus im Tierversuch ein anderer als beim Menschen, ist der Vergleich zwischen der experimentellen und menschlichen Infektion problematisch. Hier sind meßbare mikrostrukturelle (antigene) und physiologische (fermentative) Pathogenitätsmerkmale von Bedeutung.

Beispiele: Inaba-Ogawa-O-Antigen der Choleravibrionen,
Kapselnachweis der Pneumokokken,

---

[71]) In der Klinik kann man zwischen rein toxischen (Beispiel: Botulismus und Tetanus), toxisch-reaktiven (die meisten anderen Infektionen) und rein reaktiven Typen der Erreger-Wirt-Beziehung (Tuberkulose, Syphilis) unterscheiden (vgl. Abb. II/4, S. 103).

Plasmakoagulase-Test der Staphylokokken,
Streptokinasenachweis der Streptokokken,
Alpha-Lezithinase-Test der Gasödembazillen.

ad 4)

Antikörper sind der wichtigste Hinweis für immunologische Wechselbeziehungen zwischen Erreger und Wirt, Titerbewegungen zeigen ablaufende (oder abgelaufene) Kontakte zwischen Wirtsgewebe und Erregerantigenen an.

Näheres siehe „Allgemeine Diagnostik" sowie „Allgemeine Immunologie" (S. 243, 277 und 141, 146, 154).

Anhang: Toxine

Toxine sind wasserlösliche Gifte von Mikroben, Pflanzen oder Tieren mit spezifischer Wirkung nach einer bestimmten Inkubationszeit[72]). Toxine sind Vollantigene.
Man unterscheidet bakterielle Ekto- und Endotoxine.

Nachfolgende Tabelle faßt die Hauptunterschiede zwischen bakteriellen Ekto- und Endotoxinen zusammen.

Tab. III/10. Hauptunterschiede zwischen Ekto- und Endotoxinen

Ektotoxine	Endotoxine
Bildung durch lebende Zellen, hohe Konzentration im zellfrei filtrierten Züchtungsmedium	Freisetzung nach Auflösung der Zellen
stark toxisch, tödliche Dosis < 1 Mikrogramm pro kg Körpergewicht	schwach toxisch, tödliche Dosis > 1 Milligramm pro kg Körpergewicht
stark antigen, hohe Antitoxintiter	schwach antigen, niedrige endotoxin-neutralisierende Antikörpertiter
hitzelabile Proteine (60° C)	hitzestabile Glukolipoproteide (60° C)
Umwandlung in ungiftiges, antigenes Toxoid durch Lagerung oder Formalin	keine Umwandlung in Toxoid

[72]) Unterschied zu chemischen Giften!

Ektotoxine:

Ektotoxine sind von grampositiven Bakterien abgesonderte Proteine. Klassische Ektotoxinbildner sind die Erreger von Diphtherie, Tetanus, Gasödem und Botulismus.

Ektotoxine sind als Stoffwechselprodukte lebender, sich vermehrender Bakterien aufzufassen. Endozelluläre, toxinwirksame Vorstufen, die nach Zerstörung der Zellumhüllung freiwerden, werden nachgewiesen.

Ektotoxine wirken entweder als spezifische Fermentblocker (Beispiel: Hemmung der Azetylcholinase, der Freisetzung von Azetylcholin, an den motorischen Endplatten durch Botulinustoxin), oder sie sind selbst ein Ferment (Beispiel: Alpha-Lezithinase der Gasödemerreger). Rasche Zerstörung durch Erhitzen auf 60—80° C, Umwandlung in ungiftige Toxoide durch Lagerung, Erwärmen oder Formalin.

Endotoxine:

Endotoxine sind von abgestorbenen gramnegativen Bakterien stammende, glukolipoproteidartige Bestandteile der Zellwand. Das klassische Endotoxin ist der Glukolipoproteidkomplex gramnegativer Darmbakterien.

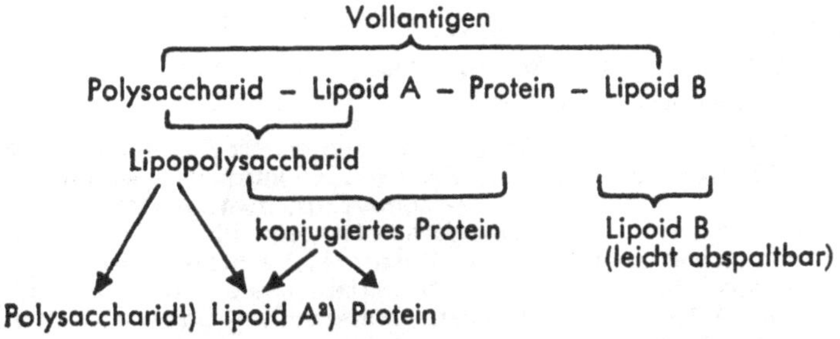

Abb. III/37. Aufbau des Endotoxins (nach WESTPHAL und Mitarb., 1959)

[1]) Determinante für Körperantigenspezifität (endständige Zuckermoleküle).
[2]) Pyrogen- und endotoxinwirksame Komponente.

Es besteht keine Parallelität zwischen Endotoxingehalt und Pathogenität gramnegativer Bakterien.
Endotoxine beeinflussen Temperaturregulation, RES-Aktivität (Infekt-Strahlen-Tumorresistenz), Reaktivität der Endstrombahn und Gerinnungsphysiologie, ferner Antikörperbildung.

Die pathophysiologischen Wirkmechanismen der einzelnen Vorgänge sind wenig bekannt.

Pyrogene Wirkung: Folgender schematisch vereinfachter Vorgang:

Exogenes Pyrogen

↓

Schädigung der Leukozyten

↓

Freisetzung endogenen Pyrogens

↓

Reizung des Temperaturzentrums (Stammhirn)

↓

Fieber

Exogenes (bakterielles) Pyrogen ist thermostabil und führt zur Gewöhnung (Toleranz gegenüber Fieber und anderen endotoxischen Wirkungen, wahrscheinlich infolge verstärkter Eliminierung des Endotoxins durch das stimulierte RES), endogenes Pyrogen („Pyrexin" MENKINs) ist thermolabil und zeigt keine Gewöhnung. Weniger als ein Mikrogramm von exogenem Pyrogen pro kg Körpergewicht bewirkt, innerhalb 30 bis 60 Minuten nach der Injektion, Abfall der Leukozyten, des Blutdrucks sowie kurzen Temperaturanstieg (nach hoher Dosierung Kreislaufschock!), dann langanhaltenden sekundären Temperaturanstieg durch endogenes Pyrogen mit reaktivem Anstieg der Leukozytenwerte, s. S. 59 und 153.

RES-Wirkung: Kleine Dosen stimulieren Phagozytose und Filterfunktion des RHS sowie Anstieg von Properdin und Opsoninen gegen gramnegative Bakterien, hohe Dosen bewirken das Gegenteil.

Wirkung auf Gefäße und Gerinnung: Die hierbei auftretenden Erscheinungen werden als Sanarelli-Shwartzman-Phänomen bezeichnet:

Vorbereitende und 24 Stunden später provozierende Injektion von Endotoxin führt je nach Applikation (intrakutan — intravenös) zum lokalen oder (intravenös — intravenös) zum generalisierten Shwartzman-Phänomen, hämorrhagische Nekrosen infolge Thrombosierung und hämorrhagischer Diathese. Klassisches Versuchstier ist das Kaninchen; menschliche Fälle werden beschrieben, keine Spezifität (Lipoid A findet man bei allen gramnegativen Bakterien!), Hemmung durch Heparin.

Gleiches Wirkprinzip führt zur Tumornekrose (kein Therapeutikum wegen starker Nebenwirkung, schneller Gewöhnung und Tumorrezidivierung) und bei tragenden Tieren zum Abort.

Antigene Wirkung: Vakzinierende Dosen führen zur Neutralisation der Fieberwirkung und (unspezifischen) Erhöhung der Resistenz gegen Endotoxin, vgl. Properdin, S. 109.

Systematik

Nach internationalen Nomenklaturregeln sind Bakterienarten zweinamig. Die binäre Nomenklatur wurde von dem schwedischen Naturforscher Karl von LINNÉ 1735 in seinem „Systema naturae" für die Bezeichnung der Art (Spezies) eingeführt.

Jede Bakterienart hat zwei Namen, das erste Wort ist der Gattungsname (Genus) und wird groß geschrieben, das zweite Wort ist die Bezeichnung für die Art (Species) und wird klein geschrieben.

Beispiele: Bacillus subtilis — Heubazillus
Mycobacterium tuberculosis — Tuberkelbakterium
Vibrio comma — Choleravibrio
Treponema pallidum — Syphilisspirochäte

Trivialbezeichnungen sind noch sehr im Gebrauch, z. B. Koch'scher Bazillus für den Erreger der menschlichen Tuberkulose. Morphologische Strukturen (makroskopische Koloniefonm, mikroskopische Form und Lagerung der Bakterien, Färbbarkeit, Kapseln oder Sporen) gestatten die Abgrenzung größerer Gruppen (Ordnungen — Familien). Für die Unterscheidung von Gattungen und Arten müssen Mikrostrukturen (Antigene) und physiologische Merkmale der Enzymausstattung, der Pathogenität usw. herangezogen werden.

Eine natürliche Klassifizierung der Bakterien, die auf phylogenetischer Verwandtschaft gemeinsamer Vorfahren beruht, ist noch nicht möglich.

Auch die seit 1948 international verbindliche Einteilung der Bakterien nach **BERGEY** ist arbiträr. Sie bietet aber den praktischen Vorteil einer erschöpfenden Beschreibung und Benennung der derzeit bekannten Bakterienarten, wodurch die „Sprache" aller Bakteriologen verständlich wird.

Die Problematik der Bakterientaxonomie liegt in der Schwierigkeit des Artbegriffs.

Die Bakterienart ist schwierig zu definieren, weil noch kein übergeordnetes biologisches Kriterium bekannt ist, das der sexuellen Fruchtbarkeit von Pflanze und Tier vergleichbar ist.

Reinkulturen sind für taxonomische Studien ein Hindernis. Hierdurch werden leicht Mutanten selektiert, die an das Labormilieu angepaßt sind und sich von frei in der Natur lebenden ökologischen Spezies unterscheiden. Besser wäre die

Anwendung „schmutziger" Anreicherungskulturen aus Mischpopulationen[73]), die den natürlichen Lebensbedingungen weitgehend entsprechen (WINOGRADSKI). Unter Beachtung der Ökologie wird der Bakteriologe den Sinn für „Übergangsformen" schärfen und die Gruppierung in ein starres System vermeiden, das es in Wirklichkeit nicht gibt.

Andererseits ist die „praktische Konstanz" der Bakterienarten und -typen die wichtigste Grundlage für die spezifische Erkennung, Behandlung und Vorbeugung von Infektionskrankheiten. Der Begriff des **Monomorphismus** im Sinne Ferdinand COHNs und Robert KOCHs wird durch Vorgänge der genetischen Variation und phänotypischen Modifikation erweitert, nicht aufgehoben, vgl. S. 277.

Erbfaktorenaustausch durch Transformation, Konjugation oder Transduktion führt zur Hybridisation (Bildung von Bastarden), nicht zur Umwandlung einer Art in eine andere.

Es gibt z. B. keine Umwandlung von Typhusbakterien in Paratyphus-, Enteritis-, Ruhr- oder Kolibakterien, vgl. S. 193.

Pleomorphismus im ursprünglichen Sinne NÄGELIs ist abzulehnen, im Sinne einer weitreichenden Anpassung an Milieubedingungen (Beispiel: L-Formen der Bakterien) vertretbar.

In den Lehrbüchern für Mikrobiologie wird die Nomenklatur der Bakterien nach BERGEY zugrunde gelegt. Da das Handbuch mit jeder Neuauflage wesentliche Abänderungen erfährt, sollten lediglich medizinisch wichtige Hauptgruppen (Ordnungen, Familien) beibehalten werden. Aus didaktischen Gründen erscheint die Angleichung zwischen bestimmten Bakterien- und Krankheitsgruppen zweckmäßig (Beispiel: Erkrankungen durch Kokken; Erkrankungen durch Darmbakterien).

Berücksichtigung der Morphologie und Physiologie (enzymatische Leistungen) einschließlich der (antigenen) Feinstruktur ermöglicht nach BERGEY, entsprechend der Taxonomie im Pflanzen- und Tierreich, die Einteilung der Bakterien in

Klassen
Ordnungen
Familien
Gattungen
Arten.

[73]) „Schmutzige" Anreicherungskulturen finden breite Anwendung in der industriellen Mikrobiologie, z. B. in der Gärungsindustrie.

Tab. III/11

Ordnung	Familie	Morphe
Eubacteriales	Streptococcaceae Micrococcaceae Neisseriaceae	grampositive und gramnegative Kugeln
Anhang	Enterobacteriaceae Pseudomonadaceae (Spirillaceae)	gramnegative Stäbchen (starre Schrauben)
	Brucellaceae	gramnegative Kleinstäbchen
Anhang	Corynebacteriaceae Lactobacilleae	grampositive (Keulen-) Stäbchen
	Bacillaceae	grampositive Sporenstäbchen
Actinomycetales	Mycobacteriaceae Actinomycetaceae Streptomycetaceae	grampositive Zweigfäden
Spirochaetales	Treponemataceae	gramnegative flexible Schrauben
Rickettsiales	Rickettsiaceae	gramnegative Kleinststäbchen

Allgemeine Diagnostik

Die diagnostische Bakteriologie befaßt sich mit der Identifizierung von Infektionserregern und mit dem Nachweis spezifischer Antikörper im Patientenserum.

Antikörperbestimmungen sind indirekte, Erregernachweis ein direktes Verfahren, vgl. S. 22 und 277.

Erregerdiagnostik ist unentbehrlich

1. für die Klärung inapparenter Infektionen und unklarer Krankheitsprozesse,
2. für das Auffinden von unerkannten Infektionsquellen, Keimträgern und Dauerausscheidern,
3. für die Einleitung wirksamer Chemotherapie und prophylaktischer Immunisierung,
4. für die Durchführung seuchengesetzlicher Maßnahmen.

Antikörperbestimmungen sind wichtig,

1. wenn der Erreger nicht oder schwierig züchtbar ist (z. B. Luesserodiagnostik, Weil-Felix-Reaktion),

2. wenn der Erreger nach behandelter oder abgelaufener Infektion nicht mehr züchtbar ist,
3. wenn der Erfolg spezifischer Heilmaßnahmen kontrolliert werden soll,
4. wenn der Immunitätsspiegel der Bevölkerung bzw. der Erfolg von Impfmaßnahmen bestimmt werden sollen.

Untersuchungsmaterial soll
1. reichlich abgenommen werden,
2. möglichst frei sein von sekundären bakteriellen Verunreinigungen,
3. möglichst vor Beginn der Chemotherapie gewonnen werden,
4. umgehend ins Labor gesandt, gegebenenfalls am Krankenbett entnommen und sofort verarbeitet werden.

Serumproben müssen zwecks Titerbestimmung zweimal im Abstand von mindestens 2 Wochen eingesandt werden (Signifikanz der Titerdynamik bei Differenzen von $\geqq 2$ Verdünnungsstufen; Beispiel: $^1/_{50}$—$^1/_{200}$).

Voraussetzung für bakteriologisches Arbeiten ist steriles (aseptisches) Arbeiten.
Prinzip ist die saubere Trennung des Krankheitserregers von sekundären Begleitkeimen.
Ziel ist die Klärung von Krankheits- und Seuchenursachen.

Allgemeine bakteriologische Untersuchung umfaßt
1. Prüfung im **Mikroskop,**
2. Anlegen der **Kultur,**
3. Testung der **„Serologie"** (Antigenstruktur) der Reinkultur,
4. Kontrolle der Pathogenität im **Tierversuch**[74]), gegebenenfalls
5. Aufstellung des **Antibiogramms,**
6. **Lysotypie** mit typspezifischen Bakteriophagen.

Die allgemeine Forderung lautet:
Bei Verdacht auf Infektionskrankheit nach Erregern fahnden,
a) beim Fehlen lokaler Zeichen
durch wiederholte Blutkulturen, Antikörperbestimmungen oder Hauttestung,
b) bei lokaler Symptomatik
durch spezielle Nachweisverfahren (Tab. III/12).

[74]) Tierversuche unterliegen dem Tierschutzgesetz; sie sind unentbehrlich
1. zum Erregernachweis nichtzüchtbarer Mikroben und für Pathogenitäts-Teste,
2. zur Prüfung von Sera, Impfstoffen und Antibiotika,
3. zur Herstellung diagnostischer, prophylaktischer und therapeutischer Sera.

Tab. III/12

Eiterkokken	Mikroskop — Kultur — Antibiogramm
Darmbakterien Parvobakterien	Mikroskop — Kultur — Serologie
Korynebakterien Sporenbildner Mykobakterien	Mikroskop — Kultur — Tierversuch
Spirochäten	Mikroskop — Antikörperbestimmung
Rickettsien	Antikörperbestimmung

Für einige Krankheiten genügt das mikroskopische Primärpräparat

a) aus Lokalaffektionen, z. B. bei Gonorrhoe, Aktinomykose, Fusospirochätose;

b) aus dem Blut bei Rückfallfieber, Malaria, Schlafkrankheit.

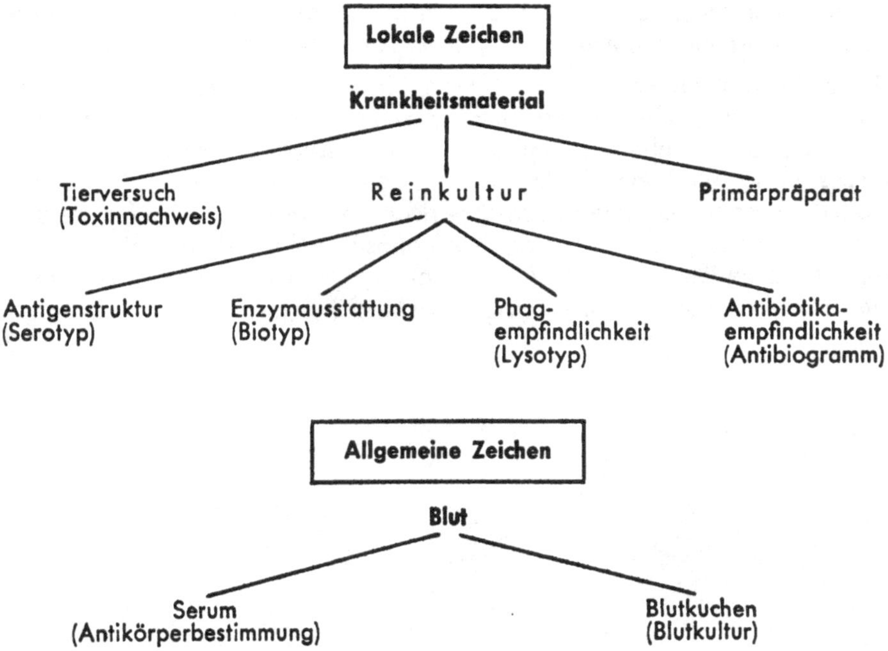

Abb. III/38. Allgemeiner bakteriologischer Untersuchungsgang bei Verdacht auf Infektionskrankheiten

KAPITEL IV

Allgemeine Virologie

Durch die Kleinheit der Viren und ihren obligaten Zellparasitismus erklärt es sich, warum virusbedingte Krankheiten viel länger bekannt sind als die Erreger selbst. Erst nach der Entdeckung „unsichtbarer", „filtrierbarer" Krankheitserreger und deren Zuordnung zu bestimmten von ihnen verursachten Krankheitserscheinungen begann, dank der Einführung neuer physikalischer, chemischer und biologischer Arbeitsmethoden in den dreißiger Jahren, die stürmische Entwicklung der Viruslehre zu einer modernen selbständigen Wissenschaft. Durch sie wurden die Grundbegriffe der heutigen Biologie entscheidend beeinflußt. Fragen der Vermehrung, des Stoffwechsels und der Vererbung, Beziehungen zwischen Virus und Wirtszelle, Geschwulstbildung, Ursprung und Natur der Viren haben unser Wissen um elementare Lebensprozesse im Bereich molekularbiologischer Phänomene vertieft und erweitert.

Virusbedingte Krankheiten von Pflanzen, Tieren und Menschen bringen der Volkswirtschaft große Verluste und bedeuten eine ernste Gefahr für die Volksgesundheit. Daher bemüht sich die praktische Virusforschung um die Verbesserung alter und die Entwicklung neuer standardisierter Impfstoffe. Das Suchen nach chemotherapeutisch wirksamen Substanzen wird fortgesetzt. Vervollkommnung der Laboratoriumsdiagnostik gehört ebenso hierher wie Aufklärung epidemiologischer Zusammenhänge mit klinischen, virologischen, immunologischen und entomologischen Untersuchungen.

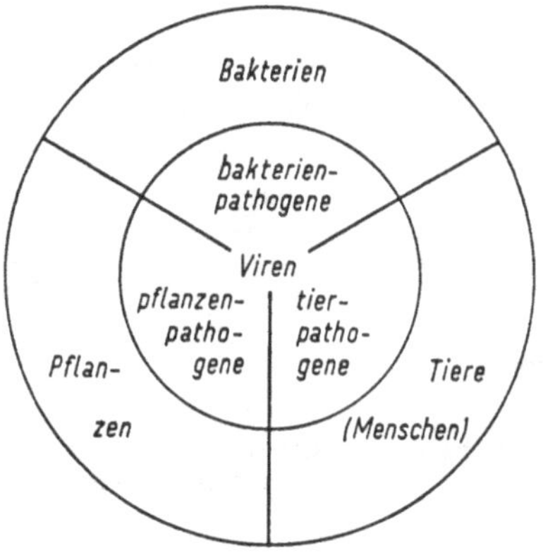

Abb. IV/1. Beziehungen zwischen Viren und Lebewesen

Phänomenologisch haben Viren Beziehungen zu allen drei Reichen der Lebewesen, den Bakterien, Pflanzen und Tieren (Menschen), Abb. IV/1.

Als infektiöse „Elementarkörperchen" befallen Viren Bakterien, Pflanzen- und Tierzellen (**obligate Zellparasiten**), entwickeln unter geeigneten Bedingungen pathogene Eigenschaften und lassen sich durch spezifische Antikörper voneinander abgrenzen. Viren unterscheiden sich auf Grund ihrer chemischen Zusammensetzung und Vermehrungsweise von allen anderen Mikroben: Sie besitzen einen Nukleinsäuretyp (entweder Desoxyribonukleinsäure oder Ribonukleinsäure); ihre Vermehrung erfolgt durch Autoreproduktion der Virusnukleinsäure innerhalb einer empfänglichen Wirtszelle. Demgegenüber haben Bakterien und andere Mikroben sowie höhere Zellen beide Arten von Nukleinsäuren; ihre Vermehrung durch Zellteilung setzt die Integrität der Zelle, das Zusammenwirken essentieller subzellulärer Strukturen und selbständiger eigener Fermentsysteme voraus.

Viren sind Korpuskeln der Größe um $\leqq 0{,}2\ \mu m$ mit vermehrungsfähigem „Nukleinsäure-Kern" (Nukleoid) und schützender Proteinhülle. Mit Krankheitserregern (Mikroben im weiteren Sinn) teilen sie die Eigenschaften der Infektiosität (Pathogenität) und Veränderlichkeit (Mutabilität, Selektivität), während die Fähigkeit der Kristallbildung sie als organisierte Riesenmoleküle charakterisiert.

Historie:

1892 Beweis der Infektiosität bakterienfreier Filtrate des Tabakmosaikvirus durch IWANOWSKI (Petersburg), Bestätigung durch BEIJERINCK (Holland, 1899).

— GUARNIERI (Pisa) entdeckt nach ihm benannte Zelleinschlüsse in der mit Pockenmaterial infizierten Kaninchenhornhaut.

1897 LOEFFLER und FROSCH (Greifswald/Berlin) begründen die experimentelle Virologie durch Übertragung der Erreger der Maul- und Klauenseuche mit bakterienfrei-filtrierter Aphthenflüssigkeit erkrankter Rinder.

1900/1902 Entdeckung des filtrierbaren Gelbfiebervirus aus dem Blut eines Gelbfieberkranken durch die amerikanische Ärztekommission um Walter REED, CARROLL und Mitarb. (Havanna); Bestätigung der Finlay'schen Befunde (1881) der Übertragbarkeit durch Aëdes-Mücken.

1903 Virustheorie des Krebses nach BORREL (Paris).

1906 E. PASCHEN (Hamburg) entdeckt mittels Giemsafärbung Elementarkörperchen im Inhalt von Vakzinepusteln.

1910 ROUS (New York) überträgt mit zellfreien Filtraten den nach ihm benannten Erreger des Hühnersarkoms.

1915/1917 Entdeckung der Bakteriophagen durch W. TWORT (London) und von ihm unabhängig durch D'HERELLE (Paris).

1925 Erste Langzeit-Gewebekultur des Impfpockenvirus durch PARKER und NYE (Boston, USA).

1928 H. B. und M. C. MAITLAND (London) entwickeln vereinfachtes Gewebekulturverfahren (CARREL 1923, USA) für die Gewinnung großer Virusmengen.

1931 Weiterentwicklung und breite Anwendung der Viruszüchtung im „embryonierten" Hühnerei durch WOODRUFF und GOODPASTURE (USA).

— GALLOWAY und ELFORD (London), von ihnen unabhängig BECHHOLD und SCHLESINGER (Frankfurt a. M.) verwenden Kollodium-Membranen mit abgestufter Durchlässigkeit für die Ultrafiltration von Viruspartikeln.

1934 Viktoriablau-Färbung nach HERZBERG (Düsseldorf).

1935 STANLEY (USA) gelingt die Auskristallisierung des Tabakmosaikvirus.

— MAGRASSI (Italien) beschreibt Virusinterferenz am Beispiel enzephalitogener Herpesviren.

1937 SCHLESINGER und GALLOWAY (London) sedimentieren Maul-und-Klauenseuche-Viren mit der analytischen Ultrazentrifuge.

1938 Erste elektronenoptische Darstellung des Impfpockenvirus durch v. BORRIES; E. und H. RUSKA (Berlin).

1941 Hämagglutinationshemmungs-Test nach HIRST (New York) für Virustitration und Antikörperbestimmung.

1949 Zytopathischer Effekt durch Polioviren in Kulturen mit menschlichem Embryonalgewebe, Grundlage für die Entwicklung moderner Poliovakzinen: ENDERS, ROBBINS und WELLER (Boston).

1950 Direktnachweis und Lokalisierung von Viren mit der Fluoreszenz-Antikörper-Methode nach COONS und KAPLAN (USA).

1951 BURNET und LIND (Melbourne) rekombinieren (kreuzen) verwandte Grippeviren in der gleichen Wirtszelle.

— Entwicklung vollsynthetischer Nährflüssigkeit für den Stoffwechselbedarf der tierischen Zelle durch PARKER, MORGAN und MORTON (Toronto).

1952 Plaque-Technik in Einschicht-Zellkulturen nach DULBECCO (USA) für quantitative und genetische Studien an Virus-Zell-Systemen.

1956 GIERER und SCHRAMM (Tübingen), unabhängig von ihnen FRAENKEL-CONRAT (USA) gelingt die Übertragung (Infektion) mit gereinigter Nukleinsäure des Tabakmosaikvirus.

1957 ISAACS und LINDENMANN (London) entdecken bei Versuchen mit Influenzaviren das Interferenz vermittelnde Zellprotein „Interferon".

1960 Beschreibung der Transformation in Zellkulturen, der Umwandlung von normalen Zellen in Krebszellen durch Tumorviren, durch VOGT und DULBECCO (USA).

1962 Einteilung der Viren nach morphologischen und biochemischen Gesichtspunkten in Hauptgruppen (Internationales Virusnomenklatur-Komitee, Montreal).

1964 Entdeckung des „Helfervirus-Systems" am Beispiel des Rous-Sarkom-Virus durch RUBIN und Mitarbeiter (Berkeley, USA).

1967 Erste In-vitro-Synthese biologisch aktiver (Virus-)DNS am Muster einer einsträngigen, ringförmigen Phagen-DNS (Koliphage Phi X 174) durch KORNBERG, GOULIAN und SINSHEIMER (Stanford, USA). Die DNS infiziert Kolibakterien und führt zur Reproduktion infektiöser Phagen.

Morphe

Mit ihrer Größe schließen Viren die Lücke zwischen der unbelebten Materie der Atome und Moleküle und den ein- und vielzelligen Lebewesen.

Tab. IV/1. Größenbereiche der unbelebten und belebten Materie

Größenordnung in Å	Art der Materie	Arbeitsgebiet
1 —10	Atome und Moleküle	Physik, Chemie
10^1—10^2	Makromoleküle[1]	Physikalische Chemie, Biochemie, Immunologie
10^2—10^3	Viren	Virologie
10^3—10^4	Große Viren, Rickettsien	
10^4—10^5	Bakterien	Bakteriologie
10^5—10^6	Zellen von Pflanzen und Tieren	Biologie, Pathologie, Histologie

[1] Fermente, Nukleinsäuren, Antigene, Antikörper.

Viren sind in Größe und Form sehr uneinheitliche Gebilde.

Der Unterschied zwischen den kleinsten und größten Viren, beispielsweise dem Poliovirus mit etwa 20 nm und dem Psittakosevirus mit 400 nm, beträgt das 20fache im Durchmesser, das 8000fache in der Masse!

Abb. IV/2 zeigt schematisch die Größenverhältnisse wichtiger Virusarten:

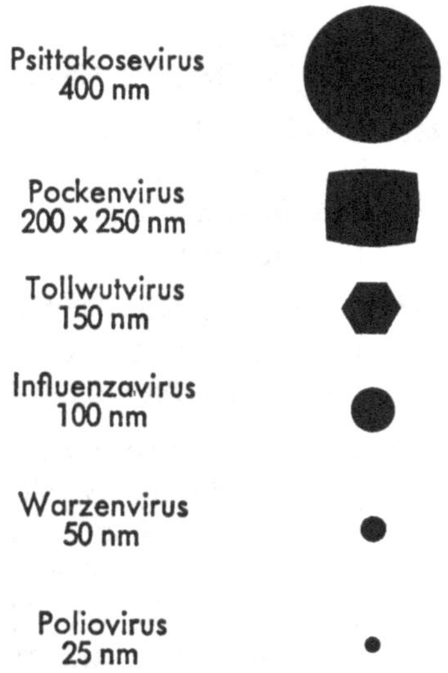

Abb. IV/2. Größenverhältnis wichtiger Virusarten (schematisch)

Merke: Im Lichtmikroskop stellen sich Viren bis zur Größe des Pockenvirus dar (Giemsafärbung, Viktoriablaufärbung),
UV-Mikrofotografie ermöglicht die Abbildung bis zur Größe der Influenzaviren,
im Elektronenmikroskop sind auch die kleinsten Viren sichtbar.

Die **Größenbestimmung der Viren** erfolgt mit dem Elektronenmikroskop, der Ultrazentrifuge oder der Ultrafiltration.

1. **Prinzip des Elektronenmikroskops:**
An einer Glühkathode erzeugte Elektronen(Beta)strahlen werden im Hochvakuum durch geeignete elektromagnetische oder elektrostatische Felder (sog. Elektrolinsen) gelenkt und nach Abbeugung im Objekt und Passieren weiterer Linsensysteme auf einem Fluoreszenzschirm oder einer fotografischen Platte abgebildet (Abb. IV/3).

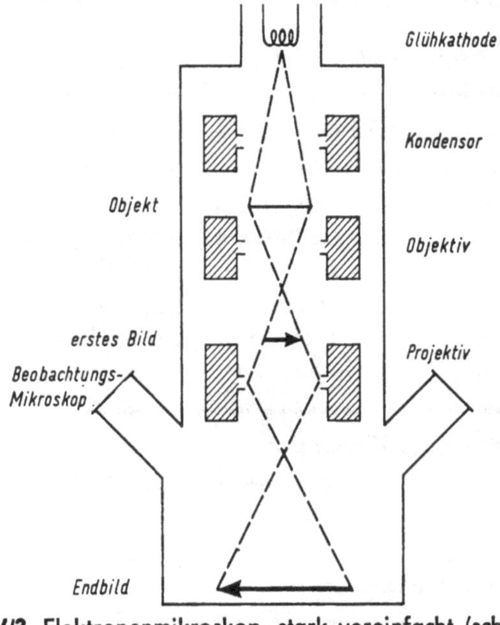

Abb. IV/3. Elektronenmikroskop, stark vereinfacht (schematisch)

Das Auflösungsvermögen[1]) des Gerätes beträgt 10 bis 20 Å, also das Hundertfache des Lichtmikroskops. Hochvakuum und „Elektronenbeschuß" können sich nachteilig auf das Objekt auswirken.

Die Elektronenmikroskopie ist die wichtigste Methode zum Studium der Virusmorphologie[2]).

(Fußnoten 1 und 2 siehe Seite 252)

2. **Prinzip der Ultrazentrifuge:**
Erzeugung einer Schwerkraft, die das Hunderttausendfache und mehr der Erdanziehung beträgt, führt zur meßbaren Sedimentationsgeschwindigkeit der Viruspartikeln in Abhängigkeit von ihrer Größe. Je nach Homogenität des Materials führt die analytische Ultrazentrifuge (SVEDBERG) zur Ausbildung von „Dichtegradienten" mit entsprechender Änderung des Brechungsindex, der mit optischen Methoden gemessen wird.

3. **Prinzip der Ultrafiltration:**
Bestimmung des Durchmessers von Viruspartikeln mit Membranen bekannter, abgestufter Porenweite, z. B. Gradokol-Membranen nach ELFORD (Kollodium-Eisessig). Es werden die Membranen ermittelt, die die infektiösen Einheiten gerade hindurchlassen bzw. zurückhalten.

(4.) **Prinzip der statistischen Ultramikrometrie:**
Aus der Dosis ionisierender Strahlen, z. B. Röntgenstrahlen, und der Zahl der „Treffer", das heißt der beobachteten biologischen Wirkung, z. B. Verringerung der Infektiosität, der Komplementbindung der Viren usw., wird das „Treffvolumen" berechnet, das ungefähr mit der Größe der Virusteilchen übereinstimmt. Die typische „Eintreffer-Inaktivierungskurve" weist darauf hin, daß e i n Virusmolekül einem infektiösen Teilchen entspricht und die Virusnukleinsäure als infektiöse Einheit wirkt. Sie wird am Beispiel des Tabakmosaikvirus vom intakten RNS-Strang mit 6000 Nukleotiden bestimmt (GIERER, 1959, vgl. S. 47).

Feinstruktur - chemischer Aufbau

Die Grundformen der Viren sind Kugeln, Stäbchen und Quader.

Polyeder entsprechen ungleichmäßigen Kugeln, bestimmte Virusarten bilden außerdem Fäden. Bakteriophagen bestehen aus einem Kopf- und Schwanzteil (siehe Kapitel „Allgemeine Bakteriologie", S. 203).

Während die Elektronenmikroskopie über Größe und Form der Viren Aufschluß gibt, gestattet das Röntgendiagramm die Strukturanalyse der kristallinen Viren mittels Röntgenstrahl-Beugung.

Das Bauprinzip eines Virus zeigt
1. **den „Kern" (Nukleoid), der entweder aus RNS oder DNS[3]) besteht,**
2. **die Eiweißhülle, die aus morphologischen Protein-Untereinheiten zusammengesetzt ist,**
(3). **weitere Außenhüllen aus Lipoid, Kohlenhydrat, gegebenenfalls Protein.**

(Fußnoten von Seite 251)

[1]) Getrennte Wahrnehmung zweier dicht beieinander liegender Punkte.

[2]) Das Elektronenmikroskop gestattet die Zählung der Viruspartikeln; die Zahl der infektions- und vermehrungsfähigen Einheiten ist jedoch meist kleiner als die der gezählten Elementarkörperchen.

[3]) Alle phytopathogenen Viren enthalten RNS, bakterien- und zoopathogene Viren DNS oder RNS.

Die **Virusnukleinsäure** ist der Sitz der Erbinformation. Sie bestimmt die Spezifität des Virusproteins und ist zugleich das infektiöse, in die Zelle eindringende und sich vermehrende (zellschädigende) Prinzip (die pathogene Komponente).

Virusproteine bewirken die Adsorption an die Wirtszelle und Wirtsspezifität, ferner die Antigenität, die Bildung virusspezifischer (schützender) Antikörper (immunogene Komponente). Virusproteine der größeren Virusarten besitzen unter Umständen Enzymwirkung, beispielsweise Muzinase (Neuramidase) der Influenzaviren, die den Abbau von Rezeptoren der Zellmembranen bewirkt.

Die äußeren **Lipoid-** und **Kohlenhydrathüllen** bestimmen die Gestalt der Elementarkörperchen; gegebenenfalls bilden Wirtsproteine eine weitere Außenmembran (Abb. IV/4).

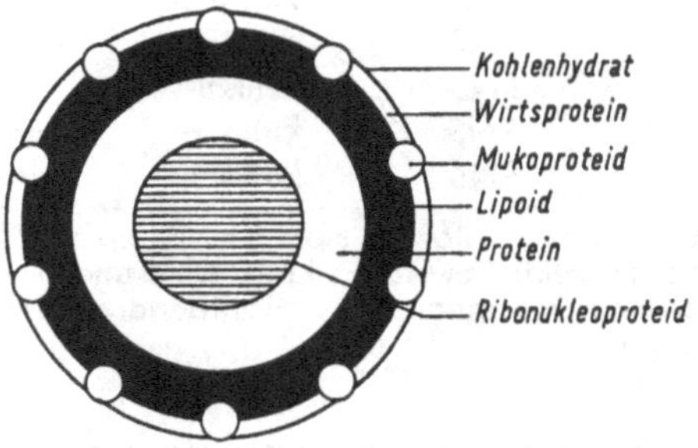

Abb. IV/4. Aufbau des Influenzavirus (modifiziert nach FRISCH-NIGGEMEYER)

Je kleiner das Virus, desto unkomplizierter ist der chemische Aufbau.
Die einfachsten Viren sind reine Nukleoproteide.

Hierzu gehört das Fehlen viruseigener Enzyme und Stoffwechselsysteme. Je größer die Viren, um so geringer ist der relative Gehalt an Nukleinsäure.

Der Aufbau der Viren aus **Untereinheiten,** dem nukleinsäurehaltigen Innenkörper und dem strukturierten Proteinmantel, findet in den Bezeichnungen

„Virion" für das vollinfektiöse Elementarkörperchen,

„Kapsid" für den Proteinmantel und

„Kapsomere" für die prismatischen Protein-Untereinheiten

seinen Ausdruck.

Die Kapsomere tierischer Viren sind in zwei Symmetrieformen angeordnet:

1. Die Helixsymmetrie (Beispiel: Influenzaviren). Hierbei liegen die Kapsomere schraubenförmig.
2. Die kubische Symmetrie (Beispiel: Polioviren). Sie ist ein Polyeder (Ikosaeder oder „Zwanzigflach"), das sich aus fünf Symmetrieachsen mit gleich-

seitigen Dreiecken auf der Oberfläche zusammensetzt. Die Hüllen der komplizierter gebauten Viren zeigen keine Symmetrie.

Nachfolgende Tabelle bringt eine Übersicht über einige menschen- und tierpathogene Viren bezüglich Größe, Nukleinsäuretyp, Symmetrie der Protein-Untereinheiten, Vorhandensein begrenzender Membranen und Ätherempfindlichkeit; letztere weist auf Anwesenheit von essentiellen Lipoidmembranen.

Tab. IV/2

Übersicht über Größe, Feinstruktur und chemische Zusammensetzung einiger Viren

Virusart	Größe in Nanometer	Nukleinsäure-typ	Symmetrie	Membran	Ätherempfindlichkeit
Psittakosevirus[1]	400	DNS und RNS(!)	helikal	ja	ja
Pockenvirus	250	DNS	kubisch	ja	nein(!)
Herpesvirus	150	DNS	kubisch	ja	ja
Adenovirus	70	DNS	kubisch	nein	nein
Warzenvirus	50	DNS	kubisch	nein	nein
Influenzavirus	100	RNS	helikal	ja	ja
Poliovirus	25	RNS	kubisch	nein	nein
Gelbfiebervirus	20	RNS	kubisch	nein	nein

[1]) Das Psittakosevirus gehört zu den Großen Viren. Diese stehen bezüglich ihrer Morphe und Feinstruktur zwischen Rickettsien und echten Viren. Auf Grund eigener Fermente sind sie gegenüber Breitbandantibiotika und bestimmten Sulfonamiden empfindlich.

Anreicherung - Reinigung

Für die Untersuchung morphologischer und biochemischer Eigenschaften der Viren, ferner für die Antigengewinnung ist deren Anreicherung, Reinigung und Identifizierung notwendig, da das Ausgangsmaterial durch Ballaststoffe und Zerfallsprodukte der Zellen verunreinigt ist. Beispielsweise beträgt der Anteil Viruseiweiß-Stickstoff $^1/_{1000}$ des Gesamteiweiß-Stickstoffs in influenzavirushaltiger Allantoisflüssigkeit aus infizierten Bruteiern, obgleich diese zu den reinsten Virussuspensionen gehört, die wir kennen.

Schonende Anreicherung und Reinigung sind z. T. gleichzeitig Methoden der Größenbestimmung der Viren.

Der Beweis für die Homogenität gereinigter Viruspräparate ist deren vieltausendfache Anreicherung gegenüber dem Ausgangsmaterial bzw. deren Fähigkeit zur Kristallisation.

Wir unterscheiden physikalische, chemische, serologische und biologische Anreichungsmethoden.

1. Physikalische Verfahren: Analytische Ultrazentrifuge, Ultrafiltration, Elektrophorese (Wanderung im elektrischen Feld). Die Zentrifugiermethode arbeitet entweder nach dem Prinzip der Differentialzentrifugation mit aufeinanderfolgender Ausschleuderung bei verschiedenen Umdrehungszahlen oder als Zentri-

fugation im „Dichtegradienten": die Viren wandern im Suspensionsmittel, z. B. Rohrzuckerlösung verschiedener Dichte, solange, bis die Dichte desselben mit ihrer eigenen Dichte im Gleichgewicht steht. Entnahme der virushaltigen, optisch bestimmbaren Banden und Prüfung auf biologische Aktivität.

2. Chemische Verfahren: Adsorption und Elution, Ausfällung durch Salze oder Alkohol bei verschiedenem pH-Wert, Einwirkung proteolytischer oder nukleinsäurespaltender Fermente. Teilweise Übereinstimmung mit den Methoden der Fermentchemie.
3. Serologische Verfahren: Hämagglutinierende Virusarten werden an Erythrozyten adsorbiert und nach Sedimentation derselben eluiert.
4. Biologische Verfahren: Die Züchtung ermöglicht die Reinigung nach wirksamer „biologischer Anreicherung" tier- und menschenpathogener Viren aus relativ reinen Zellkultur-Überständen.

Es gibt kein für alle Virusarten geeignetes, zu hoher Reinheit führendes, universelles Anreicherungsverfahren.

Identifizierung der Viren:

Neben physikalischen und chemischen Methoden (siehe oben) kommen virologische Spezialverfahren in Betracht: Elektronenmikroskopie, Bestimmung der biologischen Aktivität (Infektiosität, Pathogenität) in Gewebe- bzw. Eikulturen (Tierversuch), Prüfung serologisch-immunologischer Eigenschaften (Antigenstruktur, Immunogenität).

Züchtung

Lange Zeit blieb die Infektion empfänglicher Versuchstiere die einzige Methode zum **Nachweis der Infektiosität und Vermehrungsfähigkeit** eines Virus und bildete neben der Entwicklung wirksamer Impfstoffe gegen Pocken und Tollwut die Grundlage für die erste Anzüchtung des Influenzavirus im Frettchen. Heute gehört die intrazerebrale Beimpfung der weißen Maus zu den Routinemethoden der Laboratoriumspraxis; Babymäuse sind für den Nachweis von Coxsackieviren sehr geeignet.

Aber erst nach Auffindung einfacher, exakter und empfindlicher Kulturverfahren begann der eigentliche Aufschwung der Virusforschung, vergleichbar mit der Einführung der Reinkultur pathogener Bakterien in die medizinische Bakteriologie.

Wichtigste Voraussetzung für die ätiologische Erforschung von Infektionskrankheiten, ihre Erkennung, Behandlung und Verhütung, ist die Reinzüchtung (Vermehrung) der spezifischen Krankheitserreger unter reproduzierbaren Bedingungen. Züchtung der Viren in empfänglichen Wirtszellen entspricht dem zweiten, gegebenenfalls dritten Henle-Koch'schen Postulat.

In der Virologie unterscheiden wir die Züchtungsmethoden der Eikultur (Tierversuch) und der Gewebekultur (Zellkultur).

1. **Prinzip der Eikultur:**

Das befruchtete und künstlich bebrütete (embryonierte) Hühnerei ist für das eingeimpfte Virus „Kulturgefäß", „Versuchstier" und „Nährboden" zugleich (HAAGEN).

Gegenüber dem Versuchstier bietet die In-ovo-Kultur den Vorteil des gleichbleibenden Mediums. Man erhält angereichertes, leicht zu reinigendes und von bakteriellen Verunreinigungen freies Virusmaterial.

Praktische Bedeutung: Virusdiagnostik (Tod des Embryos, makroskopische oder mikroskopische „spezifische" Krankheitszeichen, serologischer Virusnachweis ohne Krankheitszeichen, Bedeutung der Virusanpassung nach Blindpassagen); Gewinnung und Massenanzüchtung avirulenter Virusmutanten für Lebendimpfstoffe (Beispiele: Gelbfieber 17 D-Vakzine, Tollwut-Flury-Impfstoff).

Nachteile der Eikultur: Nicht alle Viren „gehen an"; Spontaninfektionen durch latente tier- und menschenpathogene Viren (z. B. Viren der atypischen Geflügelpest) sind möglich.

Art der Beimpfung: Sie richtet sich nach der Virusart; wir unterscheiden Infektionen der **C**horio-**A**llantois-**M**embran (CAM), der Allantois- und Amnionhöhle sowie des Dottersacks (Abb. IV/5).

Eine Weiterentwicklung der Methode ist die Beimpfung der extraembryonalen CAM im „exembryonierten" Ei: die an der Schalenhaut haftende CAM wird belassen, der Hohlraum nach Entfernung des Embryos mit Nährflüssigkeit gefüllt (natürliche Gewebekultur in der Eischale).

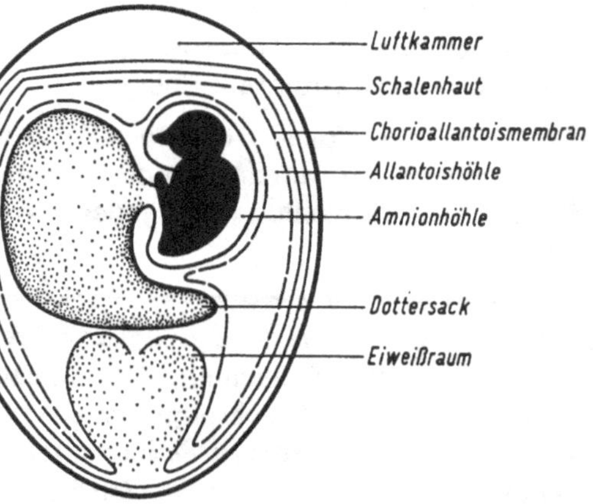

Abb. IV/5. Schematischer (vereinfachter) Längsschnitt durch zwölf Tage alten Hühnerembryo

2. Prinzip der Gewebe(Zell)kultur:

> **Unter G e w e b e z ü c h t u n g versteht man die Kultivierung und Vermehrung von Gewebe und Zellen außerhalb des Organismus.**

Die Zellen wachsen als Gewebestückchen oder frei suspendiert in Nährflüssigkeit bzw. als einschichtige Zellage (Monolayer-Kultur) an der Wand des Kulturgefäßes. Die Zellschicht wird dünn mit Agar bedeckt, um die Viren am Infektionsort zu halten. Rückgewinnung des biologisch angereicherten Virusmaterials aus der umgebenden bzw. überstehenden Nährflüssigkeit.

Voraussetzung für die breite Anwendung war die Einführung der „Plaque-Technik" im Einschicht-Zellkulturverfahren, ferner die Abschirmung bakterieller Infektionen durch Zugabe von Antibiotika zum Nährmedium. Hierdurch wird die Viruszüchtung beinahe ebenso einfach wie die der Bakterien.

W i r t s z e l l e n (meist vom Affen oder Menschen): Trypsinierte polygonale Epithelzellen aus Niere, Hornhaut oder Amnion oder spindelförmige „Fibroblasten" aus zahlreichen anderen Geweben[4]).

N ä h r m e d i u m : Halbsynthetische Nährflüssigkeiten bestehen aus geeigneten Salzlösungen sowie komplexen Aminosäuren- und Vitamingemischen plus Embryonalextrakt, Kälberserum oder dgl. Vollsynthetisches Parker-Medium 199 enthält alle für den Stoffwechsel von Säugetierzellen erforderlichen Aminosäuren, Purinbasen, Vitamine und Wuchsfaktoren sowie Mineralien (Erhaltungsmedium). Zum Wachstum ist geringer Serumzusatz notwendig; Zugabe von Penizillin und Streptomyzin.

P r a k t i s c h e B e d e u t u n g : Virusdiagnostik, Virustitration, Virusgenetik, Impfstoffproduktion.

> **Moderne, bakterienfreie Zellkulturen haben den „unberechenbaren" Tierversuch als Mittel der Wahl für die Vermehrung menschen- und tierpathogener Viren vervollkommnet.**
> **Nicht alle Virusarten sprechen auf den gleichen Zelltyp an.**

1. V i r u s d i a g n o s t i k : Identifizierung bekannter oder Auffindung unbekannter Virusstämme.

   a) Beobachtung sichtbarer Zeichen der Virusinfektion, des „z y t o p a t h i s c h e n E f f e k t e s", makroskopisch als Plaquebildung (Fleck oder Nekroseherd), mikroskopisch als Zelldegeneration (Abb. IV a und b).

---

[4]) Die Gewebetrypsinierung führt zum Abbau der Zwischenzellsubstanzen.

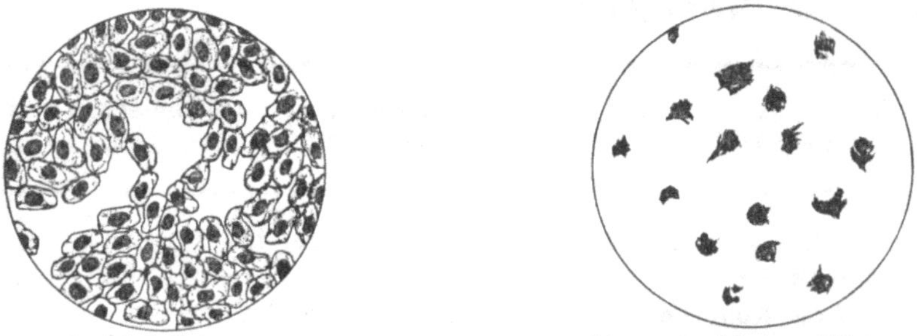

a) nichtinfiziert b) zytopathischer Effekt

Abb. IV/6. Einschicht-Zellkultur

Nicht jede Virusvermehrung führt zum zytopathischen Effekt.

b) Verminderung des säurebildenden Stoffwechsels virusinfizierter Zellen (Ausbleiben des Farbumschlags im Nährmedium mit Phenolrot als Indikator): „pH-Farbtest", Stoffwechselhemmungstest.

c) Nachweis hämagglutinierender oder komplementbindender Antigene mit spezifischen Immunsera (serologische Viruserkennung und -typisierung).

d) Bindung von Erythrozyten an infizierte Zellen vor Eintritt des zytopathischen Effektes (Beispiel Influenzavirus-Hämadsorption).

2. Quantitative Virusbestimmung in Form von „plaquebildenden Einheiten" mit logarithmisch abgestuften Virussuspensionen (Abb. IV/7).

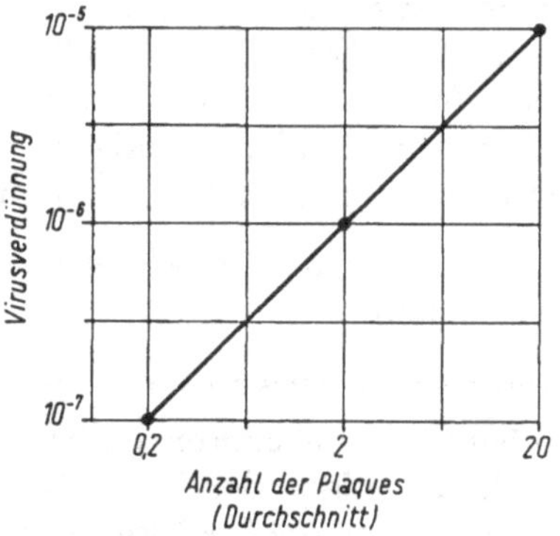

Abb. IV/7. Bestimmung des Virustiters durch Plaqueauszählung

Das umgekehrte Vorgehen, die Bestimmung (Titration) der Antikörper (plaquehemmenden Einheiten), erfolgt mit bekannten Viruskonzentrationen gegen abfallende Dosen von Immunserum (Neutralisationstest in der Gewebekultur; Näheres im Abschnitt Immunologie, S. 268).

3. Genetische Studien an reinen Virusklonen, Subkulturen von Plaques, die als Nachkommen eines einzigen Viruspartikels zu betrachten sind; Bedeutung für das Auffinden und die Kontrolle der Eigenschaften von Virusmutanten.
4. Industrielle Großproduktion moderner avirulenter Lebendimpfstoffe.

Nachteile der Gewebekultur: Nicht alle Viren „gehen an", Spontaninfektionen durch latente Viren, z. B. verschiedene „Simian-Viren" (vom Affen), sind möglich. Vermeidung durch bekannte, virusfreie, permanente Zellkulturen an Stelle frischangezüchteter Menschen- oder Affenzellkulturen (Beispiel: HeLa-Zellkultur aus menschlichem Portiokarzinomgewebe: GEY und Mitarbeiter, 1952).

Virus-Wirt-Beziehungen

Virussuspensionen, die frei von lebenden Zellen sind, haben als inerte Teilchen weder Atmung noch Stoffwechsel. Das schließt den Besitz bestimmter Fermentaktivitäten, die in den Proteinstrukturen größerer Virusarten, z. B. Psittakose-Lymphogranulomviren, Pocken- und Myxoviren, gefunden werden, nicht aus.

Nur die intakte, lebende und empfängliche Zelle bietet ausreichende Voraussetzungen für die Virusvermehrung.

In bezug auf das Ausgangsmaterial sind Viren für ihre Vermehrung, die erforderliche Energie und den Synthesemechanismus vollständig von den Wirtszellen abhängig (obligate Zellparasiten). Das **Prinzip der Virusvermehrung** ist daher bei allen Wirtszellen bakterieller, pflanzlicher und tierischer Herkunft, trotz großer Mannigfaltigkeit und Heterogenität der einzelnen Virusgruppen, ähnlich (Näheres im Kapitel Bakteriophagen, S. 206).

Unterschiede betreffen

1. die Beziehungen zwischen Virus- und Zellgenom im Sinne von Integration oder Autonomie[5]),
2. den Ablauf der einzelnen Vermehrungsphasen der großen, mittleren und kleinen Viren,
3. den Ausgang der Virusinfektion im Sinne von Untergang, Weiterleben oder Proliferation der befallenen Zellen.

Wir unterscheiden fünf Phasen im Vermehrungszyklus eines Virus: Adsorption — Penetration — Organisation — Maturation — Liberation.

[5]) LWOFF unterscheidet analog den Lebenszyklen zwischen Bakterien und Bakteriophagen drei Stadien der Virusentwicklung (vgl. S. 204):
1. Provirus (provirales Genom = temperenter Phage),
2. vegetatives Virus (vegetatives Genom = vegetativer Phage),
3. infektiöses Virus (infektiöses Genom = virulenter Phage).
Stadium 1 kennzeichnet die Integration, Stadien 2 und 3 betreffen die Autonomie des Virusgenoms.

Adsorption: Die Eiweißhülle des Virus bewirkt unter geeigneten Bedingungen (z. B. Ionenmilieu) die Anheftung an passende Rezeptoren der Zelloberfläche und, wie am Beispiel des Influenzavirus, die Auflösung der Rezeptorsubstanz durch ein mukopolysaccharidspaltendes Ferment (Muzinase oder receptor destroying enzyme, RDE).

Virusadsorption ist die Voraussetzung für die Penetration, letztere jedoch nicht immer die notwendige Folge der Adsorption.

Penetration: Das „Eindringen" der Viren erfolgt durch Aufnahme (Pinozytose) kompletter Elementarteilchen (Beispiel Viren der Pockengruppe) oder in Form der Virusnukleinsäure (Beispiel Polioviren).

Organisation: Das Prinzip beruht auf der Zerlegung des Elementarkörperchens unter Freiwerden der Nukleinsäure. Diese schaltet den Bau- und Energiestoffwechsel der Zelle um und „organisiert" die schrittweise Synthese nichtinfektiöser Vorstufen, neuer Virusnukleinsäure und getrennt hiervon spezifischen Virusproteins, aus zellulären Bausteinen.

In diesem Stadium der „Eklipse" ist das eingedrungene Virus nicht nachweisbar (nichtinfektiös)[6].

Maturation: Die Reifung beginnt mit dem Auftreten vollinfektionsfähiger Elementarkörperchen nach Zusammenfügung von Virusnukleinsäure und Virusprotein.

Liberation: Freisetzung der gereiften Viren erfolgt entweder nach Ansammlung großer Mengen im Inneren der Zelle und Zerplatzen derselben (Beispiel kleine Viren) oder unter kontinuierlicher Ausschleusung in kleinen Mengen; hierbei reifen die Partikeln nahe der Zelloberfläche unter Beifügung der äußeren Lipoidhülle (Beispiel Myxoviren).

Reife, infektionsfähige Elementarkörperchen sind stabilisierte Ruheformen der Virusnukleinsäure. Die schützenden Proteine übernehmen den Transport, das „Ankleben" und „Einbohren", während die Virusnukleinsäure der Zelle den „Befehl" zur Produktion virusspezifischer Nukleinsäure und Proteine erteilt. (Austausch des Zellgenoms durch das Virusgenom.)

[6]) Der Nachweis gelingt indirekt durch Interferenzerscheinungen (s. S. 263).

Zell-Virus-Reaktionen:

Das mikroskopische Studium der virusinfizierten Zelle führt zur Erkennung typischer intrazellulärer Veränderungen und ermöglicht die Charakterisierung zahlreicher Viruskrankheiten als „Einschlußkrankheiten" im erweiterten Sinn der Virchow'schen Zellularpathologie.

Zelleinschlüsse sind Reaktionsprodukte auf Virusinfektion und Virusvermehrung.

Wir unterscheiden intraplasmatische und intranukleäre, ferner je nach Färbbarkeit basophile und oxyphile Einschlüsse.

Beispiele: Guarnieri'sche Einschlußkörper in den Epithelzellen der Pockenbläschen und Kaninchenhornhaut im Paul'schen Versuch,
Negri'sche Einschlußkörper in den Ganglienzellen des Ammonshorns bei Tollwut (Abb. IV/8),
v. Prowazek-Halberstaedter'sche Einschlußkörper in den Konjunktival-Epithelzellen bei Trachom.

Einschlußkörper sind pathognomonisch für zahlreiche Virusinfektionen.

Aufbau und Zusammensetzung der mehrere Mikrometer großen Zelleinschlüsse sind nicht einheitlich, ihre Bedeutung nicht immer klar. Folgende Möglichkeiten kommen in Betracht:

a) Zelluläre Grundsubstanz (Matrix), aus der die Virussynthese erfolgt (Beispiel Vakzinevirus).

b) Ansammlung von Viruskolonien (Beispiel: Adenoviruskristalle im Kern von HeLa-Zellen).

c) Virusfreier Überrest im Sinn einer „zytologischen Narbe" (Beispiel intranukleäre Einschlüsse bei Herpesvirus-Infektion).

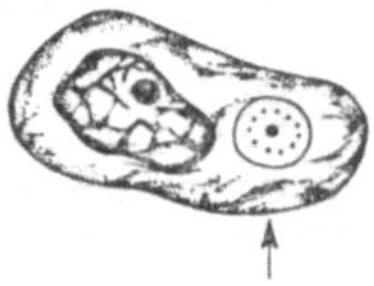

Abb. IV/8. Negri'sche Einschlußkörper bei Tollwut

Genetik

Viren sind „vagabundierende Gene" und Genmodelle par excellence.

Die Fähigkeit der Entstehung von Nachkommen, die sich genotypisch (und phänotypisch) von den Eltern unterscheiden, ist eine Grundeigenschaft der lebenden Materie:

Mutation:

Da Mikroben aus großen Populationen bestehen und kürzere Vermehrungszeiten besitzen als tierische und pflanzliche Zellen, bilden sie eine größere Zahl von Mutanten, vgl. S. 188.

Virusmutanten unterscheiden sich im Genotyp (und Phänotyp) vom Ausgangsvirus, das in die Zellen eindrang und die Vermehrung in Gang setzte. Hierzu die folgenden Beispiele:

1. Veränderung der Infektiosität (Pathogenität), Bewahrung der Immunogenität (Antigenität) beim Kuhpocken- und Vakzinevirus, verglichen mit Pockenviren.
2. Veränderung der Immunogenität, Bewahrung der Infektiosität bei den Influenzavirustypen A, A_1 und A_2.

Rekombination (Viruskreuzung):

Genaustausch während der Virusvermehrung ereignet sich, wenn man Zellen mit zwei verschiedenen, aber verwandten Virusstämmen gleichzeitig oder dicht hintereinander infiziert (Beispiel Influenzaviren der A-Gruppe). Neben Nachkommen mit gleichen Eigenschaften wie die Ausgangsstämme entstehen sogenannte Virusrekombinanten, die bestimmte Erbmerkmale der beiden Ausgangsvirusstämme in sich vereinen (erbliche Variation) (Abb. IV/9).

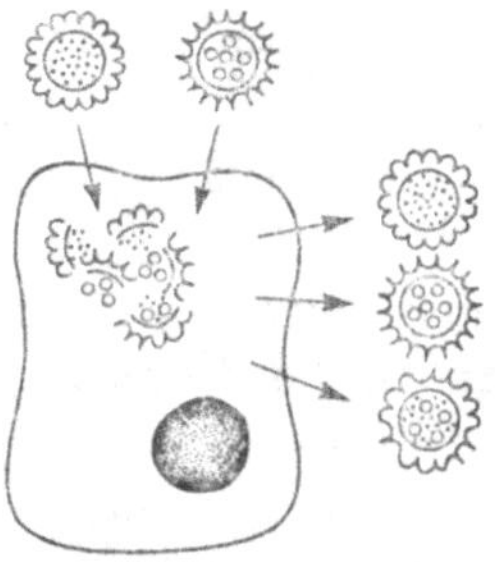

Abb. IV/9. Beispiel für Genotypenvermischung von Influenzaviren, schematisch (modifiziert nach SINKOVICS)

Das Phänomen gelingt auch, wenn einer der infizierenden Stämme beispielsweise UV-inaktiviert ist. Hierbei rekombinieren Bruchstücke des lebenden Stammes mit solchen des inaktivierten; aus dem Gemisch gehen vermehrungsfähige Rekombinanten hervor, der Vorgang entspricht einer reversiblen Inaktivierung oder Reaktivierung durch Vermehrung (multiplicity reactivation), vgl. genetische Reparaturmechanismen, S. 208.

Neben der genotypischen Vermischung gibt es die nichtvererbbare phänotypische Vermischung (nichterbliche Modifikation), bei der beispielsweise Antigene der beiden Elternstämme kombiniert werden (Abb. IV/10).

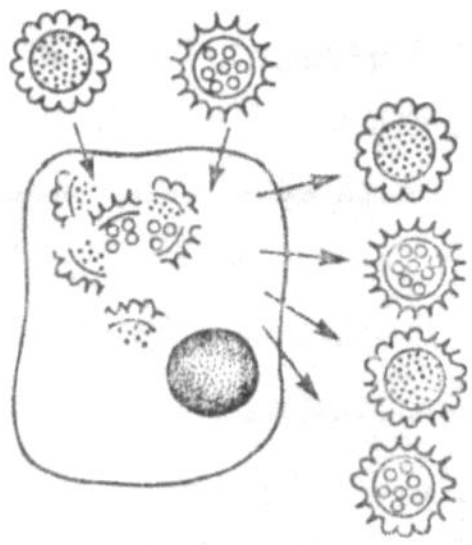

Abb. IV/10. Beispiel für Phänotypenvermischung von Influenzaviren, schematisch (modifiziert nach SINKOVICS)

Interferenz

Virusinterferenz ist die Hemmung der Virussynthese (Vermehrung) durch ein anderes gleichartiges, verwandtes oder fremdes Virus.

Wir unterscheiden daher autologe, homologe und heterologe Interferenz.

Autointerferenz (Beispiel): „Magnus-Phänomen", im Tierversuch gehen Infektionen mit hohen Konzentrationen des Influenzavirus schlechter an als mit geringen Virusdosen. Inaktivierte Influenzaviren desselben Stammes haben die gleiche Wirkung. „Magrassi-Phänomen", intrakorneale Infektion des Kaninchens mit Herpes-simplex-Virus verhindert Herpesvirus-Enzephalitis nach kurz darauffolgender intrazerebraler Infektion.

Beispiele für homologe und heterologe Interferenz siehe Tab. IV/3.

Tab. IV/3

	Interferierender Stamm	Gehemmter Stamm	Wirt
Verwandte Virusstämme: (homolog)	Neurotropes Gelbfiebervirus	Viszerotropes Gelbfiebervirus	Affe
	Eiadaptiertes Staupevirus	Fuchsadaptiertes Staupevirus	Silberfuchs
Nicht-verwandte Virusarten: (heterolog)	Coxsackievirus	Poliovirus Typ Lansing	Mensch
	Rifttalfiebervirus	Gelbfiebervirus	Affe

Der Mechanismus der Interferenz ist nicht einheitlich. Das Phänomen ist wenig geklärt, jedoch zellulärer Natur[7]).

Virusinterferenz dauert kurz, während der Virusadsorption bzw. Virussynthese innerhalb der Zelle, und beruht nicht auf Antikörperbildung.

Das stoffliche Prinzip der Virusinterferenz ist das viruswirksame „Antibiotikum" Interferon.

Interferon ist ein zelleigenes Protein (Molekulargewicht um 30 000), das nicht antigen ist, vgl. S. 110.

Interferon wirkt

1. artspezifisch (Mäuseinterferon schützt Mäusezellen, nicht Hühnerzellen; aber Affeninterferon schützt auch Menschenzellen),
2. virusunspezifisch (Interferon nach Grippevirusinfektion schützt vor Pockenvirusinfektion; Nukleinsäuren nichtviraler Herkunft zeigen die gleiche Wirkung),
3. innerhalb der Zelle (Hemmung der Virussynthese, nicht der Virusadsorption),
4. in vitro (Gewebekultur) und in vivo (Tierversuch)[8]),
5. in der Erholungsphase nach Viruskrankheiten (Mäuselungen zeigen nach intranasaler Influenzavirus-Infektion zuerst infektiöses Virus, dann Interferon, schließlich spezifische Antikörper; kein Interferon-Nachweis im menschlichen Lungengewebe nach tödlichen Influenzaviruspneumonien!).

Immunologie

Alle Viren sind starke Antigene. Sie erzeugen bei Mensch und Tier stamm-, art(typ)- und/oder gruppenspezifische Antikörper. Antigene (immunogene) Komponenten sind vor allem die Virusproteine. Die Vielfalt der Nachweisverfahren spricht für die Komplexität der Virusantigene.

Immunologische Virus-Wirt-Beziehungen sind in dreierlei Hinsicht bedeutsam: als Kontrollmechanismen der natürlichen Virusinfektionen, als Grundlage für spezifische Maßnahmen der Immunprophylaxe, ferner als Voraussetzung für Methoden der Serodiagnostik und Identifizierung der Viren.

---

[7]) Interferonbehandelte Zellen bilden trotz vermehrter Sauerstoffaufnahme mehr Milchsäure als normale Zellen; Aufhebung der oxydativen Phosphorylierung bei hohem Sauerstoffverbrauch (S. 213, 214, 223)!

[8]) Gleichzeitige und kurz nacheinanderfolgende Gaben von Kanincheninterferon schützen das Kaninchenauge am Ort der Applikation vor der Vakzinevirusinfektion.

Immunologie der Virusinfektion

Bei höheren Lebewesen (Tieren und Menschen) ist der Ablauf der Virusinfektion mit komplexen biologischen Vorgängen verknüpft, die je nach Virus-Wirt-Verhältnis zur *Krankheit* und/oder *Immunität* führen.

Haften, Eindringen und Vermehrung von Viren in empfänglichen Wirtszellen entspricht ihrer *Infektiosität*; überschreitet die Virusvermehrung einen kritischen Schwellenwert, so führen Zellnekrosen zur manifesten Erkrankung (*Pathogenität*).

Bestimmte *Viruskrankheiten* wie Pocken, Masern, Gelbfieber hinterlassen lebenslange Immunität, andere wie Influenza kurzdauernde Immunität. *Inapparente Infektionen* sind Virus-Wirt-Relationen, die nach symptomloser Infektion zur Immunität und Eliminierung des Virus führen.

Latente Virusinfektionen verlaufen ebenfalls überwiegend ohne Symptome, jedoch entwickelt sich auf Grund der *Persistenz* des Virus ein Gleichgewicht zwischen Virus und Wirt, das Monate bis Jahre anhalten kann oder durch unspezifische Reize wie Traumen, Infektionen, Strahlen-

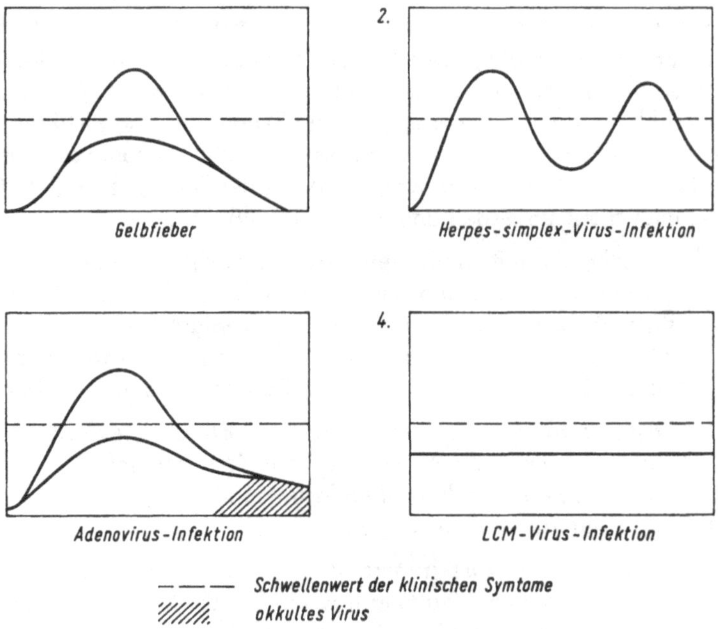

Abb. IV/11. Immunologische Virus-Wirt-Relationen (modifiziert nach ANDREWES)

belastung zugunsten des Virus gestört wird (Beispiel Herpes-simplex-Virus-Infektion).

Beruht lebenslange Latenz auf einer Infektion in utero mit Ausbleiben der Immunreaktionen, so handelt es sich um immunologische Toleranz (z. B. Choriomeningitisvirus-Infektion der Maus). Verharrt das Virus im nichtinfektiösen (nicht nachweisbaren) Zustand, spricht man von einem okkulten Virus („schlafendes" Virus).

Wir unterscheiden demnach (Abb. IV/11):

1. Akute apparente oder inapparente Virusinfektionen mit Übergang in Immunität (Eliminierung des Virus).
2. Chronisch latente Infektionen mit „labiler" Infektionsimmunität und Aktivierung durch Stress-Situationen.
3. Ausklang akuter Infektionen in Latenz mit okkultem Virus.
4. Lebenslange Latenz mit nachweisbaren infektiösen Viren infolge immunologischer Toleranz, vgl. S. 119.

Immunprophylaxe

Jede durch Impfungen erzielte Immunität ist relativ!

Sie wird nach Überschreiten der Immunitätsdauer bzw. durch Infektionen mit massiven Virusmengen durchbrochen. Trotzdem gewinnt die spezifische Immunprophylaxe der Viruskrankheit auf Grund der Möglichkeiten einer industriellen Großproduktion von abgeschwächten Lebendvakzinen bzw. inaktivierten Impfstoffen sowie wegen der fehlenden spezifischen Chemotherapie immer mehr an Bedeutung, vgl. S. 34, 148, 154.

Lebendvakzinen mit pathogenitätsgeschwächten (attenuierten) aber vollimmunogenen Virusmutanten eignen sich besonders zur Vorbeugung gegen Viruskrankheiten, die durch einen oder wenige Antigentypen hervorgerufen werden, zyklischen Infektionsablauf zeigen und lebenslange Immunität hinterlassen (Beispiel Pocken, Masern, Poliomyelitis, Gelbfieber).

Totvakzinen sind vorzuziehen, wenn ein Erregerspektrum mit zahlreichen antigenen Typen, oberflächliche, am Ort der Infektion haftende Infektionsprozesse sowie vorübergehende Immunität gegeben sind (Beispiel Virusinfektionen der oberen Luftwege).

Passive Immunisierung erfolgt bei bestimmter Indikation unter Anwendung von humanem Gammaglobulin, auch Hypergammaglobulinpräparaten (Näheres im Kapitel Impflehre, S. 168).

Während humorale Antikörper die virämische Ausbreitung eindämmen, obliegt der zellulären oder Gewebeimmunität die Unterbindung der Virusinfektion am natürlichen Infektionsort bzw. den jeweiligen virusaffinen Geweben und Organen. Letztere entspricht der ersten, erstere der zweiten Stufe der Immunität nach GÜNTHER (Näheres im Abschnitt Immunität, S. 128).

Virusserologie

Voraussetzung für die diagnostische Virusserologie war die Einführung des Bruteies und der Gewebekultur zur Gewinnung von konzentrierten und gereinigten Virusantigenen.

Die in der Virusserologie gebräuchlichen Methoden entsprechen im Prinzip den konventionellen Verfahren der Bakteriologie.

An erster Stelle stehen die Methoden der Komplementbindung, der Virusneutralisation und Hämagglutinationshemmung. Fluoreszenz-Antikörper-Verfahren eignen sich hervorragend zum direkten Virusnachweis. Präzipitation und Agglutination finden wegen der benötigten hochkonzentrierten Virusantigene selten Anwendung. Diagnostische Hautproben gewinnen an Bedeutung.

Prinzip der Komplementbindungsreaktion:

Die Komplementbindungsreaktion (KBR) ist die Methode der Wahl für die Bestimmung virusspezifischer, diagnostischer Antikörper.

Die gesuchten Antikörper (Patientenserum) binden in Gegenwart von homologem Antigen (bekannte Virussuspension) Komplement (Meerschweinchenserum); die zweite Phase dient der Sichtbarmachung des ersten Reaktionsablaufs mit Indikatorblutkörperchen vom Schaf und Kaninchenhämolysin gegen Schafblut.

Im Handel erhältliche Antigene erleichtern die Durchführung der KBR im Routinelaboratorium.

Verschiedene Virusarten, z. B. die Gruppen der Großen Viren, der Pocken-Myxo- und Adenoviren, besitzen neben dem viralen (V) Antigen lösliches (S) (soluble) Antigen. Letzteres ist viel kleiner, nichtinfektiös, läßt sich durch Differentialzentrifugation abtrennen und erzeugt ausschließlich komplementbindende Antikörper. Virales Antigen entspricht den infektiösen Viruspartikeln und führt zur Bildung komplementbindender und virusneutralisierender Antikörper. S-Antigene besitzen Art(Typ)spezifität, V-Antigene enger gerichtete Stammspezifität innerhalb der Art (des Typs).

Die „flüchtigen" komplementbindenden Antikörper gegen S-Antigene eignen sich zur Krankheitsdiagnose! Antikörper gegen V-Antigene neigen zur Persistenz.

Prinzip der Neutralisationsreaktion:

Die Neutralisationsreaktion (NR) ist die wichtigste Methode für den epidemiologischen Nachweis streng spezifischer, persistierender Immun-Antikörper.

Mischungen des Serums mit einer bekannten Virussuspension werden empfänglichen Laboratoriumstieren, z. B. Mäusen, oder Gewebekulturen (Beispiel Poliomyelitis) bzw. bebrüteten Hühnereiern (Beispiel Mumps) eingespritzt. Die neutralisierenden Antikörper verhindern die Bindung des Virus an die Zellen, die Tiere bleiben gesund, während die Kontrollen mit antikörperfreiem Serum plus Virussuspension erkranken bzw. sterben.
Im quantitativen Neutralisationstest titriert man abfallende Serummengen gegen Virussuspensionen bekannter (mehrfacher) ID_{50} (Dosis, die 50 % der Versuchstiere, der Kulturröhrchen oder Bruteier infiziert) oder LD_{50} (Dosis, die 50 % der Versuchstiere tötet), vgl. S. 258.

Merke: Die Identifizierung neugezüchteter, unbekannter Virusstämme gelingt mit bekannten virusneutralisierenden Immunseren an geeigneten Versuchstieren, Gewebe- oder Eikulturen.

Zugabe eines Gemisches von antikörperhaltigem Serum und Virussuspension zu Erythrozyten bewirkt die Neutralisierung des Virus, wodurch letzteres seine hämagglutinierende Eigenschaft verliert[9]). Die quantitative Bestimmung hämaggglutinationshemmender Antikörper erfolgt mit konstanten Virus- und Erythrozytenmengen.

Der Hirst-Test eignet sich ähnlich der immunitätsanzeigenden Virusneutralisation nur bedingt für die Infektions- bzw. Krankheitsdiagnose.

[9]) Das Prinzip der Hämagglutination durch verschiedene Virusarten ist nicht einheitlich: Wir unterscheiden: 1. Viren mit löslichen lipoproteidartigen, vom Elementarkörper abtrennbaren Hämagglutininen (Große Viren, Pockenviren); 2. Viren, deren Adsorption an spezifische Zellrezeptoren infolge enzymatischer Elution reversibel ist (Myxoviren); die Enzymwirkung wird durch In-

(Fortsetzung der Fußnote Seite 269)

Dagegen bewährt sich der Hämagglutinationshemmungs-Test für die Identifizierung und Titration unbekannter Virusarten mit bekanntem Immunserum.

Prinzip der Fluoreszenz-Antikörper-Reaktion:
Kupplung eines fluoreszierenden Farbstoffes (z. B. Fluoreszeinisothiozyanat[10]) an Antikörperglobulin ermöglicht die mikroskopische Erkennung eines Antigens am Ort der Antigen-Antikörper-Reaktion (direkte Methode) bzw. eines nichtmarkierten Antikörpers nach dessen Bindung an das homologe Antigen; der nichtmarkierte Antikörper dient als Antigen für den fluorochromierten „Anti-Antikörper" (indirekte Methode, „Dreischicht"- oder „Sandwich"-Verfahren) (Abb. IV/12).

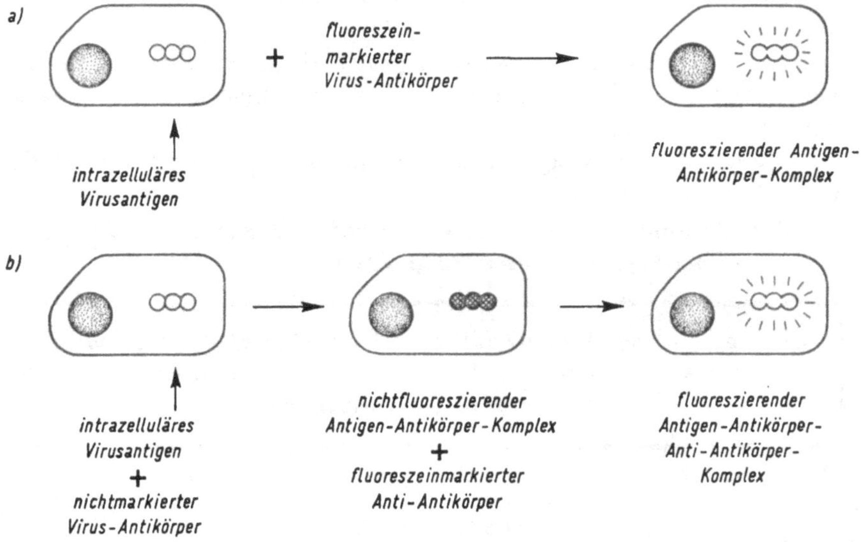

Abb. IV/12. Direkter (a) und indirekter (b) Virusantigen-Nachweis mit der Fluoreszenz-Antikörper-Methode (schematisch, vereinfacht)

Die Fluoreszenz-Antikörper-Methode eignet sich

1. **zum direkten oder indirekten Virusnachweis im infizierten Gewebe und Untersuchungsmaterial (Beispiel Tollwut-Diagnose),**
2. **zur Identifizierung und Lokalisierung nichtinfektiöser Virus-Vorstufen während der Synthese in der Wirtszelle.**

(Fortsetzung der Fußnote von Seite 268)
hibitoren (Mukopolysaccharide) spezifisch gehemmt; 3. Viren, die nach Adsorption nicht spontan eluieren (Maul-und-Klauenseuche-Virus); das Hämagglutinin ist mit dem Elementarkörper identisch.

[10]) Fluoreszenz ist ein Vorgang, bei dem Licht bestimmter Wellenlänge von einem Stoff („Fluorochrom") absorbiert und als längerwelliges Licht unter Freiwerden von Energie emittiert wird (Beispiel: grüne Fluoreszenz nach Anstrahlung mit blauem Licht).

Anhang 1: Virus und Tumoren

Onkogene Viren sind bezüglich ihrer Größe, Nukleinsäureart, Feinstruktur und Antigenität sehr heterogene Gebilde.

Es gibt keinen einheitlichen, universellen Krebserreger!

Vier Phänomene verdienen bei der Erforschung virusbedingter Tumoren Beachtung:

1. Die menschliche Zelle hat unter den tierischen Zellen keine Sonderstellung.
2. Morphe und Biologie von Virustumoren und Geschwülsten ohne nachweisbare Virusätiologie einschließlich des menschlichen Krebses zeigen keine Unterschiede.
3. Tumorviren sind weltweit verbreitet, Millionen Tiere sind latent infiziert, ohne daß Krebs entsteht.
4. Es gibt Virustumoren, die keine Vermehrung korpuskulärer Erreger erkennen lassen (sogenannte okkulte Viren).

Entsprechend den Henle-Koch'schen Postulaten ist der Nachweis eines Virus in einer Tumorzelle kein Beweis für die Virusätiologie der betreffenden Geschwulst.

Tab. IV/4

Virusart	Größe in Nanometer	Nukleinsäuretyp	Lipoidmembran	Ätherempfindlichkeit
Papillomviren[1])	50	DNS	nein	nein
Polyomavirus der Maus	35	DNS	nein	nein
Vakuolisierendes Virus des Affen	50	DNS	nein	nein
Rous-Sarkomvirus des Huhns	70	RNS	ja	ja
Mammakarzinomvirus der Maus[2])	70	RNS	ja	ja
Leukämieviren der Maus[3])	80	RNS	ja	ja

[1]) **Pa**pillomviren (z. B. das Warzenvirus des Menschen und Kaninchenpapillomvirus), **Po**lyomavirus und **va**kuolisierendes Virus („Simian virus 40", SV 40) gehören zur Gruppe der P a p o v a - V i r e n ; sie besitzen kubische Symmetrie der Kapsomeren.

[2]) Bittner'scher Milchfaktor der Maus.

[3]) Mehrere miteinander verwandte Arten.

Abtrennung von den Zellen und fortlaufende Passagen in geeigneten Versuchstieren und/oder Gewebekulturen, Induktion von Tumoren mit den Merkmalen der Malignität (Zellmetaplasie, infiltratives Wachstum, Metastasierung) sowie Auslösung immunologischer Wechselwirkungen zwischen Wirt und Tumorzellen sind unerläßliche **Kriterien für die Erregernatur eines Krebsvirus.**

Tab. IV/4 bringt eine Übersicht über einige virusbedingte Tumoren mit gesicherter Ätiologie.

RNS-Tumorviren vermehren sich im Zytoplasma und werden von der Zellmembran als reife Partikel durch Knospung ausgeschleust, wobei die äußere der Virushüllen Membranteile der Zelle erhält: Abb. IV/13.

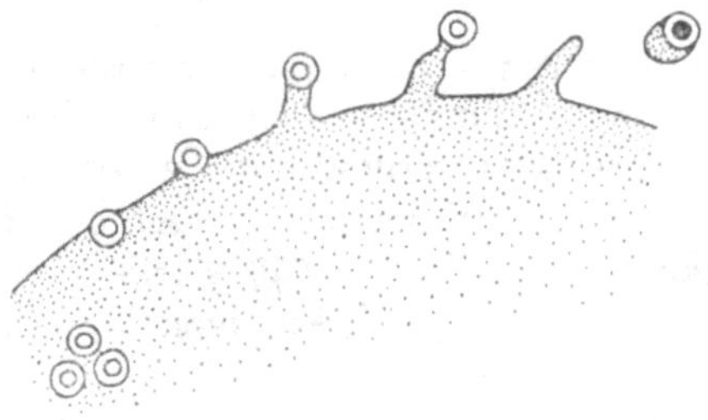

Abb. IV/13. Reifungs- und Ausschleusungsvorgang eines RNS-Tumorvirus (schematisch)

Ist die Ausstattung mit der Virusmembran an die Anwesenheit eines „Helfervirus" gebunden (Beispiel: Rous-Sarkom-Virus — Geflügelleukose-Virus), so ergeben sich komplizierte Helfervirus-Systeme (Abb. IV/15 und IV/16, S. 273).

DNS-Tumorviren verschwinden im Zellkern und sind in der Tumorzelle nicht nachweisbar. Jedoch hinterlassen sie „Fußspuren" in Form neuer „Tumorantigene" der transformierten Zellen.

Wir bezeichnen die „gerichtete" Umwandlung einer normalen Zelle in eine Tumorzelle durch Tumorviren als (maligne) Transformation.

Sie muß von den spontanen („ungerichteten") Umwandlungen unterschieden werden, die bei der Kultivierung permanenter Zellstämme auftreten.

Normale Zellen wachsen einschichtig (zweidimensional) an der Glaswand und verdrängen die Nachbarzellen nicht. Ihre Vermehrung hört auf, wenn kein freier Platz mehr vorhanden ist. Transformierte Zellen bilden dagegen proliferierende Zellnester, die aus mehreren Schichten (dreidimensional) übereinanderwuchernder Nachbarzellen bestehen.

Die Transformation führt zum Verlust der Kontakthemmung und zur Gestaltänderung, zur Bildung tumor- und/oder virusspezifischer Antigene, zur Transplantierbarkeit mit Metastasenbildung, zur Steigerung der Mitoserate (Abb. IV/14).

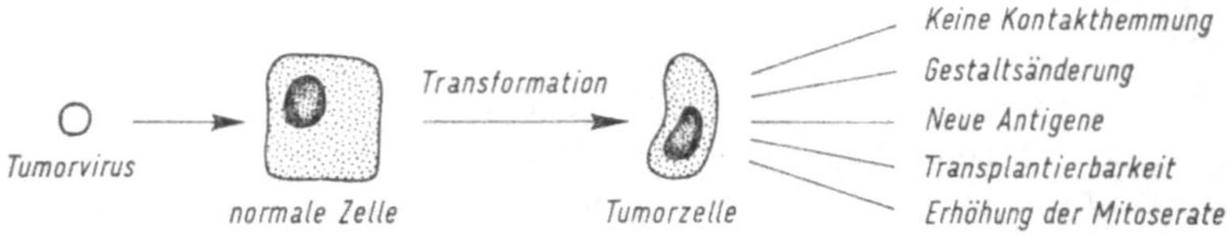

Abb. IV/14. Zelltransformation durch Tumorviren (schematisch)

In menschlichen Gewebekulturen wurden Transformationen durch Polyoma- und SV 40-Viren beschrieben. Adenoviren Typ 12 und 18, die beim Menschen Infektionen des Repirationstraktes verursachen, ferner das Affenvirus SV 40 wirken bei neugeborenen Hamstern onkogen (Bedeutung der Immuntoleranz für das „Angehen" der Tumorzellen). SV 40 wurde aus Affennieren-Zellkulturen isoliert, die der Gewinnung von Poliovakzinen gedient hatten, und an Millionen Impflingen verabfolgt!

In gewisser Hinsicht sind transformierte Zellen lysogenen Bakterien vergleichbar, indem das onkogene Virusgenom unter Hinterlassung bestimmter „Spuren" mit dem Zellgenom integriert und neben diesem weiterexistiert. Demgegenüber hat die Autonomie zytozider Virusgenome die „Ausschaltung" des Zellgenoms mit Zelltot zur Folge, vgl. Fußnote S. 259.

„Moderierte" Viren haben im Gegensatz zu „zytoziden" Viren stabilere Wechselbeziehungen mit der Wirtszelle.

Bestimmte Viren wirken in einem Zellsystem zytozid (Beispiele: SV 40 in Affennieren-Zellkultur, Polyomavirus in Mäuseembryonalzellen), in einem anderen moderiert (Polyoma- und SV 40-Viren in menschlichen Zellkulturen).

Helfervirus-Systeme

In Helfervirus-Systemen werden potentiell onkogene (unreife) oder nichtonkogene Viren durch verwandte bzw. fremde „Begleit- oder Helferviren" zu vollonkogenen (reifen infektiösen) Partikeln komplettiert: Abb. IV/15 und 16.

Bestimmte Typen nichtonkogener Adeno-(DNS-)Viren werden durch onkogene DNS-Helferviren zu vollonkogenen Adenoviren komplettiert.

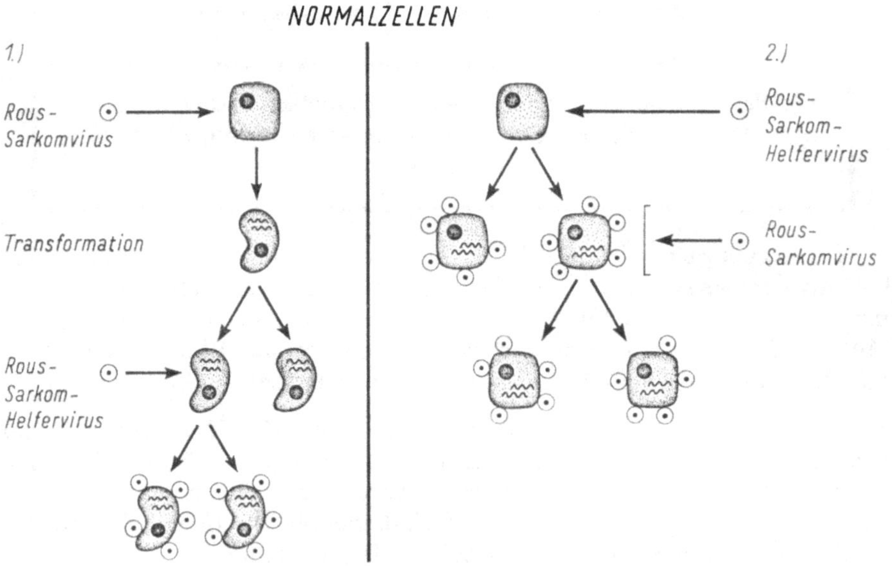

Abb. IV/15. Helfervirus-System bei RNS-Tumorviren, schematisch nach RUBIN (1964)

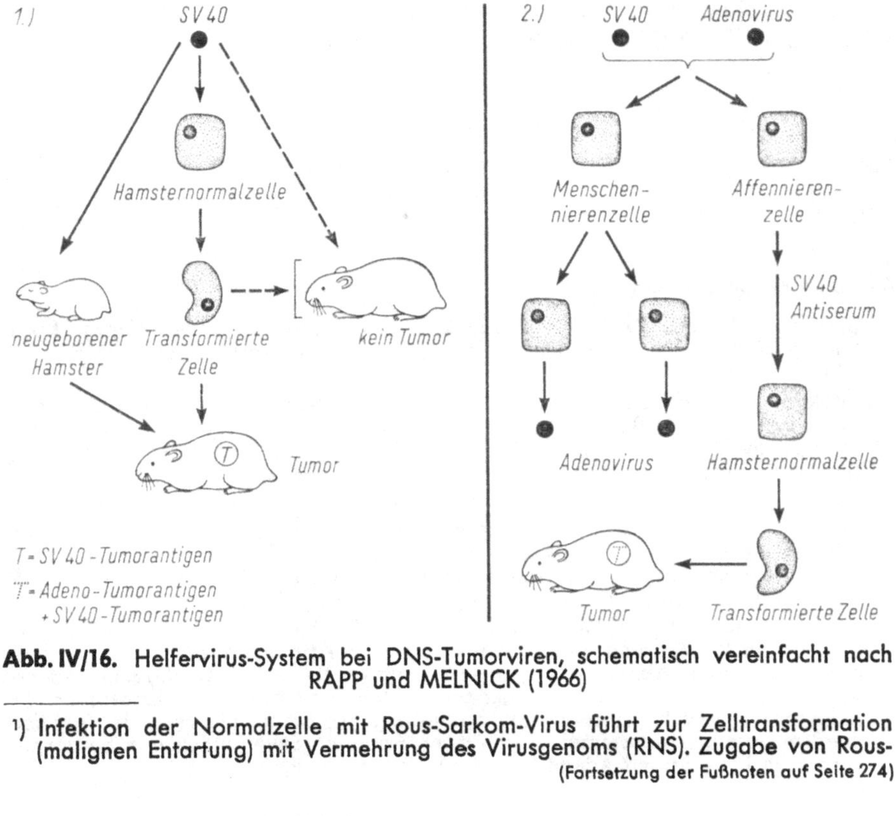

Abb. IV/16. Helfervirus-System bei DNS-Tumorviren, schematisch vereinfacht nach RAPP und MELNICK (1966)

[1]) Infektion der Normalzelle mit Rous-Sarkom-Virus führt zur Zelltransformation (malignen Entartung) mit Vermehrung des Virusgenoms (RNS). Zugabe von Rous-

(Fortsetzung der Fußnoten auf Seite 274)

Anhang 2: Antivirale Chemotherapie

Die Entwicklung antiviraler Chemotherapeutika und -prophylaktika führte in den sechziger Jahren zu ersten erfolgreichen Ansätzen.

Jod-Desoxyuridin (IDU), ein Thyminanalogon (Antimetabolit), führt bei lokaler Anwendung zur Heilung oberflächlicher Hornhautläsionen, die durch Herpes-simplex-Virus (DNS-Virus!) verursacht werden (KAUFMAN 1962, USA). IDU verhindert die Vermehrung des Virus in der Wirtszelle und wirkt zytostatisch, unter Umständen mutagen!

Methisazon: ein Thiosemikarbazonderivat (33 T 57, Marboran der Wellcome Laboratories London), hemmt die Reifung von Pockenviren und schützt Kontaktpersonen vor dem Ausbruch der Erkrankung (BAUER, VINCENT, KEMPE und DOWNIE 1963, London). Therapeutische Erfolge zeigten sich bei gangränösem Verlauf der Pockenimpfung.

Bis-Ureido-Diphenylsulfon, ein Sulfonderivat (CG 662, Chemie Grünental), wirkt virustatisch gegen Pocken, Herpes simplex und Zoster sowie Influenza (ALEXANDER und NEUHAUS 1763, Berlin).

Fortsetzung der Fußnoten von Seite 273)

Sarkom-Helfervirus (z. B. Geflügelleukose-Virus) bewirkt neben reifen Rous-Sarkom-Helferviren die Bildung reifer Rous-Sarkom-Viruspartikeln mit Proteinhülle.

[2]) Infektion der Normalzelle mit Rous-Sarkom-Helfervirus bewirkt keine Zelltransformation, sondern Bildung reifer Rous-Sarkom-Helferviruspartikeln. Diese verändern die Zellmembran, so daß nachfolgende Rous-Sarkom-Virusinfektionen blockiert werden.

[1]) Infektion neugeborener Hamster mit SV 40 bewirkt Tumorbildung mit SV 40-Tumorantigen. Hamster-Normalzellen werden durch SV 40 transformiert; die transformierten Zellen enthalten SV 40-Tumorantigen im Zellkern und induzieren bei jungen Hamstern Tumoren. Vorbehandlung letzterer mit SV 40 und nachfolgende Inokulation transformierter Zellen zeigt keine Tumorbildung.

[2]) Infektion menschlicher Nierenzellen mit SV 40 und Adenoviren bewirkt ausschließliche Vermehrung der Adenoviren. Erst in Affennierenzellen erkennt man die gegenseitige Abhängigkeit: hier vermehrt sich das nichtonkogene Adenovirus nur in Gegenwart des onkogenen SV 40 und zeigt nach Entfernung des letzteren mit SV 40-Antiserum onkogene Eigenschaften, als Hybride transformiert es normale Hamsterzellen; die transformierten Zellen induzieren bei jungen Hamstern Tumoren mit Adeno- und SV 40-Tumorantigenen.

Ursprung und Einteilung der Viren

Fehlender Stoffwechsel und kristalline Darstellung hochgereinigter Viren stellen die Frage nach dem Ursprung dieser obligaten Zellparasiten.

Natur und Abstammung der Viren sind unbekannt, Vorstellungen hierüber spekulativ, da experimentelle Beweise fehlen. Die entscheidende Frage ist, ob sie von außen kommende, exogene Krankheitserreger sind oder selbständig gewordene endogene, selbstvermehrungsfähige Bestandteile der Wirtszelle.

Die Vorstellung über die exogene Natur läßt sich mit der organisierten Morphe, Feinstruktur und Funktion, beispielsweise der Bakteriophagen, der spezifischen Immunantwort des Wirts auf artfremdes Virusprotein, aber auch mit der (hypothetischen) Vereinfachung der Struktur und Funktion der Elementarkörperchen aus komplexer aufgebauten Mikroorganismen infolge Anpassung an extremen Zellparasitismus vertreten (Rückentwicklung parasitischer Bakterien über Rickettsien, große und mittlere Viren zu den kleinen und kleinsten Viren). Die exogene Herkunft der Viren wäre eine Bestätigung der Harvey'schen Formulierung „omne animal ex ovo" (London, 1651), in moderner Fassung: „omne vivum e vivo" oder „omne virus e virus".

Die endogene Natur, also die Spontanentstehung der Elementarkörperchen mit genetischer Kontinuität und Mutabilität sowie mit enger Verwandtschaft zum Genom des ursprünglichen Wirts (Beispiel die lysogene Bakterienzelle), entspricht der neuzeitlichen Interpretation einer „generatio spontanea" (Urzeugung). Nach dieser Auffassung koinzidieren Mutationstheorie und Virushypothese der Krebsentstehung. Tumorviren induzieren die Wachstumsautonomie („Stoffwechselentgleisung") der Krebszelle (OBERLING). Die Weiterführung dieser Vorstellung von der Evolution, der Höherentwicklung alles Lebenden und der Entstehung von Lebendigem aus Leblosem (Schöpfungsakt der Bibel), drängt zur Annahme freilebender, selbständiger „Urviren" als Vorläufer der heutigen Viren, die als Zell- und Kernschmarotzer die höherentwickelten Lebensformen begleiten.

Die früher gebräuchliche Einteilung der humanpathogenen Viren nach klinisch-pathologisch vorherrschenden Organotropismen ist heute veraltet.

Berücksichtigung der Größe und Morphologie, des Nukleinsäuretyps und der Feinstruktur, der Ätherempfindlichkeit und Anwesenheit von Membranen, ermöglicht die Aufstellung mehrerer Hauptgruppen von menschenpathogenen Viren.

Tab. IV/5

Gruppe	Viren	Größe
1. Gruppe:	**Große Viren** Psittakose-Ornithose-Viren Lymphogranulomviren Trachomviren Einschlußkörper-Konjunktivitis-Viren	Große Viren 300—400 nm
2. Gruppe:	**Pocken-Viren** Variola-Alastrim-Viren Vacciniaviren	Mittelgroße Viren 80—300 nm
3. Gruppe:	**Herpes-Viren** Herpes-simplex-Viren Varizellen-Zoster-Viren	
4. Gruppe:	**Myxo-Viren** Influenzaviren Parainfluenzaviren Parotitisviren Masernviren	
5. Gruppe:	**Arbo-Viren** (Arthropod borne) Tropische Fieber: Gelbfieberviren Dengue-, Pappatacifieberviren Enzephalitisviren	Kleine Viren 30—80 nm
6. Gruppe:	**Picorna-Viren** (Pico und RNA = RNS) Enteroviren: Poliomyelitisviren Coxsackieviren Echoviren Rhinoviren: Schnupfenviren	Kleinste Viren 15—30 nm

Die Eingruppierung der noch nicht bzw. schwierig klassifizierbaren Viren erfolgt im Anhang zu der jeweils nahestehenden Hauptgruppe:

Anhang zu	Gruppe 1:	PPLO
	Gruppe 2:	Rötelnviren
	Gruppe 3:	Tollwutviren
	Gruppe 4:	1. Mononukleoseviren 2. Erkältungskrankheiten: Adenoviren RS-Viren (Respiratory Syncytial)
	Gruppe 5:	Choriomeningitisviren
	Gruppe 6:	1. Hepatitisviren 2. Maul-und-Klauenseuche-Viren

Allgemeine Diagnostik

Die „Jagd" nach verborgenen Viren führte in den letzten zehn Jahren zur Entdeckung zahlloser „Waisenviren", die allein auf der Welt, ohne Krankheit leben (OBERLING).

Aus dem Suchen nach Krankheits- und Seuchenerregern wurde ein Zuordnen von Krankheitsbildern zu neuentdeckten Erregern.

Die heutige diagnostische Virologie verlangt daher, wie die moderne Bakteriologie, die Beachtung **dreier Grundregeln:**

1. Viruskrankheit und Virusinfektion sind nicht dasselbe. In jeder Epidemie gibt es neben klinisch typischen zahlreiche atypische Erkrankungen und inapparente (stumme) Infektionen (sogenanntes Eisberg-Phänomen)[11]).
2. Das gleiche Syndrom wird durch verschiedene Virusarten (bzw. Mikroben) hervorgerufen. So sind wichtige typische Krankheitsbilder wie Exanthem, Pneumonie, Meningitis, Enzephalitis meist vielfältiger Ätiologie.
3. Dasselbe Virus verursacht ganz verschiedene Symptome. Als „Leitsymptom" geltende Erscheinungen, die der Krankheit oft den Namen gegeben haben, können fehlen oder andere an ihre Stelle treten (S. 10; 22):

Keine Gleichsetzung, sondern gedankliche Abgrenzung der drei Begriffspaare

Infektion — Infektionskrankheit
Symptom — Erreger
Erreger — Symptom.

Hierdurch wird der Spezifitätsbegriff der klinischen Infektionslehre eingeschränkt, jedoch in bezug auf die ätiologische Klärung von Seuchen — nach gewissenhafter Analyse des Einzelfalles mit klinischen, epidemiologischen, pathologisch-histologischen, virologischen und immunologischen Methoden — vertieft und erweitert, vgl. S. 242.

Bevor ein bestimmter Krankheitserreger und/oder charakteristischer Antikörpertiter im Sinn der Spezifitätslehre als Krankheits- und/oder Seuchenursache angesprochen wird, sollten, analog der bakteriologischen Diagnostik, folgende **drei Grundbedingungen** erfüllt sein:

1. Die Krankheitsdiagnose stellt der Kliniker, nicht der Virologe (Bakteriologe, Laborarzt) noch der Epidemiologe (Seuchenarzt).

---

[11]) $^{9}/_{10}$ des Eisbergs befinden sich unter der Wasseroberfläche.

Positiver Virusnachweis oder charakteristische Antikörperdynamik besagen, daß sich bestimmte Erreger im Untersuchungsmaterial befanden bzw. Kontakt mit dem Organismus hatten (haben). Hieraus folgt noch kein notwendiger Zusammenhang mit dem vorliegenden Krankheits- oder Seuchengeschehen. Weitere klinische, epidemiologische, pathologische, gegebenenfalls wiederholte virologische Untersuchungen sind zur endgültigen Klärung erforderlich.

2. Grundlage für die Gewinnung verwertbarer Laborbefunde ist die gegenseitige Konsultation zwischen dem Kliniker, Virologen und Epidemiologen.

Planung und Bereitstellung der notwendigen Untersuchungsgänge und -materialien, ordnungsgemäße Abnahme und Einsendung von geeignetem Untersuchungsgut, kritische Interpretation der Befunde im Zusammenhang mit ablaufenden Seuchenereignissen setzen die enge Zusammenarbeit zwischen den beteiligten Institutionen voraus.

3. Hauptziel der Untersuchung bleibt die Klärung von Krankheits- und/oder Seuchenursachen.

Insbesondere verlangen atypische oder unbekannte Krankheitsbilder eine baldige Entscheidung zwecks Einleitung wichtiger lokaler oder allgemeiner seuchenprophylaktischer Maßnahmen.

Abgrenzung der Kompetenzen, kollegiale Zusammenarbeit bei der Verfolgung des gleichen Hauptzieles sind die Grundlage der virologischen (mikrobiologischen) Diagnostik.

Im Gegensatz zu vielen bakteriologischen Untersuchungen benötigt die Virusdiagnostik Zeit und Material. Oft hat das Laboratoriumsergebnis lediglich retrospektiven Wert, das für den Epidemiologen jedoch nicht an Aktualität verliert.

Ebenfalls im Gegensatz zur Bakteriologie steht in der virologischen Diagnostik die Bedeutung der Antikörperbestimmung häufig an erster Stelle. Die Virus-Serodiagnostik eröffnet den Laboratoriumsuntersuchungen ein „weites Feld", geeignete Reagenzien und erfahrene Fachkräfte vorausgesetzt.

Demgegenüber ist die Identifizierung des Erregers technisch schwieriger. Zahllose Virusarten sind weitverbreitet, so daß ein zufälliges

Zusammentreffen positiver Virusbefunde mit Krankheitsprozessen anderer Genese häufiger zu erwarten ist als in der Bakteriologie. Erst in Verbindung mit Antikörperbewegungen, einem signifikantem Titeranstieg und/oder -abfall, ist der Erregernachweis Ausdruck für eine ablaufende oder abgelaufene Virusinfektion.

Die diagnostische Virologie befaßt sich mit dem Nachweis spezifischer Antikörper im Patientenserum und der Identifizierung der Infektionserreger im Krankenmaterial.

Antikörperbestimmungen sind erforderlich,

1. wenn die Züchtung des Virus technische Schwierigkeiten bereitet,
2. wenn mit weiter Verbreitung des Erregers in der Bevölkerung zu rechnen ist oder derselbe nach Ablauf der Infektion nicht mehr züchtbar ist,
3. wenn der Erfolg spezifischer Heilmaßnahmen kontrolliert werden soll (Beispiel: Große Viren),
4. wenn der Immunitätsspiegel der Bevölkerung und der Erfolg von Impfkampagnen bestimmt werden müssen.

Serumproben werden

1. gleich zum Beginn der Erkrankung,
2. zwei bis drei Wochen später zur Titerbestimmung,
3. bei nicht eindeutigem Resultat der ersten zwei Proben ein drittes Mal nach weiteren Wochen abgenommen.

Prinzip der Antikörperbestimmung:
Testung der Serumpaare nach Aufbewahrung im Tiefkühlfach gegen bekannte Antigene mit der Komplementbindungs-, Hämagglutinationshemmungs- oder Neutralisationsreaktion am gleichen Versuchstag,
mit den gleichen Reagenzien,
unter gleichen Versuchsbedingungen.
Titerbewegungen um mehr als zwei Verdünnungsstufen gelten als signifikant.
Merke: Nach Schutzimpfungen wird die spezifische Serodiagnose erschwert.

Erregernachweis ist anzustreben

1. für die Erkennung unklarer, insbesondere schwer oder tödlich verlaufender Krankheitsprozesse,

2. für das Verfolgen von Infektketten und das Auffinden unerkannter Erregerreservoire,
3. für die Einleitung prophylaktischer Immunisierungen mit epidemieeigenen Erregerstämmen,
4. für die Durchführung seuchengesetzlicher Maßnahmen.

Untersuchungsmaterial wird

1. zum Beginn der Erkrankung aus den befallenen Organen, deren Sekreten oder Exkreten möglichst steril entnommen,
2. im optimal konservierten Zustand transportiert (beispielsweise im Thermosgefäß mit Kältemischung bei —70° C),
3. umgehend an das Laboratorium eingesandt.

Prinzip des Erregernachweises:
Isolierung (Trennung) des fraglichen Erregers von Begleitviren und/oder -mikroben, Identifizierung, gegebenenfalls Typisierung mit mikroskopischen, kulturellen und/oder serologischen Methoden (In-vitro- oder In-vivo-Testung des gezüchteten Erregers mit bekannten Immunsera).

Allgemein lassen sich in den einzelnen Phasen der Viruskrankheiten folgende Ergebnisse der Virusisolierung und des Antikörpernachweises erzielen, Tab. IV/6.

Tab. IV/6. Virusnachweis und Antikörpertiter im Verlauf von Viruskrankheiten (modifiziert nach JAWETZ, MELNICK und ADELBERG)

Erkrankungsphase	Virusnachweis	Antikörpertiter
Inkubation	selten[1])	nein
Prodromalstadium	gelegentlich	nein
Krankheitsbeginn	häufig	gelegentlich
Akute Krankheitsphase	häufig	häufig
Abklingen der Erscheinungen	selten	regelmäßig
Rekonvaleszenz	sehr selten	regelmäßig

[1]) Theoretisch ermöglicht die primäre Virämie eine Virusisolierung aus dem Blut; in der Praxis verläuft sie unerkannt.

Die Tab. IV/7 bringt ein praktisches Beispiel für die Deutung virologischer Laborbefunde bei einer Enterovirusinfektion.

Tab. IV/7. Deutung virologischer Laborbefunde bei Enterovirusinfektionen (nach JAWETZ, MELNICK und ADELBERG)

Virusisolierung	komplementbindende Antikörper	neutralisierende Antikörper	Kennzeichnung der Infektion
—	—	—	keine
+	—	—	frühe
+	+	+	ablaufende
—	+	+	kürzlich abgelaufene
—	—	+	alte

Schnellmethoden zur (Verdachts-)Diagnose der Viren sind in beschränktem Maße anwendbar:

1. Histologischer Nachweis von Einschlußkörperchen (Beispiel: Augenabstriche bei Trachom oder Einschlußkörper-Konjunktivitis),
2. Virusantigen-Nachweis im befallenen Gewebe (Beispiel: Komplementbindungsreaktion mit Pockenpustelinhalt als Antigen),
3. elektronenoptische Untersuchung (Beispiel: Bläscheninhalt bei bläschenförmigen Exanthemen wie Pocken oder Herpes-Infektion),
4. Fluoreszenz-Antikörper-Methode (Beispiel: Anfärbung von Tollwutvirusantigen im Speichel oder in Gehirnausstrichen).

Das allgemeine Vorgehen bei Verdacht auf Virusinfektion betrifft

a) bei uncharakteristischen allgemeinen Krankheitszeichen die Sofortabnahme einer Blutprobe, gefolgt von einer zweiten Blutentnahme zur Feststellung spezifischer Antikörper gegen die vermutbare Gruppe von Virusarten;

b) bei typischen Organsymptomen neben der Antikörperbestimmung die Entnahme von Organ(Gewebs)material, Sekreten oder Exkreten, für den gezielten Erregernachweis.

Tab. IV/8 bringt eine allgemeine Kurzübersicht über die Laboratoriumsdiagnose der Viruskrankheiten des Menschen (vereinfacht nach REPLOH-OTTE sowie JAWETZ-MELNICK-ADELBERG):

Tab. IV/8

Virusgruppe	Virusidentifizierung			Antikörperbestimmung
	Mikroskop	Züchtung	Serologie	
Große Viren	Zelleinschlüsse	Maus, Brutei	Virus-Neutralisation	KBR
Pockenviren	Zelleinschlüsse	Brutei	Virus-Neutralisation	KBR HHR (NR)
Herpesviren	Kerneinschlüsse	Gewebekultur, Babymaus	Virus-Neutralisation	NR KBR
Myxoviren		Brutei	Neutralisation der Hämadsorption	KBR HHR (NR)
Arboviren		Maus	Virus-Neutralisation	NR HHR
Picornaviren		Gewebekultur, Babymaus[1])	Virus-Neutralisation	KBR NR
Anhang:				
Tollwutvirus	Zelleinschlüsse, FAR[2])	Maus	Virus-Neutralisation	
Adenoviren		Gewebekultur	Virus-Neutralisation	KBR NR

[1]) Coxsackieviren der Gruppe A

[2]) Erklärung der Abkürzungen:
FAR **F**luoreszenz-**A**ntikörper-**R**eaktion
HHR **H**ämagglutinations**h**emmungs-**R**eaktion
KBR **K**omplement**b**indungs-**R**eaktion
NR **N**eutralisations-**R**eaktion

Allgemeine Zeichen

Blut
|
Serum
(Antikörperbestimmung)

Lokale Zeichen

Krankheitsmaterial[1])

Mikroskopisches Präparat (Zelleinschlüsse)

Kultur (Tierversuch, Brutei, Gewebekultur)
|
Serologie (Antigenstruktur der Gruppe oder des Typs)

Abb. IV/17. Allgemeiner virologischer Untersuchungsgang bei Verdacht auf Virusinfektionen

[1]) Sputum, Rachenspül- oder Gurgelflüssigkeit, Nasenabstrich, Liquor, Fäzes, Eiter, Biopsie- oder Obduktionsmaterial.

Verzeichnis der anzeigepflichtigen übertragbaren Krankheiten des Menschen[1]) mit Worterklärungen

A

Abakteriell alpha privativum (alpha, erster griechischer Buchstabe); baktería — griech. Stab: „nichtbakteriell", z. B. abakterielle Meningitis, vgl. Virusmeningitis

Abdominaltyphus s. Typhus

Adenopharyngokonjunktivalfieber adén — griech. Drüse
s. Virusschnupfen

Adenovirusinfektion inficere — lat. anstecken, verderben, „hineintun"
s. epidemische Keratokonjunktivitis und Virusschnupfen

Alastrim Variola minor, „Weiße Pocken", „Negerpocken"; engl. Kafir-pox
alástrium — brasilian. brennender Zunder; várus — lat. Fleck, Bläschen; mínor kleiner
Hospitalisierungspflichtige, endemisch-epidemische, aerogen, seltener durch Kontakt übertragbare zyklische Infektionskrankheit. Erreger Alastrimviren (abgeschwächte Pockenviren), Inkubation 1 bis 3 Wochen; zweigipfliges Fieber mit abgeschwächtem Pockenexanthem; Letalität 1 bis 5 %. Aktive Immunisierung mit Vakzineviren schützt vor Infektion und vermindert Morbidität wie Letalität

Allantiasis s. Botulismus

Amöbenruhr Amöbiasis, Amöbendysenterie, tropische Ruhr
amoibós — griech. 'wechselnd, dys gestörte Funktion, énteron Eingeweide: „Darmkatarrh"; rúora — althochdeutsch heftige Bewegung
Endemisch-epidemische, fäkal-oral übertragbare Lokalinfektion. Erreger Ruhramöben (Entamoeba histolytica), Inkubation mehrere Wochen; chronisch rezidivierende, kräftezehrende Dickdarmentzündung mit Schleimblutstühlen und Geschwüren; Letalität unbehandelt je nach Schwere 1 bis 10 %

Anthrax s. Milzbrand

Arbovirose Abk. f. Arthropod borne viruses: durch Arthropoden übertragbare Viren
s. Gelbfieber, Virusenzephalitis, Virusmeningitis

Aseptisch alpha privativum (alpha, erster griechischer Buchstabe); sépsis — griech. Fäulnis: „fehlende Fäulnis", z. B. „aseptische" Meningitis, vgl. Virusmeningitis

Atypisch alpha privativum (alpha, erster griechischer Buchstabe); týpos — griech. Bild, Figur: „nicht typisch", z. B. atypische Pneumonie, vgl. Viruspneumonie

Augenkrankheit, ägyptische s. Trachom

Aussatz s. Lepra

B

Bakterienruhr Dysenterie, Shigellose
baktería — griech. Stab, dys gestörte Funktion, énteron Eingeweide: „Darmkatarrh"; rúora — althochdeutsch heftige Bewegung; SHIGA japanischer Bakteriologe
Endemisch-epidemische, fäkal-oral übertragbare Lokalinfektion. Erreger Ruhrbakterien (Shigella dysenteriae, Sh. flexneri, Sh. boydii, Sh. sonnei; verschiedene Serotypen), Inkubation 1 bis 8 Tage; akut fieberhafte, geschwürige Dickdarmentzündung, Schleimblutstühle und Exsikkose; Letalität unbehandelt 1 bis 3 % oder höher, mindestens 1 % Dauerausscheider

Bandwurmbefall s. Täniose

Bang'sche Krankheit s. Brucellose

Bauchtyphus s. Typhus

Blattern s. Pocken

Bornholmer Krankheit s. Pleurodynie

Borreliose BORREL französischer Bakteriologe s. Rückfallfieber

Botulismus Allantiasis, „Wurstvergiftung"
bótulus — lat. Wurst; allás — griech. Wurst
Seltene, meist in Gruppenerkrankungen auftretende, „spezifische" Lebensmittelvergiftung. Ursache enteral resorbiertes, außerhalb des Körpers gebildetes Ektotoxin des Botulinusbazillus (Clostridium botulinum, Typen A, B, E, F), Inkubation 12 bis 72 Stunden; akute Bulbärparalyse mit Seh-, Schluck- und Atemstörungen; Letalität unbehandelt bis zu 50 % oder höher. Passive Immunisierung mit Anti-Botulismusserum mildert Krankheitsverlauf und senkt Letalität

Brucellose Febris undulans abortus, Bang'sche Krankheit; Febris undulans melitensis, Maltafieber; Febris undulans suis
fébris — lat. Fieber, únda Welle, aboríri abgehen, meliténsis zu Malta gehörend, sus

---

[1]) In der BRD und DDR.

Schwein; Sir DAVID BRUCE englischer Militärarzt, BANG dänischer Tierarzt

Enzootisch-epizootische, durch Kontakt oder Milchgenuß auf Menschen übertragbare zyklische Infektionskrankheit. Erreger Brucellen (Brucella abortus — Rind, Br. melitensis — Ziege und Schaf, Br. suis — Schwein), Inkubation 1 bis 3 Wochen; wochen- bis monatelanges „Wellenfieber" mit Leber- und Milzschwellung; Letalität unbehandelt 5 %. Aktive Immunisierung mit avirulenter Bang-Lebendvakzine schützt gegen alle Brucellosearten

C

Cholera Cholera asiatica, „Gallenbrechruhr"
cholé — griech. Galle

Hospitalisierungspflichtige, endemisch-epidemisch-pandemische, fäkal-oral übertragbare Lokalinfektion. Erreger Choleravibrionen (Vibrio comma und Vibrio El Tor, 2 Serotypen), Inkubation 12 bis 72 Stunden; perakute, fieberhafte Enteritis, „Reiswasserstühle", Exsikkose, Kreislaufversagen; Letalität unbehandelt bis 50 %, 1 % Dauerausscheider. Aktive Immunisierung mit abgetöteten Erregern mildert Krankheitsverlauf und senkt Letalität, verhindert nicht Infektion

Choriomeningitis, lymphozytäre chórioméninx — griech. mittlere Hirnhaut, kýtos Zelle; lýmpha — lat. klares Wasser
s. Virusmeningitis

Conjunctivitis granulosa s. Trachom

Coxsackievirusinfektion Coxsackie Stadt im Staate New York
s. Herpangina, Pleurodynie, Virusmeningitis

D

Dermatomykose dérma — griech. Haut, mýkes Pilz
s. Favus, Mikrosporie, Trichophytie

Diphtherie diphthéra — griech. Haut, Fell

Endemisch-epidemische, aerogen, seltener durch Kontakt übertragbare Lokalinfektion. Erreger Diphtheriebakterien (Corynebacterium diphtheriae, 3 Wuchsformtypen, verschiedene Serotypen), Inkubation 1 bis 7 Tage; fieberhafter Verlauf, toxische Nahwirkungen am Ort der Infektion (fibrinöse Beläge), Fernwirkungen an Kapillaren, Herzmuskel und Nerven; Letalität unbehandelt 5 % oder höher. Passive Immunisierung mit Diphtherie-Heilserum mildert Krankheitsverlauf und senkt Letalität; aktive Immunisierung mit Diphtherie-Formol-Toxoid senkt Morbidität und Letalität, verhindert nicht Infektion

Durand-Nicolas-Favre'sche Krankheit s. Lymphogranuloma venereum

Durchfallerkrankung s. Dysenterie, Enteritis acuta und infectiosa, Kolienteritis, vgl. auch Cholera

Dysenterie s. Amöbenruhr, Bakterienruhr

Dyspepsiekoli-Enteritis s. Kolienteritis

E

Echovirusinfektion Abk. f. Enteric cytopathogenic human orphan: im Darm lebende, zytopathische „Waisenviren" des Menschen
s. Virusmeningitis

Encephalitis epidemica s. Virusenzephalitis

Enteritis acuta s. bakterielle Lebensmittelvergiftung

Enteritis infectiosa s. Salmonellenenteritis

Epidemisch epí — griech. in, auf; démos Volk: z. B. epidemische Keratokonjunktivitis, vgl. Keratokonjunktivitis, epidemische

Erbgrind s. Favus

Erkältungskrankheit s. Virusschnupfen

Erysipel Wundrose, Gesichtsrose
erythrós — griech. rot, pélla Haut

Endemische, durch Kontakt übertragbare Lokalinfektion. Erreger Erysipel-Streptokokken (Streptococcus pyogenes, Gruppe A, viele Serotypen), Inkubation 1 bis 7 Tage; akuter hochfieberhafter Verlauf mit scharf umschriebener Entzündung der Haut, auch benachbarter Schleimhäute; Letalität unbehandelt bis 5 %

F

Favus Erbgrind, Kopfgrind, „Grindpilzflechte"; engl. Honey-comb ringworm
fávus — lat. Honigwabe; grint — althochdeutsch Schorf

Endemisch-epidemische, durch Kontakt von Tieren auf Menschen oder von Mensch zu Mensch übertragbare Lokalinfektion. Erreger Dermatophyten (Gattung Trichophyton), Inkubation wenige Wochen; meist in der Jugend beginnende, chronisch verlaufende Dermatomykose vor allem der behaarten Kopfhaut; Abheilung mit Kahlheit unter Narbenbildung

Febris biliosa s. Gelbfieber

Febris puerperalis s. Puerperalfieber

Febris recurrens s. Rückfallfieber

Febris undulans abortus, melitensis, suis s. Brucellose

Feldfieber s. Leptospirose

Fleckfieber Typhus exanthematicus, Flecktyphus, „Hungertyphus"; engl. Typhus
týphos — griech. Qualm, Dunst, Nebel: „Umnebelung der Sinne"; exanthéo blühe hervor

Hospitalisierungspflichtige, epidemische, durch Kleiderläuse von Mensch zu Mensch übertragbare zyklische Infektionskrankheit. Erreger Fleckfieber-Rickettsien (Rickettsia prowazeki, endemische Abarten der warmen Länder — Übertragung von Tieren auf Menschen durch Arthropoden), Inkubation 2 Wochen; hochfieberhafte, mit Exanthem verlaufende Enzephalitis, postenzephalitische Dauerfolgen; Letalität der Erwachsenen unbehandelt 50 %. Aktive Immunisierung mit inaktivierter Rickettsien-Dottersack-Vakzine verhindert Letalität

F l e i s c h v e r g i f t u n g s. Salmonellenenteritis

G

Gasödem Oedema malignum, Gasbrand, Gasphlegmone, malignes Ödem; engl. Gasgangrene

oidéo — griech. schwelle an, phlegmoné flächenhafte Entzündung; málus — lat. schlecht, gignere erzeugen

Nichtansteckende, auf Kriegsschauplätzen epidemische schwere Wundinfektion. Erreger Gasödembazillen (Clostridium perfringens, novyi, septicum, histolyticum mit typdifferenten Ektotoxinen), Inkubation 8 bis 48 Stunden; akute, von einer Gasphlegmone oder Klostridien-Myositis ausgehende Sepsis mit Bazillämie und Toxinämie; Letalität unbehandelt 50 % und höher. Passive Immunisierung mit polyvalentem Gasbrandserum (plus chirurgische Maßnahmen) senkt Letalität

G a s t r o e n t e r i t i s a c u t a s. bakterielle Lebensmittelvergiftung

G a s t r o e n t e r i t i s i n f e c t i o s a s. Salmonellenenteritis

G e h i r n e n t z ü n d u n g , ü b e r t r a g b a r e s. Virusenzephalitis

Gelbfieber Febris biliosa, „Schwarzes Erbrechen"; engl. Yellow fever

fébris — lat. Fieber, bílis Galle

Hospitalisierungspflichtige, in bestimmten Tropengebieten endemisch-epidemische, durch tropische Hausmücken von Mensch zu Mensch (Stadtgelbfieber) oder durch Waldmücken von Tieren auf Menschen (Dschungelgelbfieber) übertragbare zyklische Infektionskrankheit. Erreger Gelbfieberviren, Inkubation 3 bis 6 Tage; biphasischer, hochfieberhafter Verlauf mit Ikterus, Albuminurie, Hämorrhagie; Letalität 10 % oder viel höher. Aktive Immunisierung mit Lebendvakzine schützt vor Infektion und Erkrankung

G e l b s u c h t , e p i d e m i s c h e s. Virushepatitis

G e n i c k s t a r r e , e p i d e m i s c h e s. Meningokokken-Meningitis

G e s c h l e c h t s k r a n k h e i t e n s. Gonorrhoe, Syphilis, Ulcus molle, Lymphogranuloma venereum

G e s i c h t s r o s e s. Erysipel

Gonorrhoe Morbus Neisser, Tripper

goné — griech. Samen, réo fließe; ALBERT NEISSER deutscher Dermatologe

Behandlungspflichtige, pandemische, durch Geschlechtsverkehr übertragbare Lokalinfektion. Erreger Gonokokken (Neisseria gonorrhoeae), Inkubation 1 bis 4 Tage; eitrige Urogenitalinfektion mit akut-subakut-chronischem Verlauf, lokaler (selten septischer) Ausbreitung und Spätfolgen (Sterilität, jahrelange „Unterleibsleiden"); Letalität unbehandelt weniger als 1 %

G r a n u l o m a t o s i s i n f a n t i s e p t i c a

gránulum — lat. Körnchen, ínfans Kind; sépsis — griech. Fäulnis

s. Listeriose

G r i n d p i l z f l e c h t e s. Favus

G r i p p a l e r I n f e k t unkorrekte Bezeichnung für akuten Schleimhautkatarrh der oberen Luftwege, nicht identisch mit Virusgrippe (Influenza, s. d.)

s. Virusschnupfen

G r i p p e s. Influenza

G r u b y ' s c h e K r a n k h e i t s. Mikrosporie

H

H a r t e r S c h a n k e r s. Syphilis

H e i n e - M e d i n ' s c h e K r a n k h e i t s. Poliomyelitis

H e l m i n t h o s e hélmins — griech. Wurm

s. Täniose

H e p a t i t i s i n f e c t i o s a s. Virushepatitis

Herpangina hérpo — griech. krieche; ángere — lat. beengen, würgen

Endemisch-epidemische, fäkal-oral, seltener aerogen übertragbare zyklische Infektion. Erreger Coxsackieviren (Gruppe A mit vielen Serotypen), Inkubation 3 bis 5 Tage; fieberhafter Bläschenausschlag der hinteren Mundhöhle, der Gaumenbögen, Tonsillen bzw. des Rachenraumes

H e r p e s t o n s u r a n s s. Trichophytie

H i r n e n t z ü n d u n g , ü b e r t r a g b a r e s. Virusenzephalitis

H i r n h a u t e n t z ü n d u n g , ü b e r t r a g b a r e Sammelbezeichnung für gehäuft auftretende „spezifische" Hirnhautentzündungen wie Leptospirenmeningitis, Virusmeningitis (s. d.), nicht für Meningokokken-Meningitis, s. d.

H u n d s w u t s. Tollwut

I

I n f e k t i ö s e M o n o n u k l e o s e s. Mononukleose, infektiöse

Influenza Virusgrippe, „Grippe"

influere — lat. hineinfließen, vírus Gift; chrip — russisch Heiserkeit

Endemisch-epidemisch-pandemische, aerogen übertragbare Lokalinfektion. Erreger Influenzaviren (Myxovirus influenzae, 3 Serotypen mit Untergruppen), Inkubation 1 bis 3 Tage;

akuter, hochfieberhafter Katarrh der Atemwege, Gefahren der Influenzapneumonie und Kreislaufschwäche, der bakteriellen Sekundärinfektionen; Letalität 1 bis 3 %. Aktive Immunisierung mit Lebend- oder Totvakzine mindert schweren Krankheitsverlauf

Interstitielle Plasmazellenpneumonie s. Pneumozystose

K

Kanikolafieber s. Leptospirose

Keratitis nummularis s. epidemische Keratokonjunktivitis

Keratokonjunktivitis, epidemische Keratoconjunctivitis epidemica, Keratitis nummularis

kéras — griech. Horn; epí auf, in; démos Volk; conjúngere — lat. verbinden, númmus Münze

Endemisch-epidemische, durch Kontakt oder aerogen übertragbare Lokalinfektion. Erreger Adenoviren (Serotyp 8), Inkubation 5 bis 10 Tage; akute follikuläre, häufig einseitige Konjunktivitis, münzenförmige Infiltration der Hornhaut und Schwellung der präaurikulären Lymphknoten

Keuchhusten Pertussis, „Stickhusten"; engl. Whooping-cough

per — lat. sehr, tússis Husten

Endemisch-epidemische, aerogen übertragbare Lokalinfektion. Erreger Keuchhustenbakterien (Bordetella pertussis), Inkubation 2 bis 3 Wochen; wochen- bis monatelanger Verlauf mit uncharakteristischem Nasen-Rachenkatarrh, typischem Husten- und Lösungs-Stadium; Gefahren der bakteriellen Sekundärinfektion und Keuchhusten-Enzephalose; Letalität im ersten Lebensjahr unbehandelt bis 25 %. Aktive Immunisierung mit abgetöteten Erregern senkt Morbidität und Letalität, verhindert nicht Infektion

Kinderlähmung, übertragbare s. Poliomyelitis

Kinder-Scherflechte s. Mikrosporie

Kleinsporenflechte s. Mikrosporie

Kolienteritis Kolidyspepsie, Dyspepsiekoli-Enteritis

kólon — griech. Darm, énteron Eingeweide, dys gestörte Funktion, pépto verdaue

Endemisch-epidemische, fäkal-oral übertragbare Lokalinfektion. Erreger Kolibakterien (Escherichia-Serotypen mit bestimmten Kapselantigenen), Inkubation 3 bis 6 Tage; fieberhafte, schwere Säuglingsdyspepsie mit Durchfall, Exsikkose, Toxikose; Letalität unbehandelt 50 %

Konjunktivitis, granuläre s. Trachom

Kopfgrind s. Favus

Körnerkrankheit s. Trachom

Koryza s. Virusschnupfen

Krätze s. Skabies

L

Lebensmittelvergiftung, bakterielle (Gastro-)Enteritis acuta, bakterielle Nahrungsmittelvergiftung, vgl. auch Salmonellenenteritis und Botulismus

gastér — griech. Bauch, énteron Eingeweide

Häufige, meist in Gruppenerkrankungen auftretende, „unspezifische" Darmintoxikation. Ursache Fäulnisbakterien (Sporenbildner, Staphylokokken, Proteus- und Pyozyaneusbakterien) und zwar enteral angreifende, in den Nahrungsmitteln nach Vermehrung und Zerfall der Bakterien entstandene Endotoxine, Inkubation 8 bis 48 Stunden; akute Magen-Darmvergiftung mit Brechdurchfall und Exsikkose; Letalität unbehandelt 1 bis 3 %

Leberentzündung, übertragbare s. Virushepatitis

Lepra Aussatz; Morbus Hansen; engl. Leprosy

lépo — griech. schäle ab; HANSEN norwegischer Arzt

Absonderungspflichtige, endemische, durch Kontakt übertragbare chronisch-zyklische Infektionskrankheit. Erreger Leprabakterien (Mycobacterium leprae), Inkubation mehrere Jahre; rezidivierender Befall von Haut und Nervengewebe, Einbruch der Erreger in die Blutbahn bedingt mit Fieberreaktionen verlaufende Retikulo-Endotheliose, jahrelanges Siechtum; Letalität vorgerückter Stadien unbehandelt 50 % und höher

Leptospirose Leptospirosis icterohaemorrhagiae, Weil'scher Ikterus; Leptospirosis canicola, Kanikolafieber; Leptospirosis grippotyphosa, Feldfieber, „Sommergrippe"

leptós — griech. dünn, spéira Windung, íkteros Pirol, háima Blut, réo fließe, týphos Qualm, Dunst, Nebel; cánis — lat. Hund; chrip — russisch Heiserkeit; WEIL estnischer Kliniker

Enzootisch-epizootische, von Tieren (meist Nager) auf Menschen durch Kontakt übertragbare zyklische Infektionskrankheit. Erreger Leptospiren (verschiedene Serogruppen mit zahlreichen Serotypen), Inkubation 1 bis 2 Wochen; akuter, bizyklisch fieberhafter Verlauf mit Hirnhautreizung (Feldfieber, Leptospirenmeningitis) und/oder Leber-Nierenentzündung (Kanikolafieber, Weil'scher Ikterus); Letalität der ikterischen Leptospirose unbehandelt 20 %, anikterisch weniger als 1 %. Aktive Immunisierung mit formolinaktivierten Erregern senkt Morbidität und Letalität

Listeriose Sir JOSEPH LISTER schottischer Chirurg

Enzootisch-epizootische, meist durch Kontakt auf Menschen übertragbare Lokal- und/oder Allgemeininfektion. Erreger Listerien (Listeria monocytogenes, 4 Serotypen), Inkubation wenige Wochen; akut fieberhafte Infektion mit uncharakteristischen lokalen (Beispiel Tonsillitis) oder septischen Erscheinungen (typhösmeningitische Meningo-Enzephalitis, grippöspneumonische Lungenentzündung), Gefahr der transplazentaren Infektion des Feten (Metritis gravidarum — Granulomatosis infantiseptica); Letalität der septischen Formen unbehandelt 50 % und höher, der Neugeborenenlisteriose bis zu 100 %

L u e s s. Syphilis

Lymphogranuloma venereum (inguinale) Venerisches Lymphogranulom, Durand-Nicolas-Favre'sche Krankheit

lýmpha — lat. klares Wasser, gránulum Körnchen, vénus Liebesgöttin der Römer, ínguen Weichen; DURAND, NICOLAS und FAVRE französische Ärzte und Dermatologen

Behandlungspflichtige, endemisch-epidemische, durch Geschlechtsverkehr übertragbare zyklische Infektion. Erreger Lymphogranulomviren, Inkubation 1 bis 3 Wochen; Stadienablauf mit Primärkomplex, fieberhafter Generalisation und jahrelangem Siechtum durch genito-anorektales Syndrom

L y s s a s. Tollwut

M

Malaria Malaria tertiana, „Drittetagsfieber"; Malaria quartana, „Viertetagsfieber"; Malaria tropica, „Perniciosa"; Wechselfieber, „Sumpffieber"

mal — italien. Übel, ária Luft; perniciósus — lat. verderblich

Endemisch-epidemische, durch „Fiebermücken" (Gattung Anopheles) auf Menschen übertragbare zyklische Infektionskrankheit. Erreger Malariaplasmodien (3 immunologisch differente Arten, Plasmodium vivax, Pl. malariae, Pl. falciparum), Inkubation 1 bis 3 bis 6 Wochen, auch länger; akuter bis chronisch rezidivierender, mit charakteristischem Rhythmusfieber (nach Erstinfektion), Schüttelfrost und Schweißausbruch, Anämie und Milzschwellung einhergehender Verlauf; Komplikationen (Organschäden, Kreislaufversagen) bei Malaria tropica; Letalität unbehandelt Malaria tertiana und quartana 1 %, Malaria tropica 10 %. Passive Immunisierung mit Human-Gammaglobulinen schützt gegen erythrozytäre (Fieber-)Phase, mildert Krankheitsverlauf

M a l i g n e s Ö d e m s. Gasödem

M a l l e u s s. Rotz

M a l t a f i e b e r s. Brucellose

Masern Morbilli; engl. Measles

morbílli — lat. kleine Krankheit

Endemisch-epidemisch-pandemische, aerogen übertragbare zyklische Infektionskrankheit. Erreger Masernviren, Inkubation 9 bis 11 Tage; bizyklisch fieberhafter, normierter Verlauf, katarrhalisches Vorstadium, exanthematisches Hauptstadium; Gefahren bakterieller Sekundärinfektionen und der Masern-Enzephalitis, der perplazentaren Infektion mit Embryopathie. Letalität 1 bis 3 %. Passive Immunisierung mit Human-Gammaglobulin schützt vor Erkrankung, aktive Immunisierung mit Lebendimpfstoff verhindert Infektion und Erkrankung

M e n i n g i t i s , a b a k t e r i e l l e (aseptische) s. Virusmeningitis

M e n i n g i t i s e p i d e m i c a s. Meningokokken-Meningitis

M e n i n g i t i s l e p t o s p i r o s a s. Leptospirose, vgl. auch Hirnhautentzündung, übertragbare

M e n i n g i t i s s e r o s a s. Virusmeningitis

Meningokokken-Meningitis Meningitis epidemica, epidemische Genickstarre; s. auch übertragbare Hirnhautentzündung, Virusmeningitis, Virusenzephalitis

méninx — griech. Hirnhaut, kókkos Kern, Beere; epí auf, in; démos Volk

Endemisch-epidemische, aerogen übertragbare zyklische Infektionskrankheit. Erreger Meningokokken (Neisseria meningitidis, mehrere Serotypen), Inkubation 1 bis 3 Tage; akute, hochfieberhafte, eitrige Entzündung der Hirnhaut mit Nacken-Rückenstarre, Kopfschmerz oder Bewußtlosigkeit; Gefahren der Defektheilung (Verblödung); Letalität unbehandelt 50 % und höher

Mikrosporie Kleinsporenflechte, „Kinder-Scherflechte", Gruby'sche Krankheit; engl. Small-spored ringworm

mikrós — griech. klein, spóros Spore, Same; GRUBY französischer Arzt ungarischer Herkunft

Endemisch-epidemische, durch Kontakt von Tieren auf Menschen oder von Mensch zu Mensch übertragbare Lokalinfektion. Erreger Dermatophyten (Gattung Microsporum), Inkubation 1 bis 2 Wochen; chronisch verlaufende Dermatomykose vor allem der behaarten Kopfhaut bei Kindern bis zur Pubertät; Abheilung ohne Kahlkopfentstehung

Milzbrand Anthrax, Pustula maligna

ánthrax — griech. Kohle; pus — lat. Eiter, málus schlecht, gígnere erzeugen

Enzootisch-epizootische Weidekrankheit, eine durch Kontakt, Inhalation oder Nahrungsmittel auf Menschen übertragbare Lokal- und/oder Allgemeininfektion. Erreger Milzbrandbazillen (Bacillus anthracis), Inkubation 2 bis 3 Tage; Hautmilzbrand (Letalität unbehandelt 10 %), Lungenmilzbrand (Letalität 100 %), Darmmilzbrand (Letalität 50 %). Passive Immunisierung mit Milzbrandserum senkt Letalität und mildert Krankheitsverlauf

Mononukleose, infektiöse Mononucleosis infectiosa, Pfeiffer'sches Drüsenfieber, „Monozyten-Angina"

mónos — griech. allein, kýtos Zelle; núcleus — lat. Kern, infícere anstecken, verderben, „hineintun"; PFEIFFER deutscher Internist

Endemisch-epidemische, aerogen, seltener durch Kontakt übertragbare zyklische Infektionskrankheit. Erreger Mononukleoseviren, Inkubation 7 bis 10 Tage; fieberhafter Verlauf mit Leber-Milz-Lymphknotenschwellungen und peripherer Lymphomonozytose; Letalität weniger als 1 %

Monozyten-Angina s. infektiöse Mononukleose, Listeriose

Morbilli s. Masern

Morbus Bang s. Brucellose

— Hansen s. Lepra

— Koch s. Tuberkulose

— Neisser s. Gonorrhoe

— Pfeiffer s. infektiöse Mononukleose

— Schaudinn s. Syphilis

— Weil s. Leptospirose

Mumps Parotitis epidemica, „Ziegenpeter"; engl. Mumps

mumps — engl. schlechte Laune; pará — griech. neben, bei, gegen; óus Ohr, epí auf, in; démos Volk

Endemisch-epidemische, aerogen übertragbare zyklische Infektionskrankheit. Erreger Mumpsviren, Inkubation 3 Wochen; fieberhafter Verlauf mit Zeichen der Parotitis, häufig Meningitis, seltener Orchitis; Gefahren der perplazentaren Infektion des Embryos, der Mumps-Enzephalitis, der Sterilität. Passive Immunisierung mit Mumps-Human-Gammaglobulin schützt vor Erkrankung und Embryopathie

Muskelkaterkrankheit s. Pleurodynie

Myositis epidemica s. Pleurodynie

N

Nahrungsmittelvergiftung, bakterielle s. Lebensmittelvergiftung

Negerpocken s. Alastrim

O

Oedema malignum s. Gasödem

Ornithose s. Psittakose-Ornithose

P

Papageienkrankheit s. Psittakose-Ornithose

Paratyphus pará — griech. neben, bei, gegen; týphos Qualm, Dunst, Nebel: „Umnebelung der Sinne"

Hospitalisierungspflichtige, endemisch-epidemische, fäkal-oral übertragbare zyklische Infektionskrankheit. Erreger Paratyphusbakterien (Salmonella paratyphi A, B, C; differente Serotypen), Inkubation 1 bis 2 Wochen; abgeschwächter Typhusverlauf mit Fieber, Milzschwellung, Roseolen, Darmerscheinungen; Letalität unbehandelt 5 %, 5 % Dauerausscheider

Parotitis epidemica s. Mumps

Pedikulose Verlausung; engl. Lousiness

pedículus — lat. kleiner Fuß

Endemisch-epidemische, durch Kontakt von Mensch zu Mensch übertragbare Ektoparasitose. „Erreger" Menschenläuse (2 Arten, Pediculus capitis und Ped. corporis), „Inkubation" 2 bis 3 Wochen (Entwicklungsdauer Ei — geschlechtsreife Laus); Hautreizung, Jucken, auch Quaddelbildung und Hautverfärbung; Gefahren der bakteriellen Sekundärinfektion; Übertragung des epidemischen Fleckfiebers und Rückfallfiebers

Pertussis s. Keuchhusten

Pest Pestis orientalis; engl. Plague

péstis, pestiléntia — lat. Seuche, Pest; oríri entstehen

Hospitalisierungspflichtige, enzootisch-epizootisch-panzootische, auf Menschen durch Rattenflöhe oder aerogen von Mensch zu Mensch übertragbare Lokal- und/oder Allgemeininfektion. Erreger Pestbakterien (Pasteurella pestis), Inkubation 2 bis 5 Tage; hochfieberhafter, schwerer Krankheitsverlauf, Bubonenpest Letalität unbehandelt 50 % und höher, Lungenpest 100 %. Aktive Immunisierung mit avirulenter Lebendvakzine senkt Morbidität und Letalität, mindert Infektionshäufigkeit

Pfeiffer'sches Drüsenfieber s. infektiöse Mononukleose

Pharyngitis, abakterielle s. Virusschnupfen

Pharyngokonjunktivalfieber s. Virusschnupfen

Pleurodynie Myositis epidemica, Bornholmer Krankheit, „Muskelkaterkrankheit"

pleurá — griech. Seite, Rippe; odýne Schmerz, mys Muskel, epí auf, in; démos Volk

Endemisch-epidemische, fäkal-oral übertragbare zyklische Infektion. Erreger Coxsackieviren (Serogruppe B, mehrere Serotypen), Inkubation 3 bis 5 Tage; akut fieberhafter, mit schmerzhaften Muskelentzündungen vor allem im thorako-abdominalen Bereich einhergehender Krankheitsverlauf; Letalität weniger als 1 %

Pneumonie, atypische s. Viruspneumonie, vgl. Influenza, Psittakose-Ornithose, Q-Fieber

Pneumozystose Interstitielle Plasmazellen-Pneumonie

pnéumon — griech. Lunge, kýstis Blase, plásma Gebilde, kýtos Zelle; interstítium — lat. Zwischenraum

Enzootisch-epizootische, aerogen von Tieren auf Menschen übertragbare Lokalinfektion. Erreger Pneumozysten (Pneumocystis carinii), Inkubation 2 bis 6 Wochen; schwere, meist fieberfreie (!), mit Zeichen hochgradiger Atemnot verlaufende Pneumonie des ersten Trimenons; Letalität 50 % und höher

Pocken Variola major, Blattern; engl. Smallpox

várus — lat. Fleck, Bläschen; májor — lat. größer

Hospitalisierungspflichtige, endemisch-epidemische, aerogen, seltener durch Kontakt übertragbare zyklische Infektionskrankheit. Erreger Pockenviren (Poxvirus variolae), Inkubation 12 bis 14 Tage; bizyklisch fieberhafter, normierter Verlauf, Initial- und Exanthemstadium (Eruption — Suppuration — Exsikkation), Abheilung mit Narbenbildung; Letalität bis 30 % und höher. Aktive Immunisierung mit Vakzineviren senkt Infektionshäufigkeit, Morbidität und Letalität

Poliomyelitis Übertragbare Kinderlähmung, Heine-Medin'sche Krankheit

poliós — griech. grau, myelós Mark; HEINE deutscher Orthopäde, MEDIN schwedischer Arzt

Hospitalisierungspflichtige, endemisch-epidemisch-pandemische, fäkal-oral übertragbare zyklische Infektionskrankheit. Erreger Polioviren (Serotypen I, II, III), Inkubation 10 bis 14 Tage; biphasisch fieberhafter Verlauf, uncharakteristischer Katarrh der oberen Luft- oder der Verdauungswege mit (seltenem) hämatogenem Befall des ZNS (Meningismus, schlaffe Lähmungen); Letalität der paralytischen Form 10 %. Aktive Immunisierung mit parenteraler Totvakzine schützt vor paralytischem Verlauf, mit oraler Lebendvakzine vor Infektion und Erkrankung

Psittakose-Ornithose Papageienkrankheit, Vogelkrankheit; engl. Parrot fever

psittakós — griech. Sittich, Papagei; órnis Vogel

Enzootisch-epizootische Infektion der Papageien und anderer Vögel, eine aerogen oder durch Kontakt auf Menschen übertragbare zyklische Infektionskrankheit. Erreger Psittakose-Ornithoseviren, Inkubation 1 bis 2 Wochen; hochfieberhafter, influenzaähnlicher Verlauf mit Lungenbefall; Letalität der Psittakose unbehandelt 20 %, der Ornithose 10 %

Puerperalfieber Febris puerperalis, Kindbettfieber, Wochenbettfieber; engl. Childbed fever

fébris — lat. Fieber, púer Kind, párere gebären

Endemische, durch Kontakt übertragbare septische Erkrankung der Wöchnerin. Erreger meist Streptokokken (Streptococcus pyogenes, Gruppe A, viele Serotypen; anaerobe Streptokokken), seltener Staphylokokken (Staphylococcus aureus), Kolibakterien, Gasödembazillen; Inkubation 1 bis 3 Tage; meist nach Fehlgeburt („septischer Abort"), selten nach regulärer Geburt auftretende Genitalinfektion mit septischem Verlauf; Letalität unbehandelt 50 % und höher

Pustula maligna s. Milzbrand

Q

Q-Fieber Q — „Query" — engl. Fragezeichen, oder „Queensland" (Australien), wo Erreger entdeckt wurde

Enzootisch-epizootische, aerogen oder durch Kontakt auf Menschen übertragbare zyklische Pneumorickettsiose. Erreger Q-Fieber-Rickettsien (Coxiella burneti), Inkubation 10 bis 14 Tage; fieberhafter, influenzaartiger Verlauf mit atypischer Pneumonie; Letalität unbehandelt 1 bis 3 %

R

Rabies s. Tollwut

Rhinitis acuta s. Virusschnupfen

Rickettsiose RICKETTS amerikanischer Arzt s. Fleckfieber, Q-Fieber

Röteln Rubeola, Rubeolen; engl. German measles

rubéola — lat. Röteln

Endemisch-epidemische, aerogen übertragbare zyklische Infektion. Erreger Rötelnviren, Inkubation 14 bis 18 Tage; bizyklisch fieberhafter Verlauf, Systemerkrankung der lymphatischen Organe mit Exanthem; Gefahr der perplazentaren Infektion, Röteln-Embryopathie. Passive Immunisierung mit Gammaglobulinen schützt vor Erkrankung und Embryopathie

Rotz Malleus, „Wurm"; engl. Glanders

mális — griech. Rotz; málleus — lat. Hammer

Enzootische Krankheit der Einhufer, eine durch Kontakt auf Menschen übertragbare Lokal- und/oder Allgemeininfektion. Erreger Rotzbakterien (Actinobacillus mallei), Inkubation 3 bis 5 Tage; hochfieberhafte Knötchen- und Geschwürsbildung mit Abszedierung, an Händen oder im Gesicht und Nasen-Rachenraum, septische Metastasen; Letalität von chronischem Rotz unbehandelt 50 %, von akutem Rotz 100 %

Rubeola, Rubeolen s. Röteln

Rückfallfieber Febris recurrens, „Rückfalltyphus"; engl. Relapsing fever

fébris — lat. Fieber, recúrrere wiederkehren; týphos — griech. Qualm, Dunst, Nebel: „Umnebelung der Sinne"

Hospitalisierungspflichtige, epidemische, durch Kleiderläuse von Mensch zu Mensch übertragbare zyklische Infektionskrankheit. Erreger Rückfallfieber-Borrelien (Borrelia recurrentis, endemische Abarten in warmen Ländern — Übertragung von Tieren auf Menschen durch Zecken), Inkubation 5 bis 7 Tage; wiederkehrende Fieberzyklen mit Milztumor, Gefährdung des Kreislaufs; Letalität unbehandelt 10 %

Ruhr s. Amöbenruhr, Bakterienruhr

S

Salmonellenenteritis Enteritis infectiosa, „Fleischvergiftung", bakterielle Lebensmittelvergiftung, s. d.

énteron — griech. Eingeweide; infícere — lat. anstecken, verderben, „hineintun"; SALMON amerikanischer Bakteriologe

In Gruppenerkrankungen auftretende, „spezifische" Darminfektion mit Darmintoxikation. Erreger tierische Salmonellen (Gattung Salmonella, verschiedene Serogruppen mit zahllosen Serotypen), enteraler Angriff der in Nahrungsmitteln nach Vermehrung und Zerfall der Bakterien präformierten Endotoxine, Inkubation 8 bis 48 Stunden; akut fieberhafter, mit Brechdurchfall, Exsikkose und Kreislaufreaktionen einhergehender Krankheitsverlauf; Letalität unbehandelt bis 5 %

S a l m o n e l l o s e s. Typhus, Paratyphus, Salmonellenenteritis

S c a r l a t i n a s. Scharlach

Scharlach Scarlatina, engl. Scarlet fever

scarlátum — lat. hellrote Farbe

Endemisch-epidemische, meist aerogen übertragbare zyklische Infektionskrankheit. Erreger Scharlach-Streptokokken (Streptococcus scarlatinae, Gruppe A, viele Serotypen), Inkubation 3 bis 6 Tage; akuter Verlauf mit Fieber, Angina und Exanthem; Gefahren der pyogenen Komplikationen und Nachkrankheiten; Letalität unbehandelt 1 %

S c h e r p i l z f l e c h t e s. Trichophytie

S c h w a r z e s E r b r e c h e n s. Gelbfieber

S h i g e l l o s e s. Bakterienruhr

Skabies Krätze; engl. Itch

scábere — lat. kratzen

Endemisch-epidemische, durch Kontakt von Mensch zu Mensch übertragbare Hautparasitose. Erreger Krätzmilben (Sarcoptes scabiei), „Inkubation" (Entwicklung Ei — geschlechtsreife Milbe) 17 Tage; Milbengänge in der Oberhaut an Prädilektionsstellen, Hautjucken

S o m m e r g r i p p e s. Leptospirose

S u m p f f i e b e r s. Malaria

Syphilis Lues venerea, Harter Schanker, Morbus Schaudinn

sýphlis nósos — griech. befleckende Krankheit, lýo löse auf; vénus — lat. Liebesgöttin; SCHAUDINN deutscher Protozoenforscher

Behandlungspflichtige, pandemische, durch Geschlechtsverkehr übertragbare chronisch-zyklische Infektionskrankheit. Erreger Syphilisspirochäten (Treponema pallidum), Inkubation 3 Wochen; Früh- und Spätstadien mit jahre- bis jahrzehntelangen latenten Intervallen, häufiger Befall des Herzgefäß- oder Zentralnervensystems; Gefahr der perplazentaren Infektion des Feten (Lues connata); Letalität vorgerückter Stadien unbehandelt 50 %

T

Täniose Taeniasis, Bandwurmbefall

táenia — lat. Band

Endemisch-epidemische, von Tieren auf Menschen durch finniges Fleisch übertragbare Darmparasitose (Helminthose). „Erreger" Bandwürmer (3 Zestoden-Arten, Taenia saginata, Taenia solium, Diphyllobothrium latum), „Inkubation" (Entwicklung Finne — geschlechtsreifer Wurm) 4 bis 8 bis 12 Wochen; Magen-Darmerscheinungen, Gewichtsverlust, auch nervöse Symptome, besonders bei Kindern; Gefahr der Bandwurmanämie durch Fischbandwürmer

Tetanus Wundstarrkrampf

tétanos — griech. Spannung

Nichtansteckende, auf Kriegsschauplätzen epidemische schwere Wundinfektion. Erreger Tetanusbazillen (Clostridium tetani, verschiedene Serotypen, einheitliches Neurotoxin), Inkubation 3 Tage bis 3 Wochen; von einer Lokalinfektion ausgehende Vergiftung des ZNS, Trismus, tonische Muskelstarre, klonische Krampfanfälle; Letalität unbehandelt 50 % und höher. Passive Immunisierung mit Tetanusserum (plus chirurgische Maßnahmen) senkt Letalität; aktive Immunisierung mit Tetanus-Formoltoxoid schützt gegen Erkrankung, verhindert nicht Infektion

Tollwut Lyssa, Rabies, Hundswut

lýssa — griech. Wölfin; rábies — lat. Wut

Hospitalisierungspflichtige, enzootisch-epizootisch-panzootische, durch Kontakt von Tieren auf Menschen übertragbare zyklische Infektionskrankheit. Erreger Tollwutviren, Inkubation 1 bis 3 Monate, auch länger; kurzwährende fieberhafte Enzephalitis mit Erregungszuständen (z. B. Hydrophobie), dann Lähmungen; Letalität 100 %. Vakzinetherapie mit abgetötetem Tollwuthirn-Impfstoff, auch kombiniert mit passiver Immunisierung (Anti-Tollwutserum), schützt vor Erkrankung

Toxoplasmose tóxon — griech. Bogen, plásma Gebilde

Enzootisch-epizootische, meist durch Kontakt von Tieren auf Menschen übertragbare zyklische Infektion. Erreger Toxoplasmen (Toxoplasma gondii), Inkubation mehrere Wochen; fieberhafte, akut-subakut verlaufende lymphonoduläre oder pneumonische Formen; Gefahr der perplazentaren Infektion des Feten mit zerebralen Dauerfolgen (pränatale Toxoplasmose); Letalität der viszeralen Toxoplasmose unbehandelt 20 %, der zerebralen (pränatalen) Toxoplasmose höher

Trachom Conjunctivitis granulosa, Körnerkrankheit, „ägyptische Augenkrankheit"

trachýs — griech. rauh; conjúngere — lat. verbinden, gránulum Korn

Endemisch-epidemische, durch Kontakt übertragbare Lokalinfektion. Erreger Trachomviren, Inkubation 5 bis 10 Tage; mit Körnchenbildung der Bindehaut des Oberlides, Hornhauttrübung und Vernarbung verlaufende chronische Konjunktivitis; Gefahren der Sekundärinfektionen durch Eitererreger und der Erblindung

Trichinose thrix — griech. Haar

Enzootisch-epizootische, durch trichinenhaltiges Fleisch auf Menschen übertragbare zyklische Wurminfektion. Erreger Trichinen (Trichinella spiralis), Inkubation bis zu 1 Woche; fieberhafter akuter Beginn mit Brechdurchfall (Darmtrichinose), später heftige Muskelschmerzen, gegebenenfalls Schluck- und Atemstörungen (Muskeltrichinose); Letalität ausgeprägter Fälle bis 50 %

Trichophytie Herpes tonsurans, „Scherpilzflechte"; engl. Ringworm

thrix — griech. Haar, phytón Pflanze, hérpo krieche; tóndere — lat. scheren

Endemisch-epidemische, durch Kontakt von Tieren auf Menschen oder von Mensch zu Mensch übertragbare Lokalinfektion. Erreger Dermatophyten (Gattung Trichophyton), Inkubation wenige Wochen; chronische Dermatomykose der Haut, Haare und/oder Nägel mit oberflächlichen oder tiefen Krankheitsherden, dann auch Entzündung und Eiterung

T r i p p e r s. Gonorrhoe

Tuberkulose Morbus Koch

tubérculum — lat. Knötchen: „Knötchenkrankheit"; ROBERT KOCH Arzt und Bakteriologe

Epidemisch-pandemische, aerogen oder durch Milch übertragbare chronisch-zyklische Infektionskrankheit. Erreger Tuberkelbakterien (Mycobacterium tuberculosis, Mycobact. bovis, selten Mycobact. avium oder „atypische" Mykobakterien), Inkubation 4 bis 6 Wochen; fieberhafter schubweiser Befall vor allem der Lungen, jahre- bis jahrzehntelanger, zur Aufzehrung führender Verlauf; Letalität der vorgerückten Stadien unbehandelt 50 % und höher. Aktive Immunisierung mit avirulenter BCG-Lebendvakzine schützt vor Minimalinfekten, mildert Krankheitsverlauf und senkt Letalität

Tularämie „Hasenpest"; engl. Rabbit disease

Tulare — Gebiet in Kalifornien; háima — griech. Blut

Enzootisch-epizootische, durch Kontakt, aerogen oder Nahrungsmittel auf Menschen übertragbare Lokal- und/oder Allgemeininfektion. Erreger Tularämiebakterien (Pasteurella tularensis), Inkubation 2 bis 5 Tage; lokale „äußere Form" (Geschwür und Lymphknotenschwellung), typhöse hochfieberhafte „innere Form"; Letalität unbehandelt 1 bis 5 %. Aktive Immunisierung mit avirulenter Lebendvakzine schützt gegen Infektion und Erkrankung

Typhus Typhus abdominalis, Bauchtyphus, Unterleibstyphus; engl. Typhoid fever

týphos — griech. Qualm, Dunst, Nebel: „Umnebelung der Sinne"; abdómen — lat. Unterleib

Hospitalisierungspflichtige, endemisch-epidemische, fäkal-oral übertragbare zyklische Infektionskrankheit. Erreger Typhusbakterien (Salmonella typhosa, zahlreiche Lysotypen), Inkubation 2 bis 3 Wochen; typische Fieberkurve (Anstieg — Gipfel — Abfall), Milzschwellung, Roseolen, Darmerscheinungen; Letalität unbehandelt 10 % oder höher, 5 % Dauerausscheider. Aktive Immunisierung mit abgetöteten Erregern senkt Letalität und mildert Krankheitsverlauf, verhindert nicht Infektion

U

Ulcus molle Weicher Schanker; engl. Soft sore

úlcus — lat. Geschwür, móllis weich

Behandlungspflichtige, endemische, durch Geschlechtsverkehr übertragbare Lokalinfektion. Erreger Streptobakterien (Haemophilus ducreyi), Inkubation 1 bis 2 Tage (Frauen auch viele Wochen); eitrig-geschwüriger Prozeß mit lokaler Lymphknotenentzündung; Spontanheilung

U n t e r l e i b s t y p h u s s. Typhus

V

V a r i c e l l a s. Windpocken

V a r i o l a m a j o r s. Pocken

V a r i o l a m i n o r s. Alastrim

Variolois varíola — lat. kleiner Fleck

Hospitalisierungspflichtige, aerogen übertragbare, infolge Teilimmunität nach Pockenimpfung mild verlaufende zyklische Infektionskrankheit. Erreger Pockenviren (Poxvirus variolae), Inkubation 8 bis 18 Tage; Letalität bis 5 %

V a r i z e l l e n s. Windpocken

V e n e r i s c h e s L y m p h o g r a n u l o m s. Lymphogranuloma venereum

V e r l a u s u n g s. Pedikulose

Virusenzephalitis Übertragbare Gehirnentzündung

vírus — lat. Gift; enképhalos — griech. Gehirn

Endemisch-epidemische, von Tieren auf Menschen durch Arthropoden (Mücken, Zecken) übertragbare zyklische Infektionskrankheit. Erreger Arboviren (Enzephalitisviren, serologische Gruppen A und B mit verschiedenen Serotypen, vor allem in warmen Ländern), Inkubation wenige Tage bis Wochen; hochfieberhafter biphasischer Verlauf mit Enzephalitis (Schlafsucht — Krämpfe — Lähmungen) und postenzephalitischen Dauerfolgen; Letalität 30 % und höher. Aktive Immunisierung mit Formol-Totvakzinen schützt vor ZNS-Befall

V i r u s g r i p p e s. Influenza

Virushepatitis Hepatitis infectiosa, übertragbare Leberentzündung, „epidemische Gelbsucht"

hépar — lat. Leber, infícere anstecken, verderben, „hineintun"

Endemisch-epidemisch-pandemische, fäkal-oral übertragbare zyklische Infektionskrankheit. Erreger Hepatitisviren (Hepatitisvirus A), Inkubation 2 bis 6 Wochen; akut fieberhafter, bizyklischer Verlauf, uncharakteristische Magen-Darmerscheinungen, dann Zeichen der

Leberentzündung mit oder ohne (!) Ikterus; Gefahren der akuten Lebernekrose, der chronischen Hepatitis und Leberzirrhose, der perplazentaren Infektion des Embryos (Embryopathie), der parenteralen Übertragung durch Blut- und Plasmakonserven; Letalität der akuten Hepatitis 0,2 %. Passive Immunisierung mit Gammaglobulinen schützt vor Erkrankung und verhindert Embryopathie

Virusmeningitis Meningitis serosa, abakterielle („aseptische") Meningitis, vgl. übertragbare Hirnhautentzündung und Meningokokken-Meningitis

vírus — lat. Gift, sérum Blutwasser; méninx — griech. Hirnhaut; alpha privativum (alpha erster griechischer Buchstabe) — baktería Stab: „nichtbakteriell"; sépsis Fäulnis: „fehlende Fäulnis"

In Gruppenerkrankungen auftretende, je nach Erregern fäkal-oral, durch Kontakt (Beispiel Arthropoden) oder aerogen übertragbare zyklische Infektion. Vielfältige virale Ätiologie (Enteroviren, Arboviren, Choriomeningitisviren), Inkubation wenige Tage bis Wochen; akuter hochfieberhafter, bizyklischer Verlauf, Nacken-Rückenstarre, Kopfschmerz oder Bewußtseinstrübung; Letalität 1 %, bei ZNS-Befall höher (Meningo-Myelo-Enzephalitis), vgl. Virusenzephalitis. Wirksame aktive Immunisierungen gegen Poliomyelitis (s. d.) und bestimmte Arbovirosen

Viruspneumonie s. Influenza, Psittakose-Ornithose, Q-Fieber

Virusschnupfen Rhinitis (Rhinopharyngitis) acuta, Koryza, abakterielle Pharyngitis, Pharyngokonjunktivalfieber, „Erkältungskrankheit"; engl. Respiratory illness, acute respiratory disease, common cold

rhis — griech. Nase, phárynx Schlund; alpha privativum (alpha erster griechischer Buchstabe) — baktería Stab: „nichtbakteriell"; kóryza Schnupfen; conjúngere — lat. verbinden

Endemisch-epidemische, aerogen, seltener durch Kontakt übertragbare Lokalinfektion. Erreger „Erkältungsviren" (nichtverwandte Gruppen mit zahllosen Serotypen, Beispiel Parainfluenzaviren, Rhinoviren, Adenoviren), Inkubation wenige Stunden bis Tage; leicht fieberhafter, akuter Verlauf, Nasen-Rachenkatarrh, auch Bindehautentzündung; Gefahren bakterieller Sekundärinfektionen durch Eitererreger und des Fokalgeschehens

Vogelkrankheit s. Psittakose-Ornithose

W

Wasserpocken s. Windpocken

Wechselfieber s. Malaria

Weicher Schanker s. Ulcus molle

Weil'scher Ikterus s. Leptospirose

Weiße Pocken s. Alastrim

Windpocken Varicella, Varizellen, „Wasserpocken"; engl. Chicken-pox

varicélla — lat. Knötchen

Endemisch-epidemische, aerogen übertragbare zyklische Infektionskrankheit. Erreger Windpockenviren (Varizellen-Zoster-Viren), Inkubation 2 bis 3 Wochen; leicht fieberhafter Verlauf, papulo-vesikulöses Exanthem, Abheilung ohne Narben; Gefahren bakterieller Sekundärinfektionen, der (seltenen) Meningo-Enzephalitis, der perplazentaren Infektion (Windpocken-Embryopathie); Letalität weniger als 1 %. Passive Immunisierung mit Gammaglobulinen schützt gegen Embryopathie

Wundrose s. Erysipel

Wundstarrkrampf s. Tetanus

Wurstvergiftung s. Botulismus

Z

Ziegenpeter s. Mumps

Bibliographie

AMOS, D. B.: The use of simplified systems as an aid to the interpretation of mechanisms of graft rejection. Progress in Allergy **6**, 468—538, 1962

BERGEY's Manual of Determinative Bacteriology. Seventh Edition, The Williams and Wilkins Company, Baltimore, 1957

BEYER, A. und K. WINTER: Lehrbuch der Sozialhygiene. 3. Auflage, VEB Verlag Volk und Gesundheit, Berlin, 1964

BIELING, R. und O. GSELL: Die Viruskrankheiten des Menschen. 6. Auflage, J. A. Barth-Verlag, Leipzig, 1964

BOYD, W. C.: Fundamentals of Immunology. Third Edition, Interscience Publishers, Inc., New York, 1956

BRESCH, C.: Klassische und molekulare Genetik. Springer-Verlag, Berlin-Göttingen-Heidelberg, 1965

BUNDESGESETZBLATT I Nr. 41, S. 700, 1953: Gesetz zur Bekämpfung der Geschlechtskrankheiten vom 23. 7. 1953

BUNDESGESETZBLATT I Nr. 53, S. 1012, 1961: Gesetz zur Verhütung und Bekämpfung übertragbarer Krankheiten beim Menschen vom 18. 7. 1961

FINGER, H.: Das Freundsche Adjuvans. Wesen und Bedeutung. Arb. Paul-Ehrlich-Institut, Frankfurt a. M., Heft 60, 1964

FRANKLIN, E. C.: The immune globulins — their structure and function and some techniques for their isolation. Progress in Allergy **8**, 58—148, 1964

GEISSLER, E.: Bakteriophagen — Objekte der modernen Genetik. WTB Band 5, Akademie-Verlag, Berlin, 1962

GESETZBLATT der DDR II S. 85, 1961: Verordnung zur Verhütung und Bekämpfung der Geschlechtskrankheiten vom 23. 2. 1961

GESETZBLATT der DDR II Nr. 80, 1961: Verordnung zur Verhütung und Bekämpfung der Tuberkulose vom 26. 10. 1961

GESETZBLATT der DDR I, Nr. 3, S. 29, 1966: Gesetz zur Verhütung und Bekämpfung übertragbarer Krankheiten beim Menschen vom 20. 12. 1965

HAAGEN, E.: Viruskrankheiten des Menschen. Lieferung 1, Kapitel I: Einführung. Dr. Dietrich Steinkopff-Verlag, Darmstadt, 1962

HAWKER, L. E., A. H. LINTON, B. F. FOLKES und M. J. CARLILE: Einführung in die Biologie der Mikroorganismen. Georg Thieme-Verlag, Stuttgart, 1962

HENNEBERG, G. und H. KÖHLER: Praktikum der Virusdiagnostik. Gustav Fischer-Verlag, Stuttgart, 1961

HERRELL, W. E. und E. SCHULZE: Penicillin und andere Antibiotika. Beiträge zur Arzneimitteltherapie, Bd. VII, S. Hirzel-Verlag, Stuttgart, 1949

HERRLICH, A.: Handbuch der Schutzimpfungen. Springer-Verlag, Berlin-Heidelberg-New York, 1965

HÖRING, F. O.: Klinische Infektionslehre. 3. Auflage, Springer-Verlag, Berlin-Göttingen-Heidelberg, 1962

HUNGATE, R. E.: Ecology in bacteria. In: The bacteria IV, 95—120, Academic press New York and London, 1962

HUXLEY, J.: Krebs in biologischer Sicht. Georg Thieme-Verlag, Stuttgart, 1960

INTERNATIONALE GESUNDHEITSVORSCHRIFTEN: WHO-Vorschriften Nr. 2 vom 25. 5. 1951, Bundesgesetzblatt II S. 1060 vom 21. 12. 1955

JACHERTS, D. und B. JACHERTS: Elemente der Bakterienphysiologie. Akademische Verlagsgesellschaft, Frankfurt a. M., 1964

JAWETZ, E., J. L. MELNICK und E. A. ADELBERG: Medizinische Mikrobiologie. Springer-Verlag, Berlin-Göttingen-Heidelberg, 1963

KARLSON, P.: Biochemie. 3. Auflage, Georg Thieme-Verlag, Stuttgart, 1962.

KAUDEWITZ, F.: Die Formung des modernen Genbegriffs durch Ergebnisse der Erbforschung an Bakterien. Behringwerk-Mitteilungen **38**, 9—56, 1960

KLEIN, P.: Bakteriologische Grundlagen der chemotherapeutischen Laboratoriumspraxis. Springer-Verlag, Berlin-Göttingen-Heidelberg, 1957

KÖHLER, W. und H. MOCHMANN: Grundriß der Medizinischen Mikrobiologie. 2. Auflage, VEB Gustav Fischer-Verlag, Jena, 1964

KONRICH, P. und L. STUTZ: Die bakterielle Keimtötung durch Wärme. F. Enke-Verlag, Stuttgart, 1963

KREBS, A.: Leitfaden für bakteriologische Untersuchungen bei Tuberkulose. VEB Gustav Fischer-Verlag, Jena, 1961

MIESCHER, P. und K. O. VORLAENDER: Immunpathologie in Klinik und Forschung. 2. Auflage, Georg Thieme-Verlag, Stuttgart, 1961

MILLER, J. F. A. P. und P. DUKOR: Die Biologie des Thymus nach dem heutigen Stande der Forschung. S. Karger-Verlag, Basel-New York, und Akademische Verlagsgesellschaft, Frankfurt a. M., 1964

MÜLLER, R.: Medizinische Mikrobiologie. 4. Auflage, Urbach und Schwarzenberg-Verlag, München-Berlin, 1950

OLD, L. J., and E. A. BOYSE: Immunology of experimental tumors. Ann. Rev. Med. **15**, 167—186, 1964

OPITZ, H. und F. SCHMID: Handbuch der Kinderheilkunde. 5. Band: Infektionskrankheiten. Springer-Verlag, Berlin-Göttingen-Heidelberg, 1963

PROC. SYMP. Prague, June 1964. Molecular and cellular basis of antibody formation. Symposia CSAV, Czechoslovak Academy of Sci., Prague, 1965

RAJKA, E.: Allergie und Allergische Erkrankungen. Band I, Verlag der Ungarischen Akademie der Wissenschaften, 1959

REPLOH, H. und H.-J. OTTE: Lehrbuch der Medizinischen Mikrobiologie. 2. Auflage, Gustav Fischer-Verlag, Stuttgart, 1965

RHODES, A. J., and C. E. van ROOYEN: Textbook of virology. Third Edition, The Williams and Wilkins Company, Baltimore, 1958

RICHTLINIEN für die Prüfung chemischer Desinfektionsmittel. Deutsche Gesellschaft für Hygiene und Mikrobiologie. Gustav Fischer-Verlag, Stuttgart, 1959

ROHDE, W., U. SCHNEEWEISS und F. M. G. OTTO: Grundriß der Impfpraxis. J. A. Barth-Verlag, Leipzig, 1964

SALLE, A. J.: Fundamental principles of bacteriology. Fifth Edition, Mc Graw-Hill Book Company, Inc., New York-Toronto-London, 1961

SALTON, M. R. J.: The bacterial cell wall. Elsevier Publishing Company, Amsterdam-London-New York, 1964

SCHMIDT, H.: Fortschritte der Serologie. 2. Auflage, Dr. Dietrich Steinkopff-Verlag, Darmstadt, 1955

SCHMIDT, H. und C. L. LAUTENSCHLÄGER: Methoden der Sterilisation für die pharmazeutische und ärztliche Praxis. Georg Thieme-Verlag, Stuttgart, 1954

SEYFFERTITZ, W. und P. THOMASCHEWSKI: Bundesseuchengesetz — Kommentar. Verlag R. S. Schulz, München, 1965

SIMONSEN, M.: Graft versus host reactions. Their natural history, and applicability of research. Progress in Allergy **6**, 349—467, 1962

SINKOVICS, J.: Die Grundlagen der Virusforschung. Verlag der Ungarischen Akademie der Wissenschaften, 1956

STRAUB, F. B.: Biochemie. Verlag der Ungarischen Akademie der Wissenschaften, Budapest, 1960

SYKES, G.: Disinfection and sterilization. Second Edition, E. and F. N. Spon LTD., London, 1965

SYMPOSIUM der Schweizer Mikrobiologischen Gesellschaft, Basel, Juni 1963, 22. Jahresversammlung. Oekologie und Adaptation von Mikroorganismen. Bibliotheca Microbiologica **4**, 1964

WALLHÄUSER, K. H. und H. SCHMIDT: Sterilisation-Desinfektion-Konservierung-Chemotherapie. Georg Thieme-Verlag, Stuttgart, 1967

WALTER, A. M. und L. HEILMEYER: Antibiotika-Fibel. 2. Auflage, Georg Thieme-Verlag, Stuttgart, 1965

WHO Techn. Rep. Ser. No. 286, 1964: Research in immunology

WHO Techn. Rep. No. 329, 1966: Expert committee on biological standardization

WHO Techn. Rep. Ser. No. 344, 1966: Immunotherapy of cancer

WINKLER, A.: Die Bakterienzelle. Ein Überblick über den gegenwärtigen Stand unseres Wissens. Gustav Fischer-Verlag, Stuttgart, 1956

Namenregister

Sachregister

F

Schneeweiß

Spezielle Mikrobiologie

Leitsätze für Studierende und Ärzte

von Prof. Dr. med. habil. Ulrich Schneeweiß
unter Mitarbeit von Eva-Maria Fabricius
Deutsche Akademie der Wissenschaften zu Berlin

Groß-Oktav. XII, 477 Seiten mit 158 Abbildungen und 39 Tabellen. 1968.
Plastik flexibel DM 30,—

Die wichtigsten Erkrankungen durch Bakterien, Viren, Protozoen und Pilze werden in der „Speziellen Mikrobiologie" didaktisch bearbeitet. Besondere Aufmerksamkeit wird durch die „Leitsätze für die Klinik und Diagnose" auf die Bedeutung von Krankheitserkennung und Seuchenverhütung gelenkt.

Das Buch wendet sich an Medizin- und Biologiestudenten, an allgemeinpraktische Ärzte, Mikrobiologen, Impfärzte, Hygieniker, Epidemiologen, Physiologen, Pädiater, Internisten, nicht zuletzt an Schwestern, medizinisch-technische Assistentinnen und Hebammen.

Walter de Gruyter & Co · Berlin 30

FSC
www.fsc.org
MIX
Papier | Fördert gute Waldnutzung
FSC® C083411

Kolibri 360 GmbH
Ferdinand-Jühlke-Straße 7
99095 Erfurt, Deutschland
produktsicherheit@kolibri360.de